新时代健康中国（长江经济带）战略研究丛书

王祚桥　胡慧远　主编

健康产业与
中医药大学生就业指导研究

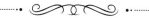

The Healthcare Industry and
Career Guidance for Universities of TCM

卢江　编著

U0250463

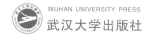

WUHAN UNIVERSITY PRESS
武汉大学出版社

图书在版编目(CIP)数据

健康产业与中医药大学生就业指导研究/卢江编著.—武汉：武汉大学出版社,2020.9
新时代健康中国(长江经济带)战略研究丛书/王祚桥,胡慧远主编
ISBN 978-7-307-21570-2

Ⅰ.健⋯　Ⅱ.卢⋯　Ⅲ.①医疗保健事业—产业发展—研究—中国
②中医学院—大学生—职业选择—研究—中国　Ⅳ.①R199.2　②R2-4

中国版本图书馆 CIP 数据核字(2020)第 167292 号

责任编辑:陈　豪　　　责任校对:汪欣怡　　　版式设计:马　佳

出版发行：**武汉大学出版社**　　（430072　武昌　珞珈山）
　　　　（电子邮箱：cbs22@ whu.edu.cn　网址：www.wdp.com.cn）
印刷:武汉中远印务有限公司
开本:720×1000　1/16　印张:21.5　字数:299 千字　插页:2
版次:2020 年 9 月第 1 版　　2020 年 9 月第 1 次印刷
ISBN 978-7-307-21570-2　　定价:66.00 元

作者简介 ├────────

卢江，男，1982年8月生，湖北京山人，中南民族大学民族学与社会学学院在读博士研究生。现任湖北中医药大学马克思主义学院教师。主要从事大学生思想政治教育和大学生就业指导的教学与研究工作。

　　本书为 2019 年度湖北省宣传文化发展专项项目"长江经济带健康布局研究"和湖北中医药大学 2016 年度教育教学研究课题"翻转课堂与混合式教学模式研究——以新医改政策下中医药院校'大学生就业与创业指导'课程为例"的研究成果。

前　　言

　　十九大报告指出，人民健康是民族昌盛和国家富强的重要标志，要为人民群众提供全方位全周期健康服务。要完善国民健康政策，为人民群众提供全方位全周期健康服务，鼓励发展健康产业，实施健康中国战略。同时，报告还指出，在医学事业发展方面，要坚持中西医并重，传承发展中医药事业。在大健康产业方兴未艾、蓬勃发展的今天，中医药的重要作用日益凸显，社会对高等中医药人才的需求也在不断加大。健康所系，性命相托，这是全人类赋予医护人员的神圣职责，也是医学生踏入医学殿堂的庄严承诺。中医药人才负有为人民健康服务的重大使命，也是新时代实施健康中国战略的重要人才保障。

　　随着中国特色社会主义进入新时代，我国经济发展步入新的历史阶段，社会对高素质人才的需求日益增加。大学生是国家宝贵的人才资源，培养优秀的大学生一直是我国高等教育工作的重中之重。经过20年的快速发展，我国高等教育已经进入大众化教育阶段，目前形成了以政府部门、行业协会和社会力量办学为主，并以普通教育相互沟通的多种形式协调发展的教育新格局。伴随这一现状的是高校毕业生就业形势日益严峻的现实，高校毕业生就业工作的结构性矛盾仍然较为突出，大学生"就业难"成为社会各界高度关注的重大民生问题。如何优化高等教育人才培养结构、深化教育教学改革和提高人才培养质量是高校工作者要考虑的重大问题，同时对高等院校大学生就业指导工作提出了更高的要求。因此，开展系统的、有针对性的大学生就业指导显得尤为重要。

随着中医药事业的迅速发展，中医药大学生也将面临更多的职业选择和发展机会。笔者结合新时代中医药大学生的特点和多年就业指导工作的经验编写了这本具有针对性和时效性的《健康产业与中医药大学生就业指导研究》。这是一本写给中医药院校大学生的书，也是写给关心大学生、关注中医药大学生职业发展的家长和高校就业工作者的书。希望此书能够帮助广大毕业生更好地认识自我和外部职业世界，顺利实现高质量就业，为广大人民的健康贡献自己的力量。

在本书的编写过程中，笔者参阅了大量学者关于医药卫生事业发展、健康产业、大学生就业指导等方面的研究成果和文献资料，湖北中医药大学就业指导中心为本书提供了大量的数据和案例，在此谨对这些成果的作者致以谢意。同时，在本书出版过程中，得到了武汉大学出版社的指导与支持，在此一并表示感谢。

由于笔者水平有限，时间仓促，书中难免存在错误、疏漏和不妥之处，敬请广大同行、读者批评指正。

目　　录

第一章　健康中国战略与大学生就业形势

党的十九大报告提出，实施健康中国战略，支持社会办医，发展健康产业。随着全国卫生与健康大会的召开，以及《"健康中国 2030"规划纲要》的出台，大健康时代已经到来。与之相关的医疗卫生服务、健康体检、中医药保健、健康养老等众多领域为广大中医药大学生就业和创业提供了很好的平台和方向。而高校毕业生就业工作是一项政策性很强的工作，充分了解国家的有关就业创业政策以及当前面临的与大健康相关的就业形势是高校毕业生就业成功的关键环节。中医药院校大学生应当树立正确的择业观、加强创新创业意识和能力的培养，充分发挥自身专业优势，在广阔的人生舞台上实现自己的职业理想。

第一节　健 康 产 业

"没有全民健康，就没有全面小康。"中华人民共和国成立已 70 多年，这是中国从站起来、富起来到强起来的伟大飞跃历程。70 多年来，中国居民平均收入水平大幅提升，人均预期寿命从 35 岁提高到 77 岁，从以前找"赤脚医生"看病，到现在签约家庭医生提供上门服务；从以前缺医少药看病难，到覆盖城乡的医疗卫生服务体系建立；从以前治病救人为主，到现在健康产业的蓬勃发展，无不显示出人民健康意识的显著提升和中国在医疗卫生与健康事业方面所取得的巨大成就。健康中国建设之路步履稳健，健康产业的发展蓬勃兴旺。

一、健康

1. 健康的概念

人民健康是民族昌盛和国家富强的重要标志，全民健康是全面小康的基石。习近平总书记指出：没有全民健康，就没有全面小康。要把人民健康放在优先发展的战略地位，以普及健康生活、优化健康服务、完善健康保障、建设健康环境、发展健康产业为重点，加快推进健康中国建设，努力全方位、全周期保障人民健康，为实现"两个一百年"奋斗目标、实现中华民族伟大复兴的中国梦打下坚实健康基础。这深刻地阐释了人民个体健康与实现中国梦的关系，人民健康是中国梦优先发展的战略目标，是实现社会进步、实现伟大中国梦的坚实基础；做不到健康中国，就不可能实现中华民族的伟大复兴，也不能实现经济社会的奋斗目标。所以，健康中国是社会发展的基石，是体现社会文明进步的标志。健康中国的战略构想和规划措施，体现了党和国家对维护人民健康的高度重视和坚定的决心，也反映了全国人民对美好生活的期待。

何谓健康？联合国世界卫生组织对健康的定义是指一个人不仅身体没有出现疾病或虚弱现象，还应体现一个人生理上、心理上和社会上的完好状态。世界卫生组织《组织法》中将健康定义为"不仅为疾病或羸弱之消除，而系体格、精神与社会之完全健康状态"。中共中央国务院印发的《"健康中国2030"规划纲要》指出：健康是促进人的全面发展的必然要求，是经济社会发展的基础条件，是民族昌盛和国家富强的重要标志，也是广大人民群众的共同追求。只有人的健康，才能促进全社会经济健康稳定发展，才能保证国家富强和全民族的繁荣昌盛，才能实现全面小康社会。自健康中国战略提出以来，国家在完善国民健康政策、深化医药卫生体制改革、实施疾病预防和健康促进等方面做了大量工作，人民健康水平大幅提高。

随着时代的发展，健康的含义也在不断发生变化。2016年8月19

日，习近平总书记在全国卫生与健康大会上首次提出大健康理念，强调"把以治病为中心转变为以人民健康为中心"。不同于传统健康的概念，大健康着眼于对人的衣食住行、生老病死进行全面呵护，进而实现每个人的身心健康。大健康不仅是个人的健康，也是全民的健康。它是时代发展的产物，也是历史发展的必然趋势，符合社会发展的客观要求。

2. 健康中国的战略规划

中国是一个人口大国，近年来，随着医疗水平和人们健康意识的提升，中国人均寿命也大幅提升，从中华人民共和国成立初期的 35 岁提高到 77 岁，这与这些年来国家重视人民健康的相关工作是分不开的，随着中国特色社会主义进入新时代，在新的历史起点，人民健康再次被提到了重要的地位。健康中国战略将目标规划到了 2030 年，根据《"健康中国 2030"规划纲要》，到 2030 年我国在健康领域具体要实现以下目标：

——人民健康水平持续提升。人民身体素质明显增强，2030 年人均预期寿命达到 79.0 岁，人均健康预期寿命显著提高。

——主要健康危险因素得到有效控制。全民健康素养大幅提高，健康生活方式得到全面普及，有利于健康的生产生活环境基本形成，食品药品安全得到有效保障，消除一批重大疾病危害。

——健康服务能力大幅提升。优质高效的整合型医疗卫生服务体系和完善的全民健身公共服务体系全面建立，健康保障体系进一步完善，健康科技创新整体实力位居世界前列，健康服务质量和水平明显提高。

——健康产业规模显著扩大。建立起体系完整、结构优化的健康产业体系，形成一批具有较强创新能力和国际竞争力的大型企业，成为国民经济支柱性产业。

——促进健康的制度体系更加完善。有利于健康的政策法律法规体系进一步健全，健康领域治理体系和治理能力基本实现现代化。

为使这个目标顺利实现，2019 年 7 月，我国出台了《健康中国行动

（2019—2030 年）》等相关文件，着眼于积极应对当前突出的健康问题，采取有效干预措施，努力使群众不生病、少生病，提高生活质量，延长健康寿命。围绕疾病预防和健康促进两大核心，提出了将开展 15 个重大专项行动。2019 年 7 月 9 日，国务院成立健康中国行动推进委员会，负责统筹推进《健康中国行动（2019—2030 年）》组织实施、监测和考核相关工作。至此，健康中国建设有了"风向标"和"路线图"。

二、健康产业

近年来，人民群众的物质文化水平日益提高，人们对生活的需求已经不再满足于解决温饱问题，矛盾的重心逐渐转移到对美好生活的追求上来。随着人口老龄化以及健康意识的增强，社会整体对健康的消费需求日益增长。健康理念随着时代发展的需求应运而生，基于健康理念背景下建立起来的健康产业是集产出、学习和研发为一体的综合性服务产业，是推动社会健康、稳定向前发展的一种新生力量，日渐成为国民经济的一个重要支柱产业，获得了巨大的发展空间。

1. 健康产业的概念

目前，对健康产业的标准和概念尚未达成一个权威的共识，但是随着科学技术的发展以及人们对健康认识的提高，健康产业也正在被赋予更多的内涵和外延。贝恩德·埃贝勒在《健康产业的商机》一书中认为，健康的新趋势已经扩展至生活质量层面，凡是能够给人提供"积极生活方式"的服务以及与之相关的商业模式，都可以纳入健康产业之中。根据维基百科对健康产业的定义，健康产业是指为人类健康提供产品与服务的产业，是人类健康管理、疾病预防、诊断、治疗、康复等领域的经济系统集合，通常包括医药工业、医药商业、医疗服务、医疗设备、健康保健产品与服务、保险及人才教育等多个产业领域。我们可以将健康产业的概念总结为以保证人们健康生活为目的的产业的集合。健康产业涉及的领域非常广泛，包含医药产品、医疗器械、医疗服务、保健用品、营养食品、保健器具、中医养生、保健养护、休闲健身、健康管理、健康咨询等多个与人们健康紧密相关的生产和服务领域。

在新形势下，我国正努力发展大健康产业，使其成为中国国民经济的重要支柱产业，为健康中国奠定基础。大健康产业越来越受到全社会的重视和关注，被一致认为将进入快车道，成为产业发展的重点。国家在《中华人民共和国国民经济和社会发展第十三个五年规划纲要》中专门单列一章阐述健康中国建设，并且在国家战略的层面发布《"健康中国2030"规划纲要》。但是，从人民对健康服务的需求来看，中国大健康产业发展还处在成长期，大健康领域的产品和服务还无法满足人民群众日益增长的健康需求，与部分发达国家对比，中国的大健康产业发展仍存在着很大的增长空间。

一是随着经济社会的发展，人民对健康医疗服务的要求越来越多样化。近年来，随着疾病谱发生变化，人口老龄化趋势的加快，人们的健康观念发生变化。早发现、早诊断、早治疗、早预防逐渐成为全社会对健康生活的共识，由此也催生出一大批与健康相关的新兴产业。健康产业的市场前景很广阔，从事这一行业的专业人才还存在较大缺口。

二是社会对医疗服务的需求日益增长，医疗设备市场空间巨大。健康中国战略离不开先进的医疗设备支持，医疗设备市场快速增长，但仍然与社会增长的医疗服务需求存在着巨大矛盾。我国医疗设备制造业基础相对还比较薄弱，自主创新技术还有不足，每年高端医疗设备进口数量很大，这不仅拉升了医疗成本，也是看病贵的主要原因之一。未来，医疗用品和医疗设备的创新领域需要大量优秀人才。

三是信息技术的飞速发展，对健康医疗信息化提出了新的挑战。随着大数据、人工智能、互联网云计算等信息技术在健康医疗行业的广泛使用，健康医疗行业累积了大量的健康大数据，为健康医疗科学研究和健康医疗服务实践提供了创新基础。健康医疗信息化可以帮助政府、医疗机构及时分析当地人群群体性发病状况和时间等因素，获取当地异常公共卫生事件情况，能提高公共卫生监控和处理公共卫生紧急事件的响应速度，在实现预防、治疗、康复和健康管理一体化的生命周期健康管理领域还大有可为。

2. 健康产业的分类

根据近年来国家颁布的相关政策法规，我国健康产业的分类越来越科学化。2012 年在中国卫生论坛上发布了《"健康中国 2020"战略研究报告》，首次提出融合了卫生、医疗保障、计划生育、环境保护、体育运动的"大健康管理"的概念。2013 年国务院发布了《关于促进健康服务业发展的若干意见》，提出了健康服务业的概念，要求健康服务业重点发展医疗服务、健康养老服务、健康保险、中医药医疗保健服务、多样化健康服务和健康服务业相关支撑产业，对健康服务业形成了明确的指导意见。2014 年国家统计局对健康服务业进行统计分类，将健康服务业划分为医疗卫生服务、健康管理与促进服务、健康保险和保障服务以及其他与健康相关的服务四大类，其中其他与健康相关的服务主要包括了相关健康产品的批发、零售和租赁服务。2016 年中共中央、国务院印发的《"健康中国 2030"规划纲要》，把健康产业上升到国家顶层战略，提出要发展健康产业，主要从优化多元办医格局、发展健康服务新业态、积极发展健身休闲运动产业、促进医药产业发展四个方面促进发展。

在健康产业分类方面，可以从三个角度进行分类。

一是从经营方式的视角，可将健康产业划分为健康原材料种植养殖业、健康制造业与健康服务业，其中健康制造业又可以划分为健康食品、药品和健康用品行业，健康服务业包含医疗卫生服务、健康管理与促进服务、健康保险和保障服务、其他健康相关服务。

二是从健康产业链的角度，将健康产业划分为前端、传统和后端产业，分别达到维持健康、修复健康和促进健康的目的。

三是从健康消费需求和服务提供模式角度出发，认为健康产业可分为医疗性和非医疗性健康服务两大类，并在此基础上进一步划分为医疗产业、医药产业、保健食品产业与健康管理服务产业。

第二节 实施健康中国战略的重要文件和重大举措

改革开放 40 多年来，我国社会生产力水平明显提高，人民生活显著改善。随着中国特色社会主义进入新时代，中国社会的主要矛盾转化为"人民对美好生活的需要同不平衡不充分的发展之间的矛盾"。人民健康是民族昌盛和国家富强的重要标志，人们的物质需要不断得到满足，传统以治病为中心的医疗服务模式已经难以满足人民的健康需求，开始追求更高水平的医疗卫生服务。党的十八大以来，中央召开了一系列重要会议，出台了许多重要文件，全面部署"健康中国"战略。

一、召开重大会议部署"健康中国"战略

1. 十八届五中全会提出建设"健康中国"战略规划

2015 年 10 月 29 日，中国共产党第十八届中央委员会第五次全体会议通过会议公报。公报提出，推进健康中国建设，深化医药卫生体制改革，理顺药品价格，实行医疗、医保、医药联动，建立覆盖城乡的基本医疗卫生制度和现代医院管理制度，实施食品安全战略。要建立更加公平更可持续的社会保障制度，全面实施城乡居民大病保险制度。"健康中国"建设规划作为"十三五"期间的一项国家级专项规划，不同于以往的卫生计生事业发展五年规划，是从大健康、大卫生、大医学的高度出发，突出强调以人的健康为中心，实施"健康中国"战略并融入经济社会发展之中，通过综合性的政策举措，实现健康发展目标。至此，健康中国上升为国家战略，医疗卫生行业以及大健康产业将进入蓬勃发展期，不仅能全面推进医疗卫生体制改革，也能推动整个医疗卫生行业以及大健康产业的蓬勃发展。

2. 召开全国卫生与健康大会

2016 年 8 月 19 日，全国卫生与健康大会在京召开。习近平总书记在会上强调，没有全民健康，就没有全面小康。要把人民健康放在优先发展的战略地位，以普及健康生活、优化健康服务、完善健康保障、建设健康环境、发展健康产业为重点，加快推进健康中国建设，努力全方位、全周期保障人民健康，为实现"两个一百年"奋斗目标、实现中华民族伟大复兴的中国梦打下坚实健康基础。

会议强调，要全力推进健康中国建设，针对重要健康危险因素、重点人群和重大疾病，实施一系列健康行动。整合医疗卫生资源破解"看病难"问题，着力推进医联体建设，提升县级医院服务能力，大力发展远程医疗，做实做细家庭医生签约服务。强化"三医"联动改革，破解"看病贵"问题，健全国家基本药物制度，进一步完善药品集中采购和使用等政策，提高公立医院管理水平，统筹推进医疗价格调整和公立医院绩效考核，配合开展医保支付方式改革，推进异地就医直接结算。构建更加成熟定型的分级诊疗制度，着力推进区域分开、城乡分开、上下分开、急慢分开，引导优质医疗资源下沉。举全系统之力实施健康扶贫工程，进一步完善基层医疗卫生服务能力建设长效机制，健全贫困群众医疗兜底保障制度，加强贫困地区健康危险因素防控。扎实做好重大疾病防控和公共卫生工作，坚持预防为主，关口前移，统筹做好免疫规划，加强传染病、地方病、慢性病和职业病防治。促进人口均衡发展与健康老龄化，加强人口监测和形势分析，严格执行母婴安全五项制度，构建养老护理体系，深入推进医养结合。推动中医药振兴发展，深入开展中医药服务，强化中医药科技创新和人才培养。加强卫生健康人才队伍建设，完善住院医师规范化培训相关政策，完善职称评定措施。推动卫生健康治理体系和治理能力现代化，加强卫生健康法治建设，进一步完善鼓励社会办医发展的政策体系。加强政策解读，做好典型宣传，实施综合监管制度，加强科技创新，深度参与全球卫生治理。

3. 党的十九大部署健康中国战略

2017 年 10 月 18 日，中国共产党第十九次代表大会在北京召开。党的十九大报告指出，"人民健康是民族昌盛和国家富强的重要标志"，中国特色社会主义新时代的社会主要矛盾已经转化为"人民对美好生活的需要同不平衡不充分的发展之间的矛盾"，健康是美好生活的最基本条件，因此要"把人民健康放在优先发展的战略地位"，整合健康资源、健康产业，建设人人共建共享的健康中国。以健康优先就是要把健康融入所有政策，以人民的健康需求为导向发展健康服务。这体现了我们党对人民健康重要价值和作用的认识达到新高度。习近平总书记在党的十九大报告中提出"实施健康中国战略"，这是以习近平同志为核心的党中央从长远发展和时代前沿出发，坚持和发展新时代中国特色社会主义的一项重要战略安排。实施健康中国战略，增进人民健康福祉，事关人的全面发展、社会全面进步，事关"两个一百年"奋斗目标的实现，必将为全面建成小康社会和把我国建成富强民主文明和谐美丽的社会主义现代化强国打下坚实的健康根基。

二、出台文件为"健康中国"战略保驾护航

1. 中共中央国务院印发《"健康中国 2030"规划纲要》

党的十八届五中全会作出了"推进健康中国建设"的战略决策。2016 年 3 月，在国务院医改领导小组的领导下成立了以卫生计生委、发展改革委、财政部、人力资源社会保障部、体育总局等部门为主，环境保护部、食品药品监管总局等 20 多个部门参加的起草工作组及专家组。经过研究，借鉴了国内其他领域和国际国民健康中长期发展规划经验，广泛听取了地方、企事业单位和社会团体等多方面意见，并向社会公开征集意见。在 8 月 19—20 日召开的全国卫生与健康大会上征求了全体与会代表意见，反复修改。8 月 26 日，中央政治局会议审议通过

了《"健康中国 2030"规划纲要》。《"健康中国 2030"规划纲要》坚持目标导向和问题导向,具有突出大健康的发展理念、着眼长远与立足当前相结合、目标明确可操作等鲜明特点。一是明确将"共建共享"作为建设健康中国的基本路径;二是将"全民健康"作为建设健康中国的根本目的;三是坚持以人民健康为中心,站在大健康、大卫生的高度,紧紧围绕健康影响因素(包括遗传和心理等生物学因素、自然与社会环境因素、医疗卫生服务因素、生活与行为方式因素)确定《"健康中国 2030"规划纲要》的主要任务。

中共中央国务院印发的《"健康中国 2030"规划纲要》,一方面能进一步凝聚全社会对健康中国建设的共识,提高建设健康中国的信心,为卫生健康领域改革发展创造良好的氛围,全面提升全民健康水平;另一方面也有利于履行联合国"2030 可持续发展议程"国际承诺,展现良好的国家形象。

2. 国务院印发《国务院关于实施健康中国行动的意见》和《健康中国行动(2019—2030 年)》

2019 年 7 月 15 日,《国务院关于实施健康中国行动的意见》和《健康中国行动(2019—2030 年)》对外发布。《国务院关于实施健康中国行动的意见》提出,到 2022 年,健康促进政策体系基本建立,全民健康素养水平稳步提高,健康生活方式加快推广,重大慢性病发病率上升趋势得到遏制,重点传染病、严重精神障碍、地方病、职业病得到有效防控,致残和死亡风险逐步降低,重点人群健康状况显著改善。到 2030 年,全民健康素养水平大幅提升,健康生活方式基本普及,居民主要健康影响因素得到有效控制,因重大慢性病导致的过早死亡率明显降低,人均健康预期寿命得到较大提高,居民主要健康指标水平进入高收入国家行列,健康公平基本实现。

为实现这些目标,《国务院关于实施健康中国行动的意见》强调,要坚持全民参与、共建共享。强化跨部门协作,鼓励和引导单位、社区

（村）、家庭和个人行动起来，形成政府积极主导、社会广泛动员、人人尽责尽力的良好局面，实现健康中国行动齐参与。《健康中国行动（2019—2030年）》提出15个重大专项行动，包括：健康知识普及、合理膳食、全民健身、控烟、心理健康促进等。目标是到2030年，全民健康素养水平大幅提升，健康生活方式基本普及，居民主要健康影响因素得到有效控制，因重大慢性病导致的过早死亡率明显降低，人均健康预期寿命得到较大提高等。

3. 国务院印发《中医药发展战略规划纲要（2016—2030年）》

2016年2月22日，国务院印发了《中医药发展战略规划纲要（2016—2030年）》，《中医药发展战略规划纲要（2016—2030年）》指出，中医药作为我国独特的卫生资源、潜力巨大的经济资源、具有原创优势的科技资源、优秀的文化资源和重要的生态资源，在经济社会发展中发挥着重要作用。随着我国新型工业化、信息化、城镇化、农业现代化深入发展，人口老龄化进程加快，健康服务业蓬勃发展，人民群众对中医药服务的需求越来越旺盛，迫切需要继承、发展、利用好中医药，充分发挥中医药在深化医药卫生体制改革中的作用，造福人类健康。

在我国进入全面建成小康社会的决胜阶段，满足人民群众对简便验廉的中医药服务的需求，迫切需要大力发展健康服务业，拓宽中医药服务领域。在深化医药卫生体制改革的过程中，加快推进健康中国建设，迫切需要在构建中国特色基本医疗制度中发挥中医药的独特作用。适应未来医学从疾病医学向健康医学转变、医学模式从生物医学向生物—心理—社会模式转变的发展趋势，迫切需要继承和发展中医药的绿色健康理念、天人合一的整体观念、辨证施治和综合施治的诊疗模式、运用自然的防治手段和全生命周期的健康服务。促进经济转型升级，培育新的经济增长动能，迫切需要加大对中医药的扶持力度，进一步激发中医药原创优势，促进中医药产业提质增效。传承和弘扬中华优秀传统文化，迫切需要进一步普及和宣传中医药文化知识。实施"走出去"战略，推进"一带一路"建设，迫切需要推动中医药海外创新发展。各地区、各有关部门要正确认识形势，把握机遇，扎实推进中医药事业持续健康发展。《中医药发展战略规划纲要（2016—2030 年）》以 2020 年和 2030 年为时间结点，进行了近期规划和远期规划。

4. 国务院印发《"十三五"深化医药卫生体制改革规划》

2017 年 1 月，国务院印发《"十三五"深化医药卫生体制改革规划》，部署加快建立符合国情的基本医疗卫生制度，推进医药卫生治理体系和治理能力现代化。明确将在公立医院综合改革中统筹考虑中医药特点，建立有利于中医药特色优势发挥的新运行机制。到 2020 年，力争所有社区卫生服务机构和乡镇卫生院以及 70% 的村卫生室具备中医药服务能力，同时具备相应的医疗康复能力。《"十三五"深化医药卫生体制改革规划》提出，"十三五"期间，要在分级诊疗、现代医院管理、全民医保、药品供应保障、综合监管五项制度建设上取得突破。同时，将实施中医药传承与创新人才工程，促进中医药传承与发展，实现中医药健康养生文化的创造性转化、创新性发展。

第三节　中医药院校大学生就业形势

改革开放以来，我国高等教育发展迅速。特别是进入 21 世纪以来，高等教育的发展进入快车道，招生规模不断扩大，由传统的精英式教育迈入大众化教育阶段。中医药是中华民族文化宝库中的瑰宝，中医药教育作为我国具有文化传承优势的学科，是我国医学教育最重要的组成部分之一，对我国医药教育的发展有着重大影响。近年来，由于国家重视、相关政策的颁布，我国中医药学科教育获得了较为快速的发展。

一、大力培养中医药人才的重要性

医学卫生事业是国家社会经济发展的重要组成部分，与人民群众的健康息息相关。医学人才是卫生事业的第一资源，医学教育是卫生人才队伍建设的重要保障。作为医学教育的重要组成部分，走有中国特色的中医药教育发展道路，是全面提升中医药人才培养质量，为人民健康事业作出贡献的重要举措。大力培养中医药人才的重要性体现在以下几个方面。

1. 有利于保障人民对健康生活的需要

"健康所系，性命相托"，作为中华传统文化的重要组成部分，中医药千百年来一直守护着人民的健康。如今，中医药人才的培养也关系亿万人民的健康，关系千家万户的幸福，是重大民生问题。大力培养高素质的中医药人才，加快中医药事业发展，适应人民群众日益增长的健康需求，不断提高人民群众健康素质，是促进社会经济全面协调可持续发展的必然要求，是维护社会公平正义、提高人民生活质量的重要举措，更是全面建设小康社会和构建社会主义和谐社会的一项重大任务。

2019 年是我国启动医药卫生体制改革十周年。十年来，特别是党的十八大以来，医药卫生体制改革为近 14 亿人带来了实实在在的获得感。卫生事业财政投入力度不断加大，个人卫生支出在卫生总费用中所占比重连续下降；世界上规模最大的基本医疗保障网覆盖城乡，居民主要健康指标总体优于中高收入国家平均水平；基本公共卫生服务均等化取得新进展，国家基本公共卫生服务项目、重大公共卫生服务行动在全国范围内开展；基层医疗卫生服务能力明显增强，全国多个县级医院和基层医疗卫生服务机构得到改造建设。近年来，医疗健康领域的改革创新出现了蓬勃发展的新景象，医疗改革政策覆盖面不断扩大，范围包括体制改革、医疗服务、药品器械、医疗保险、医疗信息等几乎所有细分领域，一系列扶持、促进健康产业发展的政策紧密出台，大量投资正加速涌入健康产业领域。这也进一步加大了对中医药人才的需求量，中医药人才的培养教育工作的重要性日趋凸显。

2. 是医疗卫生体制改革成功的关键

全面有效地推动新医改工作，一个重要的前提是建立一支数量充足、素质优良的医务工作者队伍。医学生是卫生事业发展的生力军，是卫生事业发展的希望和未来，也是推动医学卫生事业发展和进步的原动力。随着医药卫生体制改革的逐步深入，一些结构性问题日益凸显，其中医药卫生人才队伍建设滞后的问题尤为突出，已成为深化医改的重要制约因素。第一，医药卫生人才总量不足，我国执业医师、注册护士、执业药师等高水平人才数量与发达国家相比还有差距，仅与中等收入国家接近。第二，卫生人才素质和能力有待提高，中国农村卫生人才中，本科及以上学历人员占比不高，具有高级专业技术职称的人员则更少。在许多乡镇卫生院，可胜任医疗卫生服务工作的人员严重缺乏，一些正常业务无法正常开展，所配置的一些医疗设备也不能充分发挥效益。第三，卫生人才结构和分布尚不合理，人才分布的区域和城乡差距明显。医学教育和人才培养相关的政策法规有待进一步改善，尤其是基层医药卫生人才的保障措施亟待加强。如何以医药卫生体制改革为契机，推动医学教育改革和加大医学人才培养，为我国医药卫生事业发展提供坚定的人才保证，是一件意义重大的事。

3. 有利于缓解基层医疗资源不足的现状

由于经济发展的不平衡，我国农村、社区等基层医疗单位还存在缺医少药的情况，医学人才数量明显不足，高素质的医学人才更为缺乏。近年来，国家大力支持基层医疗卫生事业的发展，制定了一系列优惠政策，鼓励优秀中医药人才到农村、城市社区和中西部地区服务，对长期在城乡基层工作的卫生技术人员在职称晋升、业务培训、待遇政策等方面给予适当倾斜。越来越多的医学生就业重心开始往基层下移，出现了城市重点补充社区、农村重点补充乡镇的良好现象，基层医院将成为近几年接收毕业生的主力。这些措施一方面在一定程度上缓解了大医院人员冗余的现状，同时也对人才培养提出了新的要求，中医药院校在大学生教育上要谋篇布局、早做准备，帮助学生将国情和自身需要有机结合，制定合理的职业生涯目标，最大限度地实现个体与用人单位的双赢，使国家社会资源、人力资源得到优化配置与合理利用。

二、中医药院校大学生就业现状

中医药高等教育是我国高等教育的重要组成部分。近年来，随着国家高等教育事业的迅速发展，中医药高等教育也获得了长足的进步，在专业设置、培养规模上都有了较大增长，中医药大学生的就业指导工作既有机遇，也有挑战。

1. 中医药院校的专业设置和培养规模

（1）专业设置

随着高等教育的大众化，我国高等教育总体规模实现了快速增长，提前实现了国家教育规划纲要提出的"到2020年，高等教育毛入学率达到40%"的目标，超过中高收入国家平均水平。1956年我国设立了第一所高等中医院校，仅设置中医学一个专业，后来又相继设置了中药学、针灸推拿学等专业。1999年高等教育大众化后，高等中医药院校招生涉及三大类共29个专业。根据《全国中医药统计摘编》最新数据，目前全国共有高等中医药院校43所，其中大学21所，学院4所，独立学院8所，高等专科学校8所，高等职业学院2所。全国高等中医药院校本科招生专业（方向）77个，共涉及十个大类。近年来，包括中医学在内的各学科门类都在不断调整完善中，很多高校根据自身的办学特色和社会需求，在专业和专业方向设置上更加务实和灵活，不断提高办学自主性，但总体仍是根据教育部公布的专业目录来设置。

（2）培养规模

在中医药大学生的培养规模上，目前医学院校的培养规模在整个高等教育体系中所占的比例仍然不高，而中医药院校的培养规模在整个医学教育中的比例也有待提升。根据国家卫生健康委员会发布的《2019 中国卫生健康统计年鉴》最新统计数据，2018 年医药类高校招生数为 85.5 万人，医药专业在校生总数 305 万人。其中中医药高等院校招生 21 万人，在校生总数约 70 万人。随着人民生活水平的提高和对健康的追求，近几年来，招生明显向高学历层次倾斜；受原来招生基础和专业学制设置的影响，中医药专业在校学生人数和毕业生人数仍然保持一定的增长率。2018 年全国普通高校毕业生人数达到 814 万，其中医学类专业毕业生总数为 79 万，中医药院校毕业生总数为 20 万，占全部毕业生总数的 2.45%，中医药高等教育的规模相对于 14 亿人口的卫生事业需要远远不够。从这一视角来看，医学生职业发展的思考空间还是很大的。

2. 中医药院校大学生就业形势

近几年国内中医药院校毕业生人数逐年增加，每一届学生面临的就业环境和就业形势不太相同，分析和了解中医药院校就业的基本规律和趋势有利于推动和引导毕业生就业工作顺利进行。

（1）毕业生数量逐年增加，就业率稳定

自 1999 年高校扩招以来，我国高等教育迈入大众化时代，到 2020 年，全国高校毕业生规模将达到 874 万人，创历史新高。与此同时，中医药院校毕业生在 2003 年第一次快速增加，就业率水平总体保持稳定。根据对全国多所中医药院校就业质量报告进行分析，近 3 年，全国中医药院校毕业生的总体就业率都在 90% 以上。但不同地区、不同专业、不同学历的毕业生存在较大差异性，就业地区取向差异明显，东部和沿海地区的工作环境、薪酬福利和发展空间、医疗前沿技术都比中西部地区高，吸引了更多的学生留守。

（2）就业形式日趋多元化

随着用人体制和政策、形势的变化，中医药大学生的就业形式日趋多元化。原来单一的通过签订大学生就业协议书确定就业的模式已经不能满足用人单位的用人需求，目前出现的就业方式包括：劳动合同就业,用人单位与毕业生直接签订劳动合同;劳务派遣就业,用人单位不直接与毕业生签订劳动合同或协议书,而由第三方人才服务机构作为中介发生合同关系;人事代理,用人单位或个人委托当地人才服务中心,为各类人才提供人事档案管理等服务,是实现人员使用与人事关系管理分离的一项人事改革新举措;灵活就业,毕业生可以以灵活多样的方式实现就业,包括自主创业和自由职业。此外,近年来考研人数、出国人数也在逐步攀升。

(3)就业渠道逐年拓宽

中医药院校的毕业生由其专业的特殊性,相对于其他专业而言就业面较窄。近年来,随着医疗卫生事业的发展、互联网技术的进步、社会分工的细化,在传统就业领域里出现了许多适合中医药大学生的就业领域,就业难的情况得到一定程度的改观。根据国务院新闻办发布的《中国的中医药》白皮书所言,在未来要坚持统筹兼顾,推进中医药全面协调可持续发展。把中医药医疗、保健、科研、教育、产业、文化作为一个有机整体,统筹规划、协调发展,要实施基层服务能力提升工程,健全中医医疗服务体系。实施"治未病"健康工程,发展中医药健康服务。因此,除了传统的医疗卫生单位、制药企业、医疗器械等就业单位外,生命科学、健康科学相关的健康产业开始进入中医药院校毕业生的视野,越来越多的毕业生投身中医药和健康产业的相关工作。

(4)用人单位对毕业生的要求逐年提高

随着毕业生人数的增加,用人单位的选择空间和余地更大,招聘时对毕业生的要求也不断提高,许多用人单位不仅要求毕业生要具备出色的专业能力,也更加注重毕业生在思想道德、科研经历、实践能力、社会服务经历、沟通能力、团队合作能力、技能培训经历等方面的综合素质。近年来,医院等医疗卫生单位的招聘门槛也越来越高,如许多令毕业生趋之若鹜的三甲以上综合医院将门槛设定在硕士及以上学历、英语六级以上,护理学专业要求本科以上学历、英语四级以上。因此,定好就业目标、及早着手准备十分必要。

（5）自主创业成为新潮流

近年来，随着高校扩招，中医药院校毕业生数量也急剧增多。而与之对口的大中型医院、医疗卫生单位已经很难为毕业生提供充足的就业机会。随着健康产业的不断发展，许多中医药院校开始加大创新创业的教育，并鼓励毕业生通过创业实现就业。这样做一方面可以缓解部分毕业生就业压力，促进高等中医药院校可持续健康发展，另一方面，也为国家健康事业的发展贡献了自己的力量。越来越多的中医药院校开始注重对在校生创新能力的培养，如近年来医学类硕士研究生招生考试进行了一些重大改革，不仅考查学生的医学专业素养，还考核学生的科研创新能力，在本科学生中一般都开设有创新创业课，激发学生的学习兴趣和创业热情，促进综合素质和综合竞争力的提高。

3. 中医药人才培养面临的挑战

（1）中医药人才学习时间长

中医药学科是专业性很强的学科门类，大学科下不同专业也有很大不同。中医药学科作为生命科学的一部分，学科分类比较细，知识量大，学生课程多，学制长。从学制上来说，中医药院校医学相关专业的学制少则 3 年，多则 8 年不等，这就决定了中医药人才的培养非一朝一夕所能完成，更不可能一蹴而就，因而也注定了对中医药毕业生要加强专业理论知识和技术水平的培养。近年来，一方面随着医疗卫生事业改革的不断推进，以及 2015 年以后"住院医师规范化培训""专硕并轨规培""四证合一"等制度的建立，医疗卫生单位对于取得规范化培训证书的硕士研究生需求量加大；另一方面，中医药院校医学类毕业生到三级甲等以上的公立医院就业的意愿较强，但是这一类医疗卫生机构对于医疗卫生人才的需求日趋饱和，就业竞争激烈，使得用人单位的准入学历门槛不断提高，这些因素都导致中医药院校医学类毕业生选择继续考研深造的人数不断增加。

根据数据统计，全国参加研究生考试的人数逐年递增，2020 年全国报考人数达到 341 万人，较上年增幅达 17.59%，其中医学生报考人数约占 25%。从医学类学术型研究生近 3 年的录取分数线来看，2017—2019 年 A 类地区的录取分数线分别为 295 分、300 分、305 分，B 类地区的录取分数线分别为 285 分、290 分、295 分，呈逐年递增趋势，这也说明医学生考研竞争压力不断增加。许多毕业生并不能通过考研的独木桥，而需要选择其他就业方式。由于在考研阶段错过了许多求职机会，这些学生在考研结束以后丧失了一部分就业优势。此外，一些毕业生对自身认识不足，对职业兴趣、职业性格、职业技能、职业价值观等没有进行深入的探索，导致就业目标模糊不清，出于从众心理，也盲目跟风考研，这些都是导致中医药人才学习时间长的主要原因。

（2）中医药人才成长周期长

医药卫生工作是一项专业性极强、难度很高的职业，尤其是在医疗卫生单位，只有受过正规的医学教育并获得职业资格的人才能从事医疗服务。在进入工作岗位以后，医学生仍需要继续学习以应对纷繁复杂的工作环境和社会发展的需要。就中医药行业的医务工作者来说，除应掌握扎实的中医药基础理论和系统的基本知识外，还需兼备丰富的医疗工作经验和熟练的医疗技术才能解决复杂的重大医疗技术问题。卫生医疗行业制定了严格的人才准入制度，如《中华人民共和国执业医师法》《中华人民共和国护士管理条例》《执业药师职业资格制度规定》等，要求医务工作者在见习期能取得相应的职业资格证书方可上岗执业。

知识经济时代，知识每过几年就会更新一次，科学技术的快速发展也推动医疗设备和医疗技术不断更新，医疗工作也逐渐向数字化信息化转变，再加上各个医学学科之间不断相互交叉、彼此渗透以及边缘学科的不断兴起，使得医务工作者的工作环境与以前相比发生了很大的变化。这就需要医务工作者终身学习，紧跟时代的步伐。因此，医务工作者的成长具有晚熟性，其职业成就需要随着工作者年龄、资历和经验的增长才能逐步体现。从时间上来说，中医药行业的医务工作者进入工作岗位以后，成长过程大概需要 10 年甚至更久。为了提高业务素质和职位竞争能力，医务工作者在工作之余必须紧跟医学前沿不断地学习创造，进行医学知识和技能的继续教育，与时俱进地更新自身的知识结构，不断提高医疗技术水平和业务能力，增强综合实力。

（3）中医药人才职业生涯风险性大

健康在不同的时代有不同的标准，对于疾病治疗和健康管理而言，医务工作者的劳动具有复杂性。进入 21 世纪以来，虽然人类医学技术和医疗水平获得了长足的发展，但至今仍有很多医学难题尚未攻克。例如 2019 年新型冠状病毒肺炎在全球的爆发，给全球多个国家造成了重大伤亡和经济损失。在抗击疫情的早期，没有特效药对患者进行有针对性的治疗，主要是依据病患现有病症进行治疗，加之每个病例存在个体差异，医务人员采取的诊断和治疗方法都是在探索中前进，所以在治疗过程中难免有无法预料或不能防范的后果。一线的医务工作者一方面负起了救死扶伤的责任，另一方面也要承担不可预知的结果和风险。

在面对具体的个体病患时，医务工作者的工作也要做到因人而异。医学的研究对象是人，人有其特殊的社会属性，是有自主意识的社会动物。每一个机体的生理指标虽然有一个稳定的界限范围，但其生理活动会受到心理状态、社会环境、主观意识的影响发生动态的变化。因此，医患个体疾病的发生、发展与其所处的环境、地位、性格特征、经济文化水平等息息相关。也正因为如此，患同样疾病的个体，也可能因其他因素的差异表现出不尽相同的症状体征，这极大地增加了医疗工作的复杂性。

医务工作者在日常工作中除了要从事具体的诊断、治疗等工作外，还需要花费大量时间与患者及其家属进行交流沟通，撰写医疗记录，同时承担医疗工作和教学工作的医务工作者还要完成理论教学和实践带教任务。此外，由于医务工作的应急性特征，医务工作者工作时间不固定，经常是 24 小时待命，工作时间较长甚至超负荷工作，学习与休息时间少。

（4）中医药人才基层就业意愿不强

　　基层就业是指大学生毕业后到农村、城市街道及社区、县级以下党政机关、社会团体、企业及事业单位工作，到中小企业、非公有制组织、艰苦行业和艰苦岗位就业。近年来，高校毕业生数量迅速扩大，毕业生就业和人才招聘逐渐由卖方市场转向买方市场，高校毕业生求职越来越难，但这并不是简单的"人才过剩"。不可否认，每年都有大学生毕业后找不到工作，但每年都有许多单位招不到满意的毕业生。造成以上现状最主要的原因在于经济发达地区人才过剩与基层医疗机构人才短缺之间存在矛盾。改革开放 40 年来，我国经济社会发展迈上了一个新台阶，但是东西部之间、沿海与内地之间、城市与农村之间的差距还比较大。东部地区和经济发达地区以其良好的就业环境吸引了大批高校毕业生就业，但是近年来，由于毕业生人数逐年增加，不能提供足够多的岗位给毕业生就业，使得用人单位招聘条件水涨船高，热门岗位甚至出现了成百上千个人竞争一两个岗位的情况。

　　从医疗卫生行业来看，内地城市、边疆地区及农村还一定程度上存在缺医少药的情况，其中对于医疗健康行业的人才需求量很大。"十三五"以来，我国新医改推动施行分级诊疗制度，农村和社区等基层医疗卫生机构需要大量医务人员，这些机构与二级以上医疗单位相比较，招聘门槛较低，但工作条件相对落后、工资福利待遇相对较低，加上传统观念的影响和成长空间的限制，发达地区、大城市、大医院更容易吸引和留住毕业生。尽管基层医疗单位"求贤若渴"，但是这些地方很难吸引到优秀的中医药人才，高校毕业生的就业意向与实际就业形势之间存在矛盾。如果中医药毕业生能到基层从事医疗卫生工作，可以缓解就业形势严峻的压力，推动基层医药卫生事业发展。

　　近年来，党中央、国务院从党和国家事业全局出发，出台了一系列政策积极引导和鼓励高校毕业生面向基层就业，对于解决当前高校毕业生就业问题和锻炼培养中国特色社会主义伟大事业接班人具有重要的现实意义和深远的战略意义。对于中医药院校毕业生来说，具有自身的独特优势。基层医疗机构由于基础设施和硬件设备还不完备，一定程度上限制了西医的诊疗能力。中医药可以缓解基层医疗条件较弱的问题，充分发挥其优势。比如通过中医四诊合参等方法对患者病情进行诊断，通过针灸、按摩等中医传统治疗方法解决患者病痛，通过中药对患者进行治疗。这不仅弥补了西医诊疗设备和技术的不足，还推动了中医药学的运用、弘扬和发展。此外，中医药在民间具有广阔的市场，人民群众大多有一定的中医药学基础和中药用药常识，在日常疾病治疗和保健中使用中医药的范围非常广泛，这也使得中医药在基层的普及难度大大降低。因此，当前基层医疗单位迫切需要大批高素质人才，中医药大学生不仅思想活跃，接受能力强，而且掌握了系统的知识和技术，基层就业有利于提高基层人口素质和健康水平，有利于推动中医药事业的发展。

◎ 拓展阅读

【材料一】我国大健康产业增加值规模占 GDP 的比重提高到 9.76%

中国人民健康保险股份有限公司、中国社会科学院人口与劳动经济研究所、社会科学文献出版社发布的《大健康产业蓝皮书：中国大健康产业发展报告（2018）》指出，截至 2016 年，我国大健康产业增加值规模增加到 72590.7 亿元，占 GDP 的比重提高到 9.76%。

近年来，社会对健康类产业的关注度越来越高，迫切需要对大健康产业的规模和结构进行核算。为了便于经济分析和政策制定，需要结合国民经济核算体系，准确定位健康类产业在其中的位置和作用。为此，蓝皮书对照《“健康中国 2030”规划纲要》“发展健康产业”所提出的“优化多元办医格局、发展健康服务新业态、积极发展健身休闲运动产业、促进医药产业发展”具体要求，以及《国务院关于促进健康服务业发展的若干意见》（国发〔2013〕40 号）提出的健康服务业分类，根据《国民经济行业分类》（GB/T 4754—2017），将涉及大健康产业的行业目录，分别在门类、大类、中类和小类中给予标示。门类涉及 16 个行业，大类涉及 33 个行业，中类涉及 83 个行业，小类涉及 172 个行业。大健康产业是一个产业发展的集合概念，涉及国民经济三次产业中多个部门。第一产业涵盖有机农业和中草药种植业等产业；第二产业涵盖健康食品业、医药制造业、健康装备器材制造业等产业；第三产业涵盖医疗卫生服务业、环境和公共设施管理业、健康管理业、健康金融服务业等产业。

按照 GDP 的核算方法，大健康产业的市场规模既可以从供给来估算，也可以从需求来估算。从需求来看，市场规模的估算则相对简单和容易，居民医疗保健养老等消费支出可以根据国家统计局居民收支调查数据计算。国家统计局发布的《中国住户调查年鉴》公布了近年来全国居民医疗保健类消费支出总额的情况，包括了"医疗器具及药品"和"医疗服务"两大类消费支出。同时，对于这一产业公益性部分的政府支出，可以根据国家统计局公布的"中央和地方一般公共预算主要支出项目"中的"医疗卫生与计划生育支出"计算，而社会卫生支出可以根据国家统计局公布的"全国卫生总费用"中的"社会卫生支出"计算。

具体来看，蓝皮书根据国家统计局编纂的 2012 年"投入产出表"，以及 2015 年"投入产出表延长表"，计算了居民医疗保健消费、政府医疗卫生支出、社会卫生支出和老年人非医疗保健消费等各项支出的数值和所占比例，得出了大健康产业现有市场规模的估算结果。研究发现，2012 年大健康产业增加值规模为 41742.1 亿元，占 GDP 的比重为 7.72%，2016 年，大健康产业增加值规模增加到 72590.7 亿元，占 GDP 的比重提高到 9.76%。

此外，大健康产业带动的就业规模也相当可观，根据估算显示，2012 年大健康产业拉动就业 7266.6 万人，占全国就业总量的 9.5%，2016 年拉动就业规模增长到 12124.2 万人，占全国就业总量的比重提高到 15.6%，比 2012 年提高了 6.1 个百分点。

资料来源：人民网 2019-01-02

【材料二】中医亚健康师等 9 新职业纳入国家职业分类大典

在最新的 2015 版《中华人民共和国职业分类大典》(以下简称《大典》)中,中医行业新增中医亚健康医师、中医康复医师、中医营养医师、中医整脊科医师、中医全科医师、民族药师、中医技师、中医护士、中式烹调师(含药膳制作师工种)9 个职业,中医药工作重要性进一步凸显。

新版《大典》职业分类结构为 8 个大类、75 个中类、434 个小类、1481 个职业。国家中医药管理局中医师资格认证中心主任杨金生介绍,新版的《大典》中,除新增职业外,同时完善中医行业特有工种,如保健调理师细分为保健刮痧师、保健艾灸师、保健拔罐师、保健砭术师。

此次调整后,中医行业职业共有中医医师、中西医结合医师、民族医医师、药学技术人员、护理人员、保健服务人员等共计 37 个职业(名单附后)。

我国第一部《中华人民共和国职业分类大典》颁布于 1999 年。2010 年底,人力资源和社会保障部会同国家质检总局、国家统计局牵头启动修订工作,历时 5 年,审议通过新版《大典》。

资料来源:《中医药管理杂志》2015-08

【材料三】健康专业"含金量"增长　健康产业人才成"香饽饽"

又是一年毕业季,许多毕业生茫然加入求职大军,而三亚学院健康产业管理学院的毕业生章志文却很淡定,他不仅早早签约了三亚一家健身中心,而且还成为"金牌教练",轻松拿到月入过万的薪酬。

大一早早确定了就业方向

6 月 4 日上午,在三亚学院健康产业管理学院,同学们正在为毕业离校忙碌着,而一名男生却在运动健康工作室"撸铁",每练一小段,他都停下来思考一会儿,对刚才的动作"复盘",研究思考哪个动作不够到位，再做出改进的动作。这名男生叫章志文，是健康产业管理学院今年的优秀毕业生。

今年 23 岁的章志文老家在福建，中等个头的他神情坚毅，举手投足之间露出健硕的肌肉。"我对健身感兴趣，所以早早就确定了人生方向。"章志文说，初中的时候，他体重达到 190 斤，是个人人嘲笑的"小胖墩"，从那时起，他就下定决心运动减肥，所以一直坚持锻炼未松懈过，高三毕业时体重降到 108 斤。由于长时间的体育锻炼，章志文对健身产生了兴趣，大学选择专业时，在家人的支持下，他毅然选择了三亚学院健康产业管理学院的康体和抗衰老专业，并孤身前往三亚求学。

不断学习求知"野蛮生长"

刚上大一的时候，章志文如饥似渴地学习专业知识，尤其对康体和中医推拿的知识特别感兴趣，主动向老师请教。碰到如此积极好学的章志文，康体课程的许筱老师也很高兴，并鼓励他去考国职健身教练。经过一番辛苦备战，章志文在大一上学期就考取了国职健身教练的证书。

考取国职健身教练证书后，章志文课余时间就跑出去，在三亚市区的几个健身俱乐部兼职，不断增长自己的见识，而专业课程上他一节课也没落下。"课堂上学的中医推拿、营养学、中医养生学、形体训练学、健身健美等课程，都是跟实践结合很好的专业课。"章志文说，在健身房兼职的日子，他经常用专业课的理论知识进行实操，不断丰富自己的专业水平。

很快就到了大一暑假，章志文回到福建老家与家人团聚。在家待得无聊，他就主动到老家的健身房去面试，希望找点事做，结果一试就中了。在健身房工作一段时间后，他遇到了一个好机会，就是去浙江参加亚洲健身学院的培训课程，但前提是公司跟个人各出一半费用。"我毫不犹豫地报了名，因为这是一次难得的学习机会。"章志文说，在浙江培训期间，私人教练授课和操课教练课程这两方面得到了专业培训，让他有了一次很快的提升。

另辟蹊径成就"金牌教练"

大二下学期，章志文到三亚世纪宝迪健身俱乐部开始实训，但因为长相和身材不够突出，一开始并没有得到多少重视，但他铆足了劲，凭借努力和专业，硬是闯成了"金牌教练"。

"遇到难题的时候，我会回学校向老师请教，再研究思考，与同事做模拟，最后才给客户解答。"章志文说，因为有健康专业的知识"傍身"，他能处理一些别的健身教练处理不了的问题。有一次，一名客户患有肩周炎、腰椎的问题，他除了教授客户器材训练的方法外，还采用老师教的手法进行康复按摩，让客户在1个月内不适症状消失，出于对章志文的信赖，最终这名客户买了他2万多元的私教课。

世纪宝迪健身俱乐部明珠店店长王金刚告诉记者，章志文是一个喜欢钻研的人，专业度很高，而且他将大学里学习的推拿、中医理论等运用到实操中，独创一些拉伸方法等，这是其他健身教练做不到的，所以得到了很多客户的绝对信赖。王金刚透露，因为奖金提成高，章志文工作第一个月就有了6000多元的收入，从第二个月起收入就开始疯涨，之后一直都是万元以上，最高时达到2万元。

健康产业人才成"香饽饽"

目前，章志文已经与俱乐部签约正式入职。对于未来，章志文充满憧憬，他希望就业后继续不断增强自己的专业能力，将来能够创新创业实现自己的价值。

健康产业是朝阳产业，相关专业的毕业生都是"香饽饽"。该校着眼海南"健康养老""健康旅游"等特色需求，开始培养健康产业应用型人才，开设了康体与抗衰老、健康产业两个专业，2018年开设了健康服务与管理专业，今年首批128名学生正式毕业走向社会，为海南健康产业版图输送了人才。据统计，今年健康产业的毕业生就业率达到96%，其中四成毕业生留在海南就业，就业去向包括医疗机构、特色康养机构、体检机构、健身健美机构等，工资待遇都不低。

资料来源：《三亚日报》2019-06-13

【思考练习题】

1. 国家在推进实施"健康中国"战略中有哪些重要的举措？

2. 中医药院校大学生就业有哪些新领域、新岗位？

3. 结合自己所学的专业，规划一下未来就业的方向。

第二章　就业准备

大学生经过十几年的寒窗苦读，完成了基础教育和高等教育，即将走上社会，都希望能谋得一份称心如意的工作。随着社会经济的发展，用人单位对从业者的科学文化水平、身体素质、心理素质、思想道德品质等多方面提出了更高的要求，这就决定了大学生只有做好充分的就业准备，才能适应社会发展对人才的需要。就业准备是就业的基础和前提，但是仅有美好的愿望是不够的，求职择业是摆在毕业生面前的一场大考，每一位毕业生都必须通过自身的努力，亲自去完成这一过程。毕业生做好就业准备要从几个方面下工夫，一是要全面提升就业能力，二是要对就业途径和就业政策了然于心，三是要了解外部的职业世界，树立科学的就业目标。这样才能在就业择业过程中处变不惊、从容不迫。

第一节　提升就业能力

专业能力和综合能力是毕业生就业能力的两个重要方面，就业能力的高低直接影响着毕业生的就业质量。毕业生在求职择业之前，应当重视专业知识的学习和综合能力的培养，紧贴市场对人才素质的需要，形成具有支撑性、可持续性的核心能力。

一、重视专业能力的培养

专业能力是毕业生就业的立身之本，与走上工作岗位后能否尽快适应专业工作要求、取得领导和同事们的认可密切相关。专业能力水平越高，就越能胜任各种复杂的工作，对于职业生涯的发展具有至关重要的作用。

1. 打牢专业知识基础

大学毕业生是从事专业性较强工作的高等人才，专业技能包含知识技能和技术技能，分别对应实际工作中的理论和实践工作。专业知识是知识技能中的基础部分，也是大学毕业生核心竞争力所在，大学生在大学阶段要认真系统地学习基础知识，扎实地掌握基础理论。理论的学习最终是为了指导实践，所以技术技能的学习和锻炼也是不容忽视的。对于中医药学科的大学毕业生来说，他们的工作与人的生命健康息息相关，在大学期间，特别要重视知识技能和技术技能的培养学习，绝不能为了培养其他方面的能力，而忽视了专业技能的培养，这对于解决医务工作中的难题、进行医疗技术创新以及良好医德的形成具有很大的作用。

2. 构建合理知识结构

随着社会分工越来越细，社会对人才的需求也由以前的单一领域向综合领域拓展，社会发展不仅需要专才，也需要通才。拥有合理知识结构的人才越来越被用人单位所珍视，也成为用人单位选拔人才的重要依据。大学生专业能力的培养，除了"精深"还要做到"博大"。精深是指大学生要对所从事专业的知识和技术的学习达到一定的深度，在本专业的理论体系、研究方法方面有系统的知识储备。博大是指大学生还要了解和熟悉本专业国内外最新信息及相近学科交叉领域知识，能够将其与本专业紧密结合起来。因此，大学生应当主动去了解社会和职业的发展，有意识地建立适合自身发展的知识结构。在精通自己所学专业的前提下，还要不断拓宽自己的知识面，尽可能地学习和了解相关专业知识，为提高实际工作能力打下坚实的基础。例如，合格的医务工作者不仅要学习医学知识，同时也要对心理学、伦理学、社会学等相关知识有所储备。

3. 重视医学职业素养

由于医疗卫生行业关系人民的生命健康，所以中医药大学生应加强职业道德建设。医生的职业道德和其他职业者相比，具有更特殊的重要性。医疗卫生行业是专业性强、技术难度大、高风险的行业，病人虽然可能有选择医院和医生的权力，能同意或拒绝接受某种治疗方案等，但由于病人掌握的医学知识不多，因此和专业医务工作者掌握的医疗信息存在不对称的情况，对某些药物的疗效和手术的必要性和危险性不了解，有时候很难做出正确的选择和决策。在这样的背景下，大学生的学习应当将独立的知识体系和特殊的规范性要求与医务工作者的职业道德结合起来，不能使道德品质的培育脱离医学专业的教育。只有坚持医德培育和综合素质培育相结合，才能产生最佳效应，有利于中医药大学生的健康成长。

二、重视综合能力的培养

当今社会在教育、科技与社会生活方面出现了一体化的趋势，对人才的要求不断提高。一个合格的大学毕业生不仅是专业领域内的人才，作为一个社会人，也应当是一个具有较强社会适应能力的人才。不论何种专业人才，都要懂得把自己的专业与当前的社会环境相结合，以便最大限度地实现工作的社会价值。这些综合能力主要包括表达能力、交际能力、组织管理能力、抗压能力和创新能力。

1. 表达能力

表达能力是指用语言、文字或肢体动作表明观点或抒发自己感情的能力，它包括口头表达能力、书面表达能力和肢体表达能力等几种形式。大学生走上工作岗位后就是进入了社会，必须与周围的人和事产生联系，进行各种信息的交流，如果能够运用语言、文字、肢体等方式进行信息传递，使思想、情感得以准确、生动地表达出来，那么必然会使工作事半功倍。因此，在招聘面试过程中，用人单位会通过多种方式来考查应聘者的表达能力。从求职信的撰写、求职材料的准备到笔试和面试，每一个环节都离不开表达能力的运用。例如，撰写求职信就是考查应聘者的书面表达能力，面试则是考查应聘者的口头表达能力和肢体表达能力，有一些岗位的考查会将三者结合起来，再例如公务员考试，会全面考查应聘者的文字功底、语言组织能力和肢体仪态。大学生在校期间不仅应多读书，以增加表达思想的深刻性和内容的丰富性，还要多参加实践，以培养思维的敏捷性、表达的条理性和生动性。

2. 交际能力

交际能力是指与他人相处、共同发展的能力，是一个人知识、人品、修养及各种心理能力的综合，包含人际沟通和人际和谐两大基本内涵。社会越发达，人与人之间的联系就越紧密，对交际能力的要求就越高。工作中，有效地与熟悉的领导、同事或是陌生人进行沟通，并协调处理好日常学习、工作和生活中人与人之间的各种关系，不仅直接影响到一个人对环境的适应状况，而且影响到一个人的工作效率和身心健康。大学生在交际能力的培养上，不仅要学会"将心比心，以诚相待"，还要学会"既能干大事，又能做小事"，在处理问题的时候坚持原则性和灵活性相统一，发扬集体主义精神，学会团结协作。同时也应避免两个极端，一是以自我为中心，凡事从自身的利益出发，不关注他人。二是过度以他人为中心，在意别人对自己的看法，反而迷失了自己，这两种做法都不是正确的交际方式。大学生在学校期间就应该不断完善自己的人格，加强交际能力的锻炼。

3. 组织管理能力

组织管理能力是指为了有效地实现工作目标，运用各种手段和方法，把各种力量整合在一起，以发挥最大效用的能力。现代社会是一个庞大的、错综复杂的系统，每个用人单位都有严密的组织架构和管理方式，在组织管理工作中，由于职责范围的不同，个人的管理权限也有所不同，每个成员各司其职才能保证其正常运转，有些复杂工作单凭一个人的力量是不足以完成的，需要多个个体的通力合作才能完成。从某种程度来讲，不同岗位的人都可以是组织管理者，承担着一定的组织管理任务。因此，良好的组织管理能力是用人单位对人才的基本要求。要提高组织管理能力，必须处理好与上级的关系、同事之间的关系及与下属的关系。大学生应当加强对协调关系的能力和善于用人的能力的培养。

4. 抗压能力

抗压能力是指人们对逆境引起的心理压力和负性情绪的承受与调节的能力，主要是对逆境的适应力、容忍力和战胜力的强弱，一定的抗压能力是良好的心理素质的重要组成部分。由于压力带给人的主要是一种心理上的感受，与一个人的情商、意志有密不可分的联系，所以坚强的意志的形成对于提升抗压能力有很重要的作用。在职业生涯过程中，每个人都会遇到或大或小的困难，遭受了挫折怎么办？最好的办法就是静下心来、认真思考，以积极的心态来应对挫折，增强对逆境的适应性。锻炼随着环境的变化改变自己的生活方式、交往方式、思维方式、行为方式和管理方式的能力。作为即将走上工作岗位的大学毕业生，要培养健康的心理素质，增强适应能力，不断更新自我，对不断变化的外部世界做出正确的选择，勇敢地迎接新工作的挑战。

5. 创新能力

创新能力是指人们用现有的基础知识，通过不断地探索研究，独立地创造出新的事物，提出新的解决问题方法的能力。具体来说，创新既包括发明创造，也包括解决问题的新方法，或者看问题的新角度。创新是能力和素质中最关键、最重要的因素。毕业生初入职场时，可能会遇到很多从未遇到的新课题，具备创新能力的人对这些问题进行科学的分析，理清头绪、分清主次、抓住本质、提出方案，不断地进行探索研究，得出科学的结论，取得创新的成果；也有的毕业生面对问题时不知所措，或者眉毛胡子一把抓，到头来一事无成。这些差异正是创新能力的不同所致，因此，当代大学生要增强创新意识，就要有扎实的基础知识和专业知识，锻炼敏锐的观察力、持续的思考能力和善于把握机会的能力，以适应未来社会对人才的需求。

第二节　熟悉就业途径

知己知彼，方能百战百胜，要实现高质量的就业，第一步就是树立就业目标。毕业生要结合自身的实际情况，弄清楚就业的主要途径，以及社会上岗位需求的情况，选择最适合自己的职业。毕业生需要对就业途径和就业岗位有充分的认识，才能在庞大的就业市场中找准自己的方位。

一、认识就业途径

按照教育部和各地高校毕业生就业管理部门对毕业生就业去向的统计要求，目前毕业生最主要的就业途径可分为签约就业、自主创业、升学、出国出境、自由职业、灵活就业。

1. 签约就业

签约就业是大学毕业生就业最常见的一种方式。毕业生签订就业协议书或劳动合同，完成档案转移、户口迁移，毕业后学生携学校发放的报到证去单位报到，用人单位和毕业生按就业协议书或劳动合同履行各自义务。签约就业包括五种情形，一是通过学校与用人单位签订就业协议书，毕业时领取就业报到证，到用人单位就业；二是被国家机关、事业单位录用；三是毕业生与用人单位不签订毕业生就业协议书，而是直接签订劳动合同或用人单位接收函到用人单位工作；四是定向委培毕业生回原定向、委培单位就业；五是参加国家、地方项目就业（如：西部计划、三支一扶计划等）。

2. 自主创业

大学毕业生创业是实现自我价值的另一条就业之路，不仅能为自己开辟就业之路，还增加了其他毕业生的就业，不仅可以实现自己的理想，也可以证明自己的价值。当前，国家出台了很多优惠政策支持大学生自主创业，比如提供小额贷款和担保，提供一系列创业技能培训，能享受行政事业性收费和就业资助等。当然创业是一项复杂的系统工程，也是一个充满了挑战和困难的过程，应届毕业生创业的成功率不高。成功的创业不是仅凭满腔热情就能够实现的，需要具备一定的创业环境和外部条件，而且需要创业者自身具备一定的工作经验、社会阅历和较高的素质。所以有创业意向的毕业生应该及早做好准备，要深入分析创业的主客观条件，制订详细可行的创业计划，并充分论证创业的可能性，确定切实可行后再实施创业计划，切不可草率。

3. 升学

随着高校的扩招，高校毕业生就业形势日益严峻。为了提高自身的就业竞争力，许多毕业生在学校期间就确立了进一步深造的目标，并积极进行准备，毕业后直接升学深造。虽然此举在一定程度上提高了自身就业竞争力，延缓了就业压力，但也应该看到高学历并不一定意味着好职位，择优录用是当前就业市场的重要原则，如果没有真才实学，即便因高学历而获得就业机会，也有随时被淘汰的危险。因此毕业生要明白升学深造只是一个手段而不是目的，在选择是否升学深造上，不能盲目跟风，而应该对自己的主客观条件进行认真分析后再做决定。从中医药学科的就业情况来看，近几年来，高等中医药院校连年扩招，毕业生逐年增加，很多医院本科毕业生数量已基本饱和，在人才结构上缺少高学历的大学生，导致医院招聘门槛水涨船高。毕业生进医院工作越来难，到基层就业又不甘心，在多重就业压力下，很多大学生选择了考研继续深造，提升就业竞争力。

4. 出国出境

随着我国的改革开放进一步深入推进，中国也越来越走进世界舞台的中央。一方面由于国民经济的持续快速发展，许多家庭的经济水平大幅提升，出国、出境学习不再是奢侈的事情，所以近年来申请出国、出境留学或工作的大学生逐年增多。另一方面作为教育大国，教育的国际交流日益频繁，中国公民有了更多的机会到国外、境外学习深造。需要注意的是，出国、出境学习或工作也需要具备一定的条件，除了经济水平，许多国家或地区对语言水平、知识储备、学习能力、综合素质和实践经历有较高的要求，毕业生应结合自身的实际情况充分权衡。

5. 自由职业

自由职业是指以个体劳动为主创造合法收入的一类职业。无论是工作时间还是工作方式，都更为个性化，具有非全职、弹性工作时间、可远程办公等特点。这一类就业途径的出现与信息技术的发展和越来越复杂的社会需求有密切关系。一般而言，在语言、写作、艺术、设计、绘画、信息技术、计算机等方面有专长的毕业生会倾向于做一个自由职业者，有的毕业生在事业发展到一定程度后会选择自主创业。

6. 灵活就业

目前我国高校毕业生灵活就业是指没有列入正常就业手续的就业。灵活就业是相对于签约就业而言的，签约就业需要与用人单位建立稳定的劳动法律关系，有工资、福利和社会保障。灵活就业的特点是灵活性强，自由度高，适应范围广，劳动关系比较松散。灵活就业与自主创业一样，是消除就业困难的一个有效途径。虽然毕业生没有与用人单位签订就业协议书或劳动合同，但是并不代表供需双方没有权利和义务，毕业生在用人单位工作，仍然能享受到工资、福利和社会保障，与签约就业基本无差，因此从政策上仍然将灵活就业纳入就业的统计范围。由于灵活就业自由度较高，从业者受就业市场趋势的影响，不再满足于终身供职于一个单位或一个地区，而是根据自己的客观情况开展灵活的就业方式，这种灵活的就业方式以被一些毕业生所接受并有上升的趋势。

二、认识就业岗位

社会上的职业及就业岗位千差万别，并随着社会分工的细化而不断更新。对大学毕业生来说，进入社会以前很少有机会接触和了解各类职业的具体情况，一想到未来的工作和职场，会感到有些茫然甚至恐惧。所以，大学毕业生有必要了解与自己专业相关的工作世界，建立起关于工作世界的整体结构框架和基本认识。以下主要对中医药大学毕业生的主要就业单位和相关岗位作简要介绍。

1. 医疗卫生单位

医疗卫生单位按照性质来划分，主要包括各级各类医院(含综合性医院、中医医院和专科医院)、社区卫生服务中心、卫生院、妇幼保健院、专科疾病预防院、门诊部等。以医院为例，岗位设置主要包括卫生技术人员、行政管理人员和工勤人员，卫生技术人员相关岗位包括医疗人员、技术人员、护理人员、医技人员、药剂人员等。

(1)公立医院

公立医院是指由政府主办的纳入财政预算管理的医院。一般来说，公立医院建院历史比较久，医疗设备先进，硬件基础设施较好，专业技术队伍有较高的职业素养，容易吸引患者前来就医，有相对稳定的病源。国内部分公立医院积累了良好的社会知名度、美誉度，有良好的公众形象。中医药大学生有意向去医院就业的，都会选择公立医院，其中中医医院的比例更高，其主要的岗位有四类：

第一类是临床医生，又称临床医师，是指依法取得执业医师资格或执业助理医师资格后，经注册在医疗、预防和保健机构中执业的专业医务工作者。目前我国的临床医师共有 24 种，都需要经过国家执业医师或职业助理医师考试认证合格后方可上岗。

第二类是护理人员，主要包括护士或护师，分布于各级医院、卫生院、社区卫生服务中心、妇幼保健院等。根据《中华人民共和国护士管理办法》，从事护理专业技术人员必须按规定取得中华人民共和国护士执业证书并经注册方可上岗。

第三类是医技人员，指医院内从事医疗技术服务的人员，为医院的临床、科研、教学和服务提供重要技术支持。医技人员根据工作职责分为四类：一是为临床提供诊断依据为主的科室，包括检验科、生化科、微生物科、病理科、核医学科；二是既能为临床提供诊断，又能对一些疾病进行独立治疗的科室，如放射诊断科、医学影像科；三是为临床提供治疗手段为主的科室，如康复科、理疗科、针灸科、放疗科、激光科、营养室等；四是为临床提供医疗特殊保障为主的科室，如消耗供应室、血库、医疗视频设备检修中心等。

第四类是药学服务人员，医院药剂科（药学部）是主要负责医院药学工作的重要职能部门，承担着临床用药、药品管理、药品监督、保障用药安全等职能。在医院内的药学服务人员主要是指药师或临床药师，需要通过国家执业药师资格考试。

公立医院在管理和工勤岗位中也有用人的需求，一般需要医学及相关专业背景，如病案统计、医疗质量控制、行政管理等。

（2）民营医院和诊所

新一轮医药卫生体制改革实施以来，我国出台多项措施促进社会办医，以满足人民群众多样化、多层次的医疗卫生服务需求。近年来，民营医院数量增多，规模不断扩大，办医水平逐步提升。其特点是专科医院占主流，尤以中医中药为主要疗法者居多。在经营模式方面，多以门诊为主，其适中的规模在市场竞争中有自身的独特优势。规模更小的民营诊所也在一定程度上缓解了居民就医难的矛盾，由于其主要集中在市区街道，可为人民群众提供基本的医疗服务尤其是中医药服务，有很大的便捷性。民营诊所在一定程度上弥补了国家卫生事业不足，同时为众多医学专业人才提供了就业和创业机会。但是民营医院和诊所主要以提供基础性医疗服务为主，在资金、人才、技术和规模上与公立医院还有差距。

（3）社区卫生服务中心

社区卫生服务中心是社区建设的重要组成部分。为提高国家卫生资源配置效率，完善并发挥社区医疗机构功能，引导患者首诊在基层，改变我国医疗体系"倒三角"的现状，缓解当前"看病难、看病贵"的问题，形成合理有序的就医格局，2013年中央提出完善分级诊疗模式，社区卫生服务中心成为首诊的重要环节。社区卫生服务中心以满足社区居民基本卫生服务需求为目的，为社区居民提供集预防、医疗、保健、康复等技术服务功能为一体的基层卫生服务。社区卫生服务中心一般开设有中医治未病、慢性病管理、妇幼保健、康复理疗、保健教育等科室，服务对象主要以妇女、儿童、老年人、慢性病人、残疾人、贫困居民等为主。

2. 公共卫生机构

公共卫生是关系到一个国家或地区人民大众健康的公共事业。公共卫生机构指对地区重大疾病（包括传染病）进行预防、监控和医治，对食品、药品、公共卫生进行监管，以及提供相关健康教育、卫生宣传、免疫接种等公共服务的机构，主要包括疾病预防控制中心、卫生监督机构、急救中心、采供血机构等。公共卫生服务工作是国家的常规服务工作，一直是政府高度重视、重点支持的，尤其是在突发重大公共卫生事件中发挥着重要作用。例如在2003年爆发SARS、2019年底爆发新型冠状病毒肺炎后，公共卫生服务更是得到了重视、推动和发展。中国公共卫生事业起步较晚，该领域有较大发展空间，目前公共卫生机构中人员的人数和学历水平还有待提升，对本科及以上医学相关专业人才需求量比较大。

3. 医药企业

医药企业是指医药行业的企业，可分为医药生产企业和药品经营企业。根据《中华人民共和国药品管理法》对医药企业的定义，所谓药品生产企业，是指生产药品的专营企业或者兼营企业；所谓药品经营企业，是指经营药品的专营企业或者兼营企业，包括药品批发企业和药品零售企业（即零售药店）。随着大健康理念的深入人心和大健康产业的蓬勃发展，医药企业的经营范围也在逐步扩展，除了传统的药品、医疗器械等的生产和经营，其经营范围也延伸到保健食品、母婴产品、养生养老、环保产业等与大健康密切相关的领域。医药企业是中医药大学生就业的另一个热门选择，在人才需求方面，主要有如下岗位：

第一类是营销人才，由于医药企业对新产品研发投入的持续加大和大健康产业的蓬勃发展，医药企业的人才需求持续扩大，目前行业缺口最大的是医药销售人员和市场推广人员。同时，由于市场竞争日趋激烈，医药企业对从业人员的要求更趋职业化与专业化，以前不太看重学历和专业背景的企业，都纷纷设置了应聘门槛，以期能招聘到优秀的人才。

第二类是研发人才，医药产品与人们的健康生活息息相关，随着我国人口数量不断增加、人口老龄化加剧、人们对健康的重视程度越来越高以及医疗卫生体制改革的不断深化，医药行业在未来仍将保持较高的增长态势。同时，医药行业也是"中国制造2025"的重点支持领域，使得医药研发技术人员也呈现出受热捧趋势。医药企业对研发人员的要求也越来越高，目前对学历要求一般都在硕士研究生以上。

第三类是企业管理人员，企业的正常运转离不开高效的管理，具备相关专业知识背景、有良好的职业操守和管理能力的员工是众多企业争抢的目标。近年来，医药企业对应届毕业生推出的"管理培训生"项目就是立足于"人职匹配"理念，致力于发掘毕业生的管理才能，为企业培养优秀管理人才的举措。

4. 公务员、事业单位

公务员和事业单位工作比较稳定，福利待遇较好。大学毕业生是公务员和事业单位考试的主力军，从国家到地方的公务员考试，报考人数都呈逐年递增趋势，不仅对考生的专业、年龄有严格的限制，对思想政治素质的要求也越来越高。选拔方式一般是笔试、面试和政治考查，考试科目多为《行政职业能力测验》和《申论》。大学毕业生如有考公务员、事业单位的想法，应该早做准备。与中医药相关专业联系的岗位主要有国家和地方的食品药品监督管理局、检验检疫局、质量技术监督局等。

5. 高等院校和科研院所

高等院校和科研院所也是高校毕业生求职择业的热门选择。高等院校和科研院所提供的岗位一般为教学、科研、教辅、管理及其工勤等。公立高等院校和科研院所工作比较稳定，因单位编制有限和长期发展的需要，每年人才需求量比较平稳。在应聘条件上，一般要求高学历（硕士及以上）、有海外经历、有科研能力（包括科研成果和科研团队）等，其中教学和科研岗位一般要求名校博士以上学历，管理、教辅、工勤等岗位可招聘硕士及以下学历的毕业生。民营高等院校由于办学历史较短、实力不足等原因对应聘者的要求相对较低，但近年来也有逐步向公立院校看齐的趋势。

6. 健康服务业

自我国新一轮医药卫生体制改革实施以来，全民医保基本得以实现，基本医疗卫生制度也初步建立起来，人民群众得到明显实惠，也为加快发展健康服务业创造了良好条件。2013 年国务院发布《国务院关于促进健康服务业发展的若干意见》（国发〔2013〕40 号），这是我国首个关于健康服务业的指导性文件，明确提出了健康服务业的内涵与外延，即以维护和促进人民群众身心健康为目标，主要包括医疗服务、健康管理与促进、健康保险以及相关服务，涉及药品、医疗器械、保健用品、保健食品、健身产品等支撑产业。

一是医疗服务。这是健康服务业的关键环节和核心内容。在未来，以优质的医疗服务作为支撑，可以发展很多衍生和外延的服务岗位。

二是健康保险。随着医改的深入推进，我国基本形成了覆盖城乡居民的全民医保体系，但商业健康保险发展仍然相对滞后，加快发展商业健康保险，建立多层次的健康管理体系是未来的一个重点方向。人民对健康体检、健康咨询、健康养老、体育健身、养生美容以及健康旅游等新兴健康服务的需求都在快速增加。

三是支撑性产业。涵盖对医疗服务、健康管理与促进、健康保险服务形成基础性支撑及所衍生出来的各类产业，主要包括药品、医疗器械、保健用品、健康食品等研发制造和流通的相关产业，以及信息化、第三方服务等衍生服务。目前这一类产业还比较分散，科技水平有待进一步提升，在未来也大有可为。

第三节　熟悉就业政策和就业程序

就业政策和就业程序是大学生就业择业的指南和依据。大学毕业生只有认真了解国家和地方对就业工作的要求和相关的政策，遵循就业程序，才能在就业过程中更好地找准自己的位置，有效利用相关的条件顺利就业。

一、就业政策

就业工作是一项政策性很强的工作，大学生就业必须在国家规定的就业政策框架内进行，毕业生求职也应该将自己的行动纳入就业政策的轨道，避免走错路、走弯路，给自己的就业和职业发展带来挫折。

1. 我国大学生就业政策的基本情况

高校毕业生就业政策是国家和地方政府为促进大学生就业所制定的实施办法和规章制度。自中华人民共和国成立以来，我国的高校毕业生就业政策不断随着形势的发展而变化，大体上可以划分为三个不同的发展阶段。第一阶段是中华人民共和国成立初期到 20 世纪 80 年代中期，我国的高等教育采取了高度集中的计划管理模式，也称为"统包统分"模式。这一制度在很长一段历史时期内保证了国家建设对人才的需要，在一定程度上缓解了我国地区之间人才需求不平衡的状况。第二阶段是改革开放以来，随着我国经济体制改革的不断深入和社会主义市场经济的发展，教育部门开始对传统的"统招统分"制度逐步改革，形成了以"供需见面"为主要形式，以"双向选择"为指导目标的就业政策。第三阶段是随着社会主义市场经济改革进一步深化，就业政策逐步转向以引导毕业生"自主择业"为主。高校作为就业工作的中介，为毕业生"自主择业"创造条件、提供服务，毕业生根据自身能力参与到就业竞争中去。随着劳动人事制度和户籍制度改革的持续推进，毕业生就业信息服务体系也不断完善，为高校毕业生自主择业创造了有利条件。

高校毕业生就业政策一般以红头文件的形式下发，中央、国务院、教育部（主管部门）等国家有关部委文件以及省委、省（自治区、直辖市）人民政府下发的文件一般属于政策性文件，具体的执行则是由省级（自治区、直辖市）以下有关部门和地方政府出台落实就业政策的具体意见和办法。

2. 高校毕业生就业政策的重点内容

国家对高校毕业生就业总的方针是："市场导向、政府调控、学校推荐、学生和用人单位双向选择。"所谓"政府调控"，主要手段就是制定相关政策来促进、引导、支持、规范毕业生就业。从 2002 年起，为了创造良好的就业环境，国家制定下发了一系列文件，形成了新阶段毕业生就业工作的政策体系，我们大致可以从以下几个方面去了解：

（1）鼓励引导高校毕业生面向城乡基层、中西部地区、东北地区、艰苦边远地区以及革命老区、民族地区、贫困地区就业

国家近几年出台了一系列优惠政策鼓励高校毕业生积极参加社会主义新农村建设、城市社区建设和应征入伍。国家制定的优惠政策包括《国务院关于做好当前和今后一段时期就业创业工作的意见》（国发〔2017〕28号）、《中共中央办公厅国务院办公厅印发〈关于进一步引导和鼓励高校毕业生到基层工作的意见〉的通知》（中办发〔2016〕79号）、《中共中央组织部人力资源社会保障部等五部门关于印发高校毕业生基层成长计划的通知》（人社部发〔2017〕85号）等。

（2）鼓励企业特别是中小微企业吸纳高校毕业生就业

为鼓励企业吸纳高校毕业生就业，国家出台的主要政策包括《国务院关于进一步做好新形势下就业创业工作的意见》（国发〔2015〕23号）、《国务院关于进一步支持小型微型企业健康发展的意见》（国发〔2012〕14号）和《国务院关于进一步做好普通高等学校毕业生就业工作的通知》（国发〔2011〕16号）。对企业招收就业困难高校毕业生出台了《财政部、人力资源社会保障部关于进一步加强就业专项资金管理有关问题的通知》（财社〔2011〕64号）等。

（3）鼓励大学生应征入伍，报效祖国

为鼓励高等学校的大学生应征入伍，入伍的大学生除享有优先报名应征、优先体检政审、优先审批定兵、优先安排使用"四个优先"政策，家庭按规定享受军属待遇外，还享受优先选拔使用、学费补偿和国家助学贷款代偿、退役后考学升学优惠、就业服务等政策。具体政策包括《关于调整完善国家助学贷款相关政策措施的通知》（财教〔2014〕180号）、《财政部、教育部、总参谋部关于印发〈高等学校学生应征入伍服义务兵役国家资助办法〉的通知》（财教〔2013〕236号）、《关于对直接招收为士官的高等学校学生施行国家资助的通知》（财教〔2015〕462号）。

（4）积极拓宽重点领域就业渠道

为鼓励毕业生到"一带一路"建设、京津冀协同发展、长江经济带发展等国家重大战略的重点地区、重大工程、重大项目、重要领域去就业，同时鼓励高校毕业生参与到国家和地方的重大科研项目中，国家出台的相关政策有《科技部、教育部、财政部、人力资源社会保障部、国家自然科学基金委员会关于鼓励科研项目单位吸纳和稳定高校毕业生就业的若干意见》（国科发财〔2009〕97号）。

（5）鼓励高校毕业生到国际组织实习任职

为进一步鼓励支持高校毕业生到国际组织实习任职，教育部开通了高校毕业生到国际组织实习任职平台。为毕业生到国际组织实习任职和参加志愿活动等提供信息、咨询、培训等服务。同时，国家留学基金管理委员会出台了《国家留学基金资助全国普通高校学生到国际组织实习选派管理办法（试行）》。

（6）鼓励支持高校毕业生自主创业，稳定灵活就业

高校毕业生自主创业，可享受税收优惠、创业担保贷款和贴息等相关支持。国家鼓励高校毕业生创业的文件包括《国务院关于进一步做好新形势下就业创业工作的意见》（国发〔2015〕23号）、《国务院办公厅关于深化高等学校创新创业教育改革的实施意见》（国办发〔2015〕36号）等。

（7）为高校毕业生提供就业指导、就业服务和就业援助

国家规定公共就业和人才服务机构、高校毕业生就业指导机构、职业中介机构等应积极为高校毕业生提供就业指导、就业服务和就业援助，加大对就业困难学生和离校未就业毕业生的帮扶力度。相关文件有《国务院办公厅关于做好2013年全国普通高等学校毕业生就业工作的通知》（国办发〔2013〕35号）和《人力资源社会保障部关于实施离校未就业高校毕业生就业促进计划的通知》（人社部发〔2013〕41号）。

二、就业程序

毕业生就业的过程，是在就业管理与服务部门、用人单位和毕业生

本人三方共同努力下完成的。这三方在就业过程中各司其职，围绕目标设定一套特定的流程。毕业生要对就业管理与服务部门的工作、用人单位招聘程序和签约流程有充分的了解，摆正自己的位置，明确每个行动都符合政策规定，做到事事心中有数，才能实现顺利就业。

1. 就业管理与服务部门的工作程序

当前，我国高校毕业生就业工作采取自上而下、分级管理的办法。教育部主管全国高校毕业生就业工作；各省、自治区、直辖市和中央各部委的相关部门分管本地区、本部门的高校毕业生就业工作；各高校负责本校毕业生就业工作。全国高校的毕业生就业工作的程序由教育部统一部署和安排，各地方按照要求执行具体的就业管理和服务工作。

（1）制定政策

在毕业生毕业的前半年，教育部会根据国民经济发展和国家重点建设情况制定相应的就业工作方案；各省、自治区、直辖市、中央各部委按照文件精神制定出本地区、本部门所属高校毕业生就业工作的具体实施方案；各高校再结合本校毕业生实际情况制定本校的就业工作细则。

（2）毕业生资源统计及公开

毕业生资源统计工作按照"自下而上，层层上报"的原则进行。各高校开展资格审查，并向主管部门报送本校毕业生的资源统计情况，最后报送至教育部汇总。资源统计内容包括专业、毕业生姓名、性别、政治面貌、家庭所在地、培养类别等。用人单位根据本单位实际向国家教育部提供毕业生需求信息。教育部、教育主管部门和高校依据毕业生资源统计情况以合适的方式向社会公开，向毕业生发放就业推荐函和就业协议书。

（3）组织供需见面会

各地区、各部门和各高校的就业管理机构在完成毕业生资源统计工作后，会采取多种形式拓展毕业生就业市场，为毕业生求职择业创造条件、提供服务。最常见的方式就是组织供需见面会，为用人单位和毕业生双方创造"双向选择"的机会并提供服务，毕业生与用人单位签订就业意向书或就业协议书，并上交学校就业管理与服务部门作为就业派遣依据。

（4）制订就业计划及派遣

高校就业管理与服务部门对毕业生与用人单位签订的就业协议书进行整理归类，形成就业建议，计划于6月初报至上级主管部门审批，审批完成后根据就业方案开展派遣工作。高校派遣毕业生的时间一般在每年的6月底到7月初，为毕业生发放全国普通高等学校本专科毕业生就业报到证。

（5）就业工作总结

派遣工作完成后，各级就业管理与服务机构对当年毕业生就业情况（包括一次性就业率、就业地区分布、就业单位性质、就业趋势分析等）进行认真总结，并提出意见和建议，形成《高等学校毕业生就业质量年度报告》并上报上级主管部门。教育部对全国毕业生就业情况进行汇总，为下一年度开展毕业生就业工作提供参考。

2. 用人单位招聘的程序

为了招聘到合适的员工，用人单位会拟定科学合理的招聘程序，通常需要花费大量财力物力和人力。用人单位招聘毕业生的程序通常包含制订招聘方案、发布招聘信息、收集求职简历、组织笔试面试、签订协议和岗前培训等一系列环节。

（1）制订招聘方案

用人单位每年会根据自身的发展状况确定单位各部门用人的岗位数量，分析目前存在的人才缺口。人力资源管理部门会根据岗位需求情况确定招聘计划，制订招聘方案。例如确定招聘计划中高校毕业生占比、专业要求、学历要求和综合素质要求等。

（2）发布招聘信息

用人单位确定招聘计划后会以适当的方式对外发布招聘信息，主要方式包括：向政府主管教育部门和高校毕业生就业指导中心登记；通过报纸、杂志、广播等传媒发布招聘信息；通过招聘网站发布招聘信息；通过人才市场发布需求信息；参加综合大型双选会；开展专场就业招聘会。

（3）收集求职简历

毕业生在看到用人单位招聘信息后，会向用人单位投递纸质和电子简历。一般来说，现场招聘会多以收集纸质材料为主，同时要求毕业生提供在校期间成绩单、获奖证书及其他能力证明材料。随着互联网的快速发展，电子简历开始逐步取代纸质简历成为用人单位收集信息的主要方式。

（4）组织笔试面试

为了对参加应聘的毕业生进行全面考查以确定是否符合用人单位的要求，人力资源管理部门会采取一定的考查方式对应聘者进行筛选。最常见的方式一般为笔试和面试相结合的方式。部分单位还会组织心理测验，以考查应聘者的心理健康状况，党政机关、公务员和事业单位还会对应聘者的思想政治素质开展调查。

（5）签订协议

确定录用对象以后，用人单位会与毕业生签订就业协议书，部分单位还要求与毕业生签订劳动合同，以便明确双方的权利与义务。近年来，随着互联网技术的发展，高校就业工作信息化如火如荼，网上签约成为新潮流，毕业生足不出户即可完成签约过程。签约完成以后，高校就业指导中心以毕业生签订的就业协议作为派遣的重要依据。

（6）岗前培训

为了让新入职的毕业生尽快完成从校园人到社会人的转变，尽早适应工作环境，用人单位都会组织新入职员工岗前培训。培训内容一般涵盖单位基本情况、规章制度和企业文化、岗位所需技能等。部分单位会安排"以练代训"，让新员工在实践中成长。

3. 大学生的签约程序

一个完整的就业过程指毕业生从准备找工作开始，到最后去单位正式报到，办理好入职手续的全过程。具体而言，包括就业政策的学习、搜集信息、准备求职材料、参加笔试面试、签订就业协议、领取报到证和入职、办理离校手续等步骤。毕业生认真走好毕业过程的每一步，对实现自己的职业理想十分重要。

（1）搜集就业信息

毕业生求职的第一步就是要对国家、地方和本校的就业政策有充分的了解，并结合自己的职业目标确定未来的就业方向。在此基础上开展就业信息搜集，可通过学校就业指导中心、互联网、传媒、老师、校友及亲朋好友等社会关系获得就业信息。

（2）准备求职材料

毕业生确定就业目标后就可以开始有针对性地撰写求职信、求职简历，同时整理成绩单、奖学金证书及其他获奖证书，按照用人单位要求装订成册或制作成电子求职材料。积极参加学校和社会各界举办的大型招聘会，及时投递求职材料，主动与用人单位联系，争取获得面试或笔试的机会。

（3）参加笔试面试

用人单位为了尽可能挑选到优秀的人才，会根据自身的实际设计笔试和面试题目，涉及毕业生专业素质、综合能力、心理素质及用人单位的背景、企业文化、远景规划等内容。毕业生在这一阶段应当遵循实事求是的原则，充分发挥自身优势，争取在考核中展现自己的能力，获得用人单位的认可。

（4）签订就业协议

获得录用的毕业生，可以与用人单位签订由教育主管部门统一印制的全国普通高等学校毕业生就业协议书。在协议书中明确学校、用人单位及毕业生三方面的责任、权利与义务。就业协议书一经签订，便具有法律效应，不能随意更改。

（5）办理离校手续

毕业生离校手续的办理是完成大学学业的最后一个环节，毕业生应按照学校的有关规定，认真填写普通高等学校毕业登记表，办理党团关系转接，办理档案托管和户口迁移等离校手续，确保自己顺利完成毕业手续，走上工作岗位。

（6）领取报到证和入职

高校根据毕业生上报的就业协议书，统一汇总纳入当年学校的毕业生就业方案，上报就业主管部门审批，形成正式就业方案下达执行。高校对毕业生进行毕业鉴定，并按就业方案派遣毕业生，发放就业报到证，毕业生按照报到证规定的期限和指定的地点去单位办理入职手续。

第四节　熟悉校园招聘流程

校园招聘顾名思义就是指面向高校应届毕业生的招聘。一般来说，招聘单位有多种方式招聘各层次、各专业的应届毕业生，这种方式是大学毕业生最熟悉，也是最容易找到满意工作的方式，应届毕业生应当做好充分准备，牢牢抓住机会。

一、校园招聘的主要形式

越来越多的用人单位开始重视校园招聘，这是他们能够在短期内从大量优秀人才中挑选合适人才的最好方式。校园招聘并不局限于每年一度的校园双选会，为了吸引到优秀的人才，众多求贤若渴的用人单位开发出各式各样的招聘形式，已经被广泛运用。

1. 大型双选会

大型双选会的组织方一般是当地政府、高校或人才市场。具体做法是在某一时间为众多企业和高校应届毕业生提供见面交流、双向选择的机会。政府和人才市场组织的双选会一般针对某一地区所有高校毕业生，或针对某一行业高校毕业生。高校组织的双选会一般只针对本校毕业生。对于用人单位而言，这种方式与大张旗鼓搞巡回校园宣讲相比可大幅节省招聘成本和时间。对毕业生而言，高校举办的双选会是针对性最强的，前来参会的用人单位都是直奔目的而来。

2. 校园专场宣讲会

校园专场宣讲会是用人单位针对目标高校组织的专门的招聘讲座。通过企业高管、人力资源负责人以及在本公司就职的校友现身说法来传达公司基本概况、企业文化、经营理念等，发布职位空缺情况、招聘条件和招聘流程等。用人单位在宣讲会前一般会通过学校就业指导中心发布网上宣讲预告，以在校园招募宣讲大使和张贴海报等形式开展前期宣传。有些实力雄厚的用人单位会选择在全国多所大学开展巡回宣讲，整个校园招聘历时数月，足迹遍布全国各大高校。

3. 实习生招募

招募实习生是指在应届毕业生正式求职以前，初步挑选一些优秀的大学生到单位来实习，提供实习岗位，考查毕业生的表现，为下一步正式录用储备人才。实习生招募一般是校园招聘的一个前奏，不仅可以使毕业生提前了解用人单位，还能在毕业生中起到一定的宣传效果。招募实习生有诸多优点，首先，避开了校园招聘的高峰期，将一些优秀毕业生提前纳入人才库，在"抢人才大战"中抢占先机；其次，通过实习生计划，用人单位能够提前了解应届毕业生的人品、价值观及工作能力，有利于精准的人才选拔，应届毕业生通过实习也能充分了解企业，对今后的就业方向做出更客观合理的规划；最后，实习期也是用人单位培训员工的一种方式，实习生在一段时间的学习中对用人单位和未来的工作有了较多了解，在正式入职后能很快上手。

4. 管理培训生计划

管理培训生是用人单位专门针对应届毕业生制订的一种人才储备计划，这一方式在国外非常流行，近年来也越来越得到国内很多用人单位的青睐。管理培训生制度主要是为了培养未来的高素质的管理人员，一般多见于外资企业、大型国企和中外合资企业。规模较大的企业内部分工非常细，为了做到"人尽其才、人职匹配"，需要将优秀的人才安排到最合适的岗位去，使之发挥最大效益。应届毕业生入选管理培训生以后，通常是在企业各个不同部门间轮岗实习，全面了解整个企业运作流程。企业根据应届毕业生的特点和个人专长安排合适的职位。

5. 素质拓展活动

有些用人单位会组织素质拓展活动，通过应届毕业生在活动中的综合表现来挑选人才，常见的方式有企业开放日或企业夏令营。一般是通过组织目标高校或特定专业的应届毕业生到企业所在城市和企业内部参观，参加企业与员工互动和座谈等活动，展示企业信息和文化。参加活动的毕业生返校以后，通过撰写心得体会等方式帮助用人单位在学校进行宣传，推动今后校园招聘活动的开展。毕业生在这样的活动中能近距离接触企业，为自己未来的就业择业打下基础。

6. 校园活动赞助

大学校园的学生活动丰富多彩，许多用人单位会选择合适的活动进行资助，为自己挑选合适的人才。例如，许多高校组织的"模拟招聘大赛""营销策划大赛""专业技能大赛"等就是一种非常热门的形式，作为近年来悄然兴起的一种校园招聘模式，在很多高校受到了学生的热捧。企业通过组织此类大赛，模拟单位产品的销售、商业项目的运作等，吸引大批学生报名参与，让最优秀的人才在竞赛中脱颖而出。在竞赛中获胜者除了能获得丰厚的奖品之外，更有机会赢得去企业实习或正式录用的机会。还有很多企业在高校设立了企业奖学金，用于奖励在本专业领域品学兼优的学生。

7. 订单式培养

有些用人单位对人才需求量极大，于是便产生了"企业订单班"这一新兴模式。这些用人单位和高校密切合作，按照人才招聘的要求提前"定制"有针对性的人才培养计划，学校教学管理部门会根据用人单位的需求开设相应的课程，用人单位的专业人员会到学校为学生授课，学生在毕业实习季可以到企业实习。

二、校园招聘的流程

一般来说，一次完整的校园招聘长则数月，短则一两天。但是校园招聘有一套完整的流程，毕业生应该充分了解校园招聘的流程，提前做好准备，做到有备无患。

1. 前期联络和宣传

用人单位在前期的联络阶段会通过多种方式联系各高校的就业工作负责人或毕业生辅导员，与学校协商校园招聘的形式、时间和地点，学校会通过就业信息网、学生信息群等方式发布用人单位的招聘信息和所需专业的学生招聘会信息。有些用人单位还会挑选一些在校生在校园内开展前期宣传，如张贴海报、网络宣传等。

2. 招聘准备

在正式的校园招聘开始之前，用人单位的人力资源部门人员会提前到达学校进行一些准备工作。如查看招聘宣讲会的场地，调试设备，与老师再次确认招聘宣讲会的细节，发布宣讲会通知等。

3. 开展宣讲

招聘宣讲会正式开始以前，相关人员会在场地入口给学生发放企业宣传小册子、播放企业宣传片、传阅企业内刊杂志。同时，为前来参加宣讲会的毕业生登记相关信息；在宣讲会上，用人单位会介绍单位的基本信息、企业文化、用人需求、成长空间、福利待遇和生活条件等相关内容；宣讲结束后会腾出一点时间解答学生的现场提问；最后会告知投递了简历的学生关于笔试和面试的安排。有些用人单位会在笔试和面试结束后与学生现场签约，所以他们也会提醒毕业生准备好个人就业协议。

4. 面试和笔试

笔试和面试是用人单位考查人才最常见的方式，但是根据用人单位实际情况的不同，两种方式的运用也有所不同。一般来说，除了专业性比较强的岗位以外，面试是必选项，笔试是可选项。在确定是否录用一名毕业生时，主要以面试结果为主，笔试结果为辅。

用人单位在收到学生简历以后，会根据岗位需求挑选合适的毕业生通知参加笔试，根据笔试结果按照一定比例确定面试人选。当然，根据岗位的不同，有的用人单位会把笔试安排在面试之后。在面试过程中，面试时间的长短一般视应聘人数多少而定，一次面试如不能确定人选的会开展多轮面试。面试一般需要了解毕业生的家庭情况、在校期间的成绩、社会实践经历、兴趣爱好、求职岗位意向、就职地区意向和综合素质等。面试后，面试官会在每一个应聘者简历上标注面试分。最后，用人单位会综合毕业生的笔试和面试成绩择优录用。

5. 录用和签约

通过面试和笔试的综合考查，用人单位会选择其中的优秀者进入最终录用名单，经招聘工作小组的确认后会立刻电话通知学生前来签约。

有些用人单位为防止毕业生犹豫不决、"三心二意"，会现场要求毕业生签约，也有许多用人单位会给录用者一些时间来考虑是否接受录用，会与毕业生约定时间签订就业协议书。对那些未被录取但仍有强烈加入单位意愿的毕业生，会根据用人单位的实际情况酌情对面试笔试资料进行再次审核，结合岗位空缺情况决定是否再组织考查。

◎ 拓展阅读

【材料一】什么是"住院医师规范化培训"？

　　住院医师规范化培训（以下简称规培）制度诞生于 19 世纪末，由德国率先提出，并得到全世界的广泛认同。住院医师规范化培训作为毕业后医学教育的一个重要组成部分，是将一名医学生逐步培养、使其成长为合格临床医师的系统培训项目，对建立临床医师较为全面的医学知识架构和确保医疗水平的提高具有决定性作用。住院医师规范化培训也是医院建立高水平医学人才队伍、提高临床医师的业务素质、有效落实医院可持续发展的人才战略的重要手段。

　　中华人民共和国成立以来，我国长期未开展规范化住院医师培训制度，学生从医学院校毕业，未经二级学科培养，就直接分配到医院从事临床工作，以后的能力和水平相当程度上取决于所在医院的条件，这也严重影响了医疗队伍的整体素质的提高。

　　从 20 世纪 80 年代开始，原卫生部从部分大学附属医院开始试点住院医师规范化培训工作，后试点范围逐步扩大。并于 1995 年颁发《临床住院医师规范化培训大纲》，对于提高临床医师队伍素质、保障医疗质量起到了重要作用。经过上海、广东、北京、天津等地陆续开始探索实施住院医师规范化培训，积累了丰富的经验，为住院医师规范化培训制度正式出炉奠定了基础。

　　近年来，住院医师规范化培训制度推进的速度明显加快。2013年 6 月，国家卫生和计划生育委员会发布《住院医师规范化培训标准(试行)》草案。2013 年 12 月 31 日，国家卫生和计划生育委员会等 7 个部委联合发布《关于建立住院医师规范化培训制度的指导意见》。明确要求 2015 年全国各省全面启动住院医师规范化培训工作，到 2020 年，基本建立住院医师规范化培训制度。住院医师规范化培训制度正式启动意味着医学生(所有新进医疗岗位的本科及以上学历生源)从 2015 年起必须全部接受住院医师规范化培训。这项制度也将成为近年来影响医学生就业与职业发展的最重要的政策。

按照卫生部近年颁布的《临床住院医师规范化培训试行办法》，培训分两个阶段。第一阶段持续三年，即在二级学科范围内，轮转参加本学科各主要科室的临床医疗工作，进行全面系统的临床工作基本训练。第二阶段持续两年，即进一步完成轮转，逐步以三级学科为主进行专业训练，深入学习和掌握本专业的临床技能和理论知识，最后一年安排一定时间担任总医院或相应的医院管理工作。

资料来源：丁香园

【材料二】现代医院需要什么样的人才?

2009 年 1 月 7 日教育部关于做好国家中长期教育改革和发展规划纲要公开征求意见工作的通知，涉及了中学阶段文理分科该不该取消，文理分科再次成了人们热议的话题。全国人大常委会委员、民进中央副主席朱永新提出取消高中文理分科。这反映了社会对人才培养的观念分歧。

在生物医学模式下，掌握临床医学专业知识与技能就能很好地为病人治疗，而在生物—心理—社会医学模式下，疾病与生物、心理、社会因素互为因果，医学的任务不仅要治病，还要调整患者的心理，改善患者重归社会的社会适应。单纯凭医学专业知识与技能无法满足疾病康复的需要，作为医生还需要医学以外的专业和知识。那现代医院需要什么样的人才呢? 这得先了解医院人才的现状：

I型人才(1门专业)：I型人才就是受过中专或专科教育的人才，或者是掌握了专门医学知识与技能的人才，如医院刚毕业来的中专生、大专生，以及某些药剂、检验人员。

T型人才(1门专业加横向知识面)：医院是一个紧密协作型经营组织，其服务对象是患者，医患沟通的好与坏对疾病的诊疗疗效及患者满意度有非常重要的作用。I型人才认识到仅凭自己的专业知识无法与患者进行有效的沟通，必须有广博的知识，在掌握专业知识与技能的同时，努力扩大横向知识面，将专业知识转化为患者更能理解的方式，同时专业的判断也需要知识面的支撑。

II型人才(2门专业加横向知识面)：是掌握了2门或以上专业技能的人才，如医院的医生、护士，在医护的相互配合中互相学习，促成彼此的成长。每个医院都会有年轻人通过在职教育与执业考试获得2种以上职业资格的医务人员，成为既有医师资格又有护士或药剂师资格的双料人才。

复合型人才：是没有明显的专业取向，按照生物—心理—社会医学模式培养出来的，但掌握了医学基本知识、基本技能的综合性人才，他们具有系统与整体的思维，能够时刻接受新知识、新技术，并进行创新思维的医学人才。住院医师、学科带头人、医院管理人才由于所承担工作的综合性，最能成就复合型人才。

由于医学模式的发展，I型人才已经不能适应现代医院的需要，如果不转变将会被淘汰；T型人才只能担任医院某一普通专业岗位，待遇难以提升；II型人才一个顶俩，虽然辛苦，却符合成本节约型医疗模式，而且较能理解配合其他医务人员，有一定的发挥空间；只有复合型人才具有快速学习性、创新性，团队意识强，不固执不保守，是引领医院发展的优秀人才，他们的待遇将会越来越高，如果医院没有给他们创造良好的环境，将会使其流失。

资料来源：丁香园

【材料三】医药卫生行业从业人员准入制度

医药卫生事业承担着保证卫生安全、预防控制疾病、促进人民身体健康的重要使命。为保证医药卫生行业的顺利有序发展，我国医疗卫生行业有着严格的管理制度，对从业人员有更严格的要求和准入制度。各医药机构要求从事卫生专业技术工作的人员，必须经过正规医学院校教育，具有教育行政部门认可的正规学历，且从事专业与所学专业一致。入职者必须考取相应的资格证书，并经上岗培训。

一、执业医师准入制度

我国医师准入考试制度按《中华人民共和国执业医师法》《医师资格考试报名资格规定(2014版)》的相关规定，医师资格统一考试的办法由国务院卫生行政部门制定，医师资格考试由省级以上人民政府卫生行政部门组织实施。具有以下条件之一的，可以参加执业医师资格考试。

(一)研究生学历

1. 临床医学(含中医、中西医结合)、口腔医学、公共卫生专业学位研究生，在符合条件的医疗、预防、保健机构进行临床实践或公共卫生实践，至当次医学综合笔试时累计实践时间满1年的，以符合条件的本科学历和专业，于在学期间报考相应类别医师资格，一般学校会组织报名。临床医学、口腔医学、中医学、中医学(中西医结合方向)、眼视光医学、预防医学长学制学生在学期间已完成1年临床或公共卫生毕业实习和1年以上临床或公共卫生实践的，以本科学历报考相应类别医师资格。

2. 临床医学(含中医、中西医结合)、口腔医学、公共卫生专业学位研究生学历，作为报考相应类别医师资格的学历依据。在研究生毕业当年以研究生学历报考者，须在当年8月31日前提交研究生毕业证书，并提供学位证书等材料，证明是专业学位研究生学历，方可参加医学综合笔试。

3. 2014 年 12 月 31 日以前入学的临床医学、口腔医学、中医学、中西医结合、民族医学、公共卫生与预防医学专业的学术学位(原"科学学位")研究生，具有相当于大学本科 1 年的临床或公共卫生毕业实习和 1 年以上的临床或公共卫生实践的，该研究生学历和学科作为报考相应类别医师资格的依据。在研究生毕业当年报考者，须在当年 8 月 31 日前提交研究生毕业证书，方可参加医学综合笔试。2015 年 1 月 1 日以后入学的学术学位研究生，其研究生学历不作为报考各类别医师资格的学历依据。

4. 临床医学(护理学)学术学位研究生学历，或临床医学(护理领域)专业学位研究生学历，不作为报考各类别医师资格的学历依据。

(二)本科学历

1. 五年及以上学制临床医学、麻醉学、精神医学、医学影像学、放射医学、眼视光医学("眼视光学"仅限 2012 年 12 月 31 日以前入学)、医学检验(仅限 2012 年 12 月 31 日以前入学)、妇幼保健医学(仅限 2014 年 12 月 31 日以前入学)专业本科学历，作为报考临床类别执业医师资格考试的学历依据。

2. 五年制的口腔医学专业本科学历，作为报考口腔类别执业医师资格考试的学历依据。

3. 五年制预防医学、妇幼保健医学专业本科学历，作为报考公共卫生类别执业医师资格考试的学历依据。

4. 五年及以上学制中医学、针灸推拿学、中西医临床医学、藏医学、蒙医学、维医学、傣医学、壮医学、哈萨克医学专业本科学历，作为报考中医类别相应执业医师资格考试的学历依据。

5. 2009 年 12 月 31 日以前入学、符合规定的医学专业本科学历加注医学专业方向的，应以学历专业报考；2010 年 1 月 1 日以后入学的，医学专业本科学历加注医学专业方向的，该学历不作为报考医师资格的学历依据，经国家教育行政部门批准的除外。

6. 专升本医学本科毕业生，2015 年 9 月 1 日以后升入本科的，其专业必须与专科专业相同或相近，其本科学历方可作为报考医师资格的学历依据。

(三)西医学习中医人员

已获得临床执业医师或执业助理医师资格的人员，取得省级以上教育行政部门认可的中医专业学历或者脱产两年以上系统学习中医药专业知识并获得省级中医药管理部门认可，或者参加省级中医药行政部门批准举办的西医学习中医培训班，并完成了规定课程学习，取得相应证书的，或者按照《传统医学师承和确有专长人员医师资格考核考试办法》有关规定跟师学习满 3 年并取得传统医学师承出师证书的，可以申请参加相同级别的中西医结合执业医师或执业助理医师资格考试。

(四)传统医学师承和确有专长人员

1. 传统医学师承和确有专长人员申请参加医师资格考试应符合《传统医学师承和确有专长人员医师资格考核考试办法》第二十七条、二十八条有关规定。

2. 传统医学师承和确有专长人员取得执业助理医师执业证书后，取得国务院教育行政部门认可的成人高等教育中医类医学专业专科以上学历，其执业时间和取得成人高等教育学历时间符合规定的，可以报考具有规定学历的中医类别相应的执业医师资格。医师资格考试成绩合格，取得执业医师资格或者执业助理医师资格，可以向所在地县级以上人民政府卫生行政部门申请注册。应当自收到申请之日起 30 日内准予注册，发给由国务院卫生行政部门统一印制的医师执业证。医师经注册后，可以在医疗、预防、保健机构，按照注册的执业地点、执业类别、执业范围执业，从事相应的医疗、预防、保健业务。未经医师注册取得执业证，不得从事医师执业活动。

二、护士准入制度

护士执业准入制度主要包括护士考试和护士执业注册两个部分。

国家护士执业资格考试是评价申请护士执业资格者是否具备执业所具备的护理专业知识与工作能力的考试。

护士执业资格考试实行国家统一考试制度。统一考试大纲，统一命题，统一合格标准。护士执业资格考试是作为单位聘任相应技术职务的必要依据。

具有护理、助产专业中专和大专学历的人员，参加护士执业资格考试并成绩合格，可取得护理初级（士）专业技术资格证书；护理初级（师）专业技术资格按照有关规定通过参加全国卫生专业技术资格考试取得。

在中等职业学校、高等学校完成国务院教育主管部门和国务院卫生主管部门规定的普通全日制3年以上的护理、助产专业课程学习，包括在教学、综合医院完成8个月以上护理临床实习，并取得相应学历证书的，可以申请参加护士执业资格考试。

具有护理、助产专业本科以上学历的人员，参加护士执业资格考试并成绩合格，可以取得护理初级（士）专业技术资格证书；在达到《卫生技术人员职务试行条例》规定的护师专业技术职务任职资格年限后，可直接聘任护师专业技术职务。

我国《护士条例》明确规定，护士执业，应当经执业注册取得护士执业证书。申请护士执业注册，应当具备下列条件：

1. 具有完全民事行为能力；

2. 在中等职业学校、高等学校完成教育部和卫生部规定的普通全日制3年以上的护理、助产专业课程学习，包括在教学、综合医院完成8个月以上护理临床实习，并取得相应学历证书；

3. 通过卫生部组织的护士执业资格考试；

4. 符合本办法第六条规定的健康标准。

三、执业药师准入制度

执业药师是指经全国统一考试合格，取得执业药师资格证书并经注册登记，在药品生产、经营、使用单位中执业的药学技术人员。执业药师、中药师统称为执业药师，执业药师资格考试实行全国统一大纲、统一考试、统一注册、统一管理、分类执业。

考试以两年为一个周期，参加全部科目考试的人员须在连续两个考试年度内通过全部科目的考试。免试部分科目的人员须在一个考试年度内通过应试科目。

报考条件：

1. 取得药学、中药学或相关专业中专学历，从事药学或中药学专业工作满七年。

2. 取得药学、中药学或相关专业大专学历，从事药学或中药学专业工作满五年。

3. 取得药学、中药学或相关专业本科学历，从事药学或中药学专业工作满三年。

4. 取得药学、中药学或相关专业第二学士学位研究生班毕业或取得硕士学位，从事药学或中药学专业工作满一年。

5. 取得药学、中药学或相关专业博士学位。

成绩管理考试以两年为一个滚动周期。报考全部科目的人员，须在连续两个年度内通过考试；免试部分科目的人员，须在一个年度内通过考试。

报名时间及方法：

报名时间为每年的3月份(以当地人事考试部门公布的时间为准)，执业药师资格考试时间一般在每年的10—11月份。

持有执业药师资格证书的人员，经向注册机构申请注册并取得执业药师注册证后，方可以执业药师身份执业。药品生产、经营、使用单位的人员取得执业药师资格证书后即可向执业单位所在地区的执业药师注册机构申请办理注册手续。

执业药师与药师职称的区别：

执业药师：是从业资格，指经全国执业药师资格考试(一种从事药学执业工作的资格准入性考试)，也可以这样理解：通过全国执业药师资格考试取得执业药师资格证书，并经执业注册的药师称为执业药师，具体也分执业中药师、执业西药师。职称等级相当于医疗机构的中级职称，用人单位可以聘用从事中级职称级别的质量管理工作，并享受相应的待遇。国家规定的是零售药店必须配备驻店药师，在一些大中型城市要求驻店药师必须具有执业药师资格。

药师：属于职称，药师具体按专业不同分中药师、西药师，中药师与西药师都是药师，待遇都一样，只不过具体的专业不同。所谓的初级指的是职称，职称级别：初级、中级、副高、正高。中药师的晋升次序是：中药师、主管中药师、副主任中药师、主任中药师。西药师的晋升次序是：西药师、主管西药师、副主任西药师、主任西药师。中药师与西药师都属于初级职称。上下级药师之间在业务技术上有指导关系。

资料来源：《医学生就业与职业管理新论》

【思考练习题】

1. 面对当前的就业形势，你做了哪些准备？

2. 大学毕业生自身的择业程序有哪些？

3. 关于高校毕业生就业有哪些政策？

第三章　就业信息的收集与应用

在现代社会，就业质量的高低不仅取决于整个社会的政治、经济状况，毕业生个人的专业、学历、综合素质，还取决于大学生个体所获取就业信息的质量以及收集、处理就业信息的能力。求职择业实际上是一个决策的过程，也是一个信息收集、处理和转换的过程。在信息大爆炸的时代，大学生想要获得一份称心如意的工作，不仅要收集和掌握各种就业信息，还要学会占有、分析和利用就业信息。收集到的职业信息越广泛，就业择业的视野越宽阔，就业信息的质量就越高，求职成功的可能性也就越大。

第一节　就业信息的内涵及特点

就业信息是指通过各种媒介传递的，与就业有关的具有利用价值的消息和情况，是就业择业者经过加工、判断、分析和筛选处理后，被其接收接纳，并对其就业择业有价值的信息、资料和情报的总称，可以分为宏观信息和微观信息。就业信息具有鲜明的特点，科学收集就业信息能够帮助毕业生树立正确目标、正确决策和顺利完成就业。

一、就业信息的分类

就业信息的内容纷繁复杂，从覆盖面来说，可分为宏观信息和微观信息。宏观信息不仅包括国家和地方层面制定的就业政策、社会对人才的需求、未来行业的发展趋势，也包括各高校管理部门为实现毕业生充分就业而制定和实施的各种规章制度、政策。微观信息主要是指用人单位或人力资源市场等机构发布的具体用人需求信息、劳动用工制度、干部人事制度、劳动力供需基本情况等。

1. 宏观信息

宏观信息是指国家层面和地方政府发布的有关劳动就业的政策与法规，例如《中华人民共和国劳动法》《中华人民共和国职业教育法》《失业保险条例》等，这些法规具有指令性、方向性和强制性等特点。同时也包含部分地区、城市或行业为了吸引人才而制定的各项优惠政策和法规，比如西部地区的人才引进政策、沿海大中城市有关人才引进的各项优惠政策以及高校和企业的人力资源开发和管理政策等，具有区域性、调节性和引导性等特点。

同时，国家或地区有关社会经济发展的方针、政策和规划，也是大学生应当关注的内容。虽然这类信息一般不直接反映国家某地区的社会人员需求状况，但经济与社会发展都必然牵涉到就业问题，影响到就业结构的变化，从而间接地反映出劳动力的流向、需求的变动趋势。这些政策可直接或间接影响到劳动就业，从而对社会人才需求变动产生影响。例如，随着新冠肺炎在全球的爆发，病患人数的急速增长与现有医护人员数量不足的矛盾凸显，因此在未来一段时间，传染病的防治是全球都要应对的问题，这也说明未来我国医疗卫生行业需要大量人才。国家或地区的各项社会经济改革信息，针对现实社会经济发展中的问题和弊端所进行的各种改革，都会因牵涉到个人的利益而对人们的择业行为产生某种导向作用，从而引导人员需求状况的变化。如搞活流通领域的改革等，使得相当多的人把择业方向瞄准在第三产业。

大学生应当主动去关注和收集一些与自己就业相关的宏观信息，以便对大局势进行精准把握。一是当年全国、本校、本专业毕业生的人数、质量、就业的冷热点等。这些信息使求职者可以从总体上把握人才的供求状况，做到"知己知彼，百战不殆"。同时，通过各种渠道收集往届毕业生尤其是本专业的上届毕业生的就业情况，对于自己的就业有着十分重要的参考价值。每个高校都会发布《大学生就业质量报告》，从中可以找到很多关键的信息。二是人才需求的信息。包括国家的就业政策、对口行业人才需求状况、可选择的就业区域范围、变通性就业行业的状况、相关行业的职业要求和特点等。这些信息可以使求职者在国家就业政策指导下清醒、正确地选择就业门类、就业地区，及时调整自己的就业方向和就业期望值，扩展自己的就业范围。

2. 微观信息

微观信息是指人才市场上各用人单位具体的人才招聘信息，具有实效性、针对性和专业性等特征。这些信息既可以是用人单位在互联网、媒体上刊登的招聘广告，也可以是人才市场发布的招聘信息等。这些信息直接影响求职者的就业决策。一般来说，一则完整的用人单位就业信息，主要包括以下几方面的内容。

一是用人单位的基本信息，主要包括：单位性质和规模；单位的工作和主要业务、生产项目或主要产品；行业地位和发展前景；单位的地理条件、工作环境；单位的组织架构、管理体制及考核体系；单位的人才结构、规格、分工程度；单位工作的培训机制、学习晋升机会；单位的效益、薪酬体系、住房、生活配套等。

二是关于岗位的基本信息，主要包括岗位的名称，数量，所属部门，工作职责、性质或特点，职业的待遇，工作地点和环境，发展前途等。

三是关于对应聘者的要求，主要包括对应聘者的学历、专业、能力、职业资格、技术等级、年龄、性别、身高等条件的要求。

四是招聘程序方面的信息，如报名方式、所需要的应聘材料（如个人简历、学历证书、职业资格证书、身份证、户口本和其他证明等）、联系方式、考核内容、面试与录用程序等。

二、就业信息的特点

就业信息除了具备一般意义上信息的特点以外，还具有以下一些基本特点，掌握好就业信息的特点有助于大学生对就业信息做出全面、深刻的了解。

1. 时效性

信息从媒介发出到受众接收的时间间隔就是信息的时效性，就业信息也不例外。所谓"机不可失，时不再来"，每一条就业信息都有时间要求，即在规定时期内是有效的，超过了这个时效其意义和作用就会减弱甚至消失。因此，大学生在收集、整理、分析就业信息时，一定要注意信息的有效期，及早对信息做出应有的反应。对求职者来说，过时或失效的信息不仅没有使用价值，而且还会浪费应聘者的时间和精力。

2. 针对性

随着经济社会的发展，社会分工进一步细化，用人单位对人才的要求也随之进一步细化，对求职者在学历、专业、性别等方面的要求可谓是千差万别。例如，某用人单位发布一则招聘信息，这个信息对符合要求的人来说是非常有价值的，而对不符合要求的人来说则毫无意义。因此，就业信息的这一特点要求大学生在收集就业信息时首先要进行认真分析和研判，将招聘条件与自身进行对比，客观评估自身的知识、水平、能力和综合素质是否符合用人单位的要求，高度重视适合自己的信息，果断放弃不适合自己的信息，从而减少求职的盲目性。

3. 动态性

就业信息不是一成不变的，总是随着形势的变化而变化，从宏观上来说，随着全球经济、国家政治经济形势、地区行业需求的发展变化，就业信息也随之会不断变化。例如生物医药等朝阳行业蓬勃发展，对人才需求量比较大，而高污染、高能耗等夕阳产业由于面临被淘汰的境地，对人才需求比较小。从微观上来说，每一个用人单位会根据自身发展的需要适时调整用人需求。大学生应该密切关注国家形势和人才市场的变化，做到未雨绸缪。

4. 社会性

人是一切社会关系的总和，就业择业的过程也是人与人之间相互联系的过程。就业信息不是孤立存在的，必然与一定的地域、行业和不同的个体紧密相连，组成一张密不可分的关系网络。大学生在就业择业过程中应当充分认识到就业信息所体现的社会关系，利用一切可以利用的社会关系来挖掘、收集就业信息。

5. 共享性

人类社会进入信息时代以后，信息的传播速度比以前大大加快了，这一过程也使得信息的公开和共享成为可能。一方面，就业信息的共享使得信息可以在不同的载体之间进行传播，为社会各方所共同占有。另一方面，就业信息的共享也意味着更多的人能够获取相同的信息，从而导致更激烈的就业竞争。所以大学生在就业信息收集过程中，要争取获得第一手就业信息，早做准备，果断决策，切忌徘徊和观望。

三、就业信息的作用

准确的就业信息是职业选择的基础，是就业决策的重要依据和顺利就业的可靠保证。就业信息量的多寡、处理信息能力的强弱，直接影响大学生就业的质量。

1. 就业信息是职业选择的基础

以往我国的就业政策主要是以政府编制计划和高校实施计划相结合，实行统包统分。到 20 世纪 80 年代中期开始，逐步转向双向选择的过渡阶段。到 20 世纪 90 年代末，转向以市场为导向的自主择业阶段，就业政策与市场经济发展密切相关，国家开始倡导大学生自主择业、自主创业。目前，我国高校毕业生就业是在国家宏观政策的指导下，实行市场导向、政府调控、学校推荐、自主择业的就业体制。这进一步强化了用人单位自主挑人的权利，也为毕业生自主择业创造了广阔的空间。对高校毕业生而言，只有充分占有准确可靠的就业信息，才能掌握自主择业的主动权。换言之，掌握就业信息数量的多少决定了求职者的竞争力。高校毕业生不仅要练就扎实的专业本领，还要积极参与获取就业信息的竞争，为求职择业打下良好的基础。

2. 就业信息是择业决策的重要依据

就业决策是求职择业的关键一环，占有大量的就业信息是科学决策的重要保证。在做出就业决策前，除了要全面了解国家和地方关于就业的大政方针、教育主管部门发布的就业办法、就读院校的就业细则之外，还应当仔细分析用人单位的需求信息，对用人单位的企业文化、管理理念、经营方式、产品结构及用人制度进行分析研判，并确定是否与自己的求职目标相契合。在对所占有的就业信息经过筛选比较后，能使自己逐步缩小目标，最后锁定一个或几个相对确定的目标。如果在占有就业信息上存在缺陷，毕业生决策的科学性、准确性就要大打折扣，为未来的求职带来不利的影响。

3. 就业信息是顺利就业的可靠保证

毕业生对自己所占有的就业信息经过分析、筛选和比较后，锁定了求职目标，完成了科学决策，那么最终所要面临的就是求职面试了。绝大部分用人单位都会对大学毕业生采取笔试和面试的方式进行选拔，虽然考核的方式和侧重点各有不同，但是对毕业生而言，要想顺利通过考核进入自己心仪的单位，就必须做好充分的准备。"知己知彼，百战不殆"，掌握完整的信息是笔试和面试成功的关键。例如许多用人单位都会在笔试和面试环节考查毕业生对行业发展动态和单位情况的了解程度，如果毕业生提前做好了信息收集整理的工作，笔试和面试成功的几率会倍增。

4. 就业信息是大学生树立职业目标的向导

随着高等教育大众化，大学生人数激增。许多大学生在校期间就已经积极开始对未来的职业生涯进行规划。在平时的学习和生活中，他们十分关注国家的政治经济状况、就业形势、人才供求情况以及用人单位对人才素质的要求。有的大学生会利用寒暑假去与专业相关的用人单位实习以获得实践经验。这一行为客观上促使大学生更深入地认识当前的学习对未来求职就业的意义，从而在平时的学习实践中不断增强学习的积极性和针对性。因此，就业信息对在校大学生认识职业世界、确立职业生涯目标均有重要的导向作用。

第二节　就业信息的收集

就业信息对高质量就业非常重要，采用正确的信息收集方法能事半功倍。随着就业市场的进一步完善和发展，毕业生进行信息收集的渠道也越来越广泛，呈现出多样化的特点。就业信息往往是通过各种媒介进行传播的，大学生要选择适合自己的信息收集渠道，认真筛选重要信息，并遵循信息收集整理的一般原则和方法，认真进行研判分析。

一、就业信息收集的渠道

大多数毕业生必须进一步拓展就业信息收集渠道，尝试通过各种途径收集就业信息。目前主要的信息获取途径有政府、学校就业职能部门网站，政府、学校举办的供需见面会，人才市场招聘会，企业招聘网站，人才市场网站，实习单位，就业报纸、杂志，亲朋好友、老师等社会关系资源，等等。对于这些途径，可以归纳为信息网络、招聘会、毕业实习和社会实践以及其他四大途径。

1. 学校毕业生就业指导中心

学校毕业生就业指导中心是学校负责学生工作的职能部门。一般学校在学生工作处下设就业指导中心，有的学校称招生与就业处。其主要工作职责包含毕业生基本情况的收集、整理和发布；编制、上报就业计划；对本校毕业生进行就业政策咨询与就业指导；整理和发布用人单位的就业信息；组织开展招聘宣讲会，向用人单位推荐毕业生；指导毕业生签约就业；毕业生派遣及后续问题的处理等。就业指导中心长期同上级就业主管部门和社会各界都保持着密切的联系，能够在第一时间获得最新、最全的用人信息。这些信息一般都是与学校学生所学专业紧密相关的，经过就业指导中心筛选以后发布，具有很强的针对性和可靠性，能够帮助毕业生在短期内获得大量对口专业的就业信息。

2. 政府教育主管部门和毕业生就业指导机构

教育部是全国毕业生就业的主管机构，指导和安排全国各地教育主管部门的工作。全国县级以上的教育部门都成立了专门的毕业生就业的管理机构，这些部门会定期发布最新的就业创业政策，收集所在地用人单位的需求信息并定期发布。这类信息的特点是地域性强、涵盖面广，几乎所有行业的招聘需求信息都有涉及，因此对于有就业地域要求的毕业生来说，这一信息渠道显得尤为重要。例如，全国高等学校学生信息咨询与就业指导中心主办了教育部大学生就业网，定期公布国家和地方的就业政策汇编，为全国高校毕业生提供就业信息和就业指导。再如湖北省高校毕业生就业指导中心主办的湖北毕业生就业网，除了公布最新的就业政策和规章制度，还会结合本省高校的特点组织行业性的大型招聘会。

3. 人才市场和人才中介机构

近年来，随着经济社会发展加速，交通基础设施的完善，人员流动性大大增强，传统的本地就业格局被打破。一些以往从事人力资源服务的经营性机构开始开辟规模性的求职招聘市场。由于这些机构长期在人力资源领域经营，能够在很短的时间内汇集大量的人力资源供给和需求信息，因而时效性很强。加上近年来高校毕业生人数激增，各地的人才市场和人才中介机构越来越重视高校毕业生这一极具市场潜力的资源，不仅有针对性地举办毕业生专场招聘会，还提供档案、户籍、出国留学、人才外包等相关服务。全国绝大部分省市的人才市场和人才中介机构已经建立了完善的毕业生就业服务市场，并迅速成为广大毕业生获取求职信息的重要途径。但是这一途径除了针对高校毕业生，也针对社会其他求职人员，因此，就业信息存在针对性不强、质量参差不齐的情况，毕业生要在信息筛选上下工夫。

4. 报纸、电视、杂志等传媒

在互联网时代到来之前，传统媒体因其传播速度快、信息传递及时等特点，一直是人们获取信息的重要渠道，今天仍然在信息收集方面发挥着重要的作用。许多用人单位会选择传统媒体来发布招聘信息，公布需求情况。例如部分用人单位会在当地主要媒体登出、播报，或在报纸开辟专栏登载招聘信息；部分针对毕业生就业的期刊会定期公布就业政策、就业指导和就业需求信息；许多行业期刊也会定期公布本行业相关用人单位的需求信息；一些企业也会推出用于招聘毕业生的企业期刊和报纸。例如教育部主办的《中国大学生就业》，除了对大学生提供职业规划、就业辅导、择业指导外，还提供求职、企业招聘、考研、留学、培训、考试等实用信息。由于传统媒体的传播性不如互联网，所以毕业生在获取信息时应当追求时效性，以最新的传媒内容为主。

5. 各类求职招聘会

求职招聘会也称双选会。顾名思义，双选会是为供需双方提供一个面对面交流、双向选择的机会。目前，举办求职招聘会的主体很广泛，主要有地方劳动力服务机构、高校、人力资源服务机构、人才中介、行业协会、企业等。高校主办的求职招聘会针对性最强，来参会的用人单位一般都与学校有长期的交流往来，有明确的用人意向，针对性强，毕业生签约成功率极高，也是目前毕业生求职的首选渠道。行业性的招聘会一般是某一个行业的多家用人单位委托人才中介机构专门为本行业人才举办的专场招聘会，这类招聘会的优势在于可以在短时间内将本行业的人才聚集起来进行双向交流和选择。企业举办的招聘会是指某个用人单位编制本企业不同岗位的专业需求计划，然后有针对性地选择符合要求的应聘者。一般来说，规模较大的企业招聘人数较多，涵盖的专业也较为广泛。

6. 学校教师

毕业生所就读学校的教师也是信息收集的宝贵资源。教师长期在学校任教和做科研，一方面教师在与校外的研究机构、企业合作科研项目时，能接触到很多行业人士，对行业内用人单位的经营状况、工作环境和人才需求情况比较了解；另一方面教师也比学生更了解本专业毕业生适合就业的方向和范围，能够给毕业生提供许多有用的信息和建议。因此，毕业生可以通过学校老师获得有关用人单位的相关信息，必要时还可以让老师作为引荐人，增加用人单位对毕业生的信任度，以此增加求职成功的可能性。从用人单位的角度来说，他们也希望优秀的求职者前来应聘，但是在短期内从众多的求职者中挑选出最佳人选有一定难度，通过老师的推荐，能够降低考查毕业生的时间成本。因此，通过学校教师来收集就业信息，对毕业生和用人单位而言能达到双赢。

7. 校友

已经毕业的校友是毕业生求职的一项重要资源，他们大多在行业内对口的单位工作，对所在单位、行业的情况比较了解。由于校友和毕业生曾经在同一所学校学习、生活过，有共同的专业背景和教师资源，很容易在情感上获得亲近和认同，在求职就业的过程中，校友也更愿意为自己的师弟、师妹提供精准的就业信息和相关建议。以往毕业生联系校友主要是通过教师推荐和同学联系的方式，近年来全国高校都成立了校友会，作为高校办学资源的重要组成部分，校友会也逐步开始发挥为学校拓展社会资源的重要职能。通过校友会，毕业生还可以寻求去校友所在单位实习的机会，从而大大地增强了求职成功的可能性。当然，毕业生要想谋求心仪的职位，关键还是要靠自己的实力。

8. 家人及亲友

家庭的社会资源和人脉关系是毕业生获取就业信息的有效途径之一，通常来说，家人、亲戚、老乡、朋友都可以成为就业信息的提供者，这一基于血缘、地缘、亲缘关系的求职渠道在毕业生求职过程中发挥着越来越重要的作用。一方面家人、亲朋好友工作在不同的岗位，接触到的信息比较广泛，另一方面用人单位也可以通过这一渠道了解毕业生的能力和素质。通过这一渠道获取就业信息并最终成功就业的例子不在少数，但是毕业生不能盲目依赖家人和亲友，最终还是要靠实力来赢得合适的职位。

9. 互联网

在信息时代，互联网逐渐超越传统媒体在高校毕业生求职就业中发挥着越来越重要的作用。互联网信息量大、覆盖面广、成本低廉，尤其是随着近年来移动互联网的广泛普及，毕业生足不出户就可以收集到海量的就业信息。许多高校、人力资源市场、人才中介机构和用人单位都开始选择将互联网招聘作为招贤纳士的重要方式之一，它们不仅发布就业信息，还通过互联网为毕业生介绍求职经验，帮助其进行职业生涯规划，提供就业指导服务。例如 2020 年因新冠肺炎疫情的影响，很多高校和用人单位都利用信息技术，采取网上面试和签约的方式来招聘毕业生。有的高校开展网络大型双选会，效果良好。互联网海量的就业信息虽然给毕业生提供了多种选择渠道，但是因为网络自身存在一定的弊端，大学生在收集就业信息的时候也要加强对信息真实性的甄别，防止上当受骗。

10. 社会实践

在具体的岗位上参加社会实践也是获取就业信息的重要渠道。在社会实践的过程中，毕业生不仅可以深入了解当前岗位的基本要求和工作职责，还可以直观感受到自身与岗位的匹配度，全面感受岗位是否适合自己。对于用人单位来说，在社会实践过程中可以对大学生进行全方位多方面的考查。现实中通过自身的努力赢得用人单位的信任并最终留任的例子比比皆是。在校大学生在尚未毕业前可以结合自身专业寻找相应的岗位开展社会实践，为未来的就业择业打好基础。

二、就业信息收集的方法

获取就业信息渠道多种多样，纷繁复杂。毕业生不仅要了解获取就业信息的渠道，而且要掌握正确的就业信息获取方法，使其在就业择业工作中发挥最大的效能。

1. "全面撒网"法则

这一方法保证了所获得信息的全面性。采用这一方法获取就业信息时，毕业生应当从最广的范围入手，先不考虑行业、地域和个人的兴趣，将自己能够从事工作的各类信息尽可能多地收集起来，然后按照一定的标准进行排序和筛选。

2."行业优先"法则

这种采集信息的方法以行业特性为标准。毕业生在收集信息时,主要以自己所学专业及所对应的某一个或几个行业为主要目标。可以选择其中一个行业,也可以选择与自己所学专业有交叉的相关行业,进一步缩小选择范围。

3."地域优先"法则

采用"地域优先"法则的毕业生在收集就业信息时,应当首先确定自己的意向工作地区,地区的划分可以先列出框架,比如"东部""西部"以及"沿海""内陆"等不同的区域,也可以进一步细分精确到省市。地域确定以后,在此范围内搜索与自己专业相关的工作岗位。

4."兴趣优先"法则

不考虑行业、地域,而是以自己的兴趣为主,是当今大学毕业生就业的另一个特色。涉及同一兴趣的工作岗位,在不同的行业和地区都会出现,例如所有的用人单位都有管理类岗位、财务类岗位,毕业生在这一领域有专长的会重点加以考虑。因此,运用这一方法搜索就业信息时,可多利用横向比较的方法,在不同的行业和地域中筛选出最符合自己兴趣的用人单位。

5."环境优先"法则

大学生在学习和成长过程中,会直接或间接受到相关信息的影响,对某个或者一类用人单位情有独钟。在信息收集过程中,会重点关注这些用人单位的企业文化、工作环境等。有一些毕业生会提前按照用人单位的要求储备知识、锻炼自己,就业目标非常明确。这一方法比较适用于有明确就业目标的毕业生。

以上五种获取就业信息的方法各有特色,也各有缺点。对于应届毕业生来说，由于比较缺乏实践经验，对未来的工作比较茫然，那么第一份工作最好是从事与自己专业相关的工作，在工作中学习和领悟自己的职业发展道路。当然，有的毕业生在大学期间已经为自己的未来做好了规划，就业意向非常明晰，那么这一类学生在就业时会直奔主题，成长速度会更快。对大部分毕业生来说，将以上五种方法有机地结合起来，根据自己的实际情况加以运用，互为补充，效果比较好。

三、互联网求职

随着互联网的普及和网络招聘平台的不断涌现，通过互联网收集就业信息和求职目前已经成为一种时尚。对大学毕业生来说，通过互联网求职省时省力，已经逐渐成为毕业生就业择业的主流方向。

1. 互联网求职的方式

（1）检索就业信息

关于就业的网站有很多，可分为综合性求职网站、行业性求职网站和地方性求职网站。面对海量的互联网就业信息，毕业生不必逐一拜访，对于综合性求职网站，应尽量选择名气大、信息全、针对性强、可信度高的就业网站。行业性和地方性求职网站应该是毕业生关注的重点，针对性较强，还可以多关注自己目标单位的官方网站。大型企业的官方网站会定期更新招聘信息，要经常关注这些网站，随时把握动向，以便谋求到合适的职位。

（2）上传电子简历

毕业生还可以将自己的简历上传到互联网上，让用人单位主动来找你。上传简历的网站应该尽量选择访问量大、更新快、注册会员多、有专用简历编号、可自动向招聘单位发送简历功能的网站，一般此类网站都具有求职咨询、简历更新、简历设计、岗位匹配、自动推荐等功能。因此，毕业生填写简历时应尽可能完整、真实地反映自己的情况，要把自己的学习经历、实践经历、能力素质、求职意向等进行全面展示，重点突出自己的优势。

（3）发送电子邮件

当对用人单位比较了解并有求职意向后，毕业生可以向心仪的用人单位发送电子邮件，这种精准的求职方法能够快速让用人单位看到毕业生的求职意向。但是要注意的是，用人单位的招聘邮箱一般都会有数量庞大的邮件，毕业生应在邮件主题中注明自己的基本信息，以增大成功几率。

（4）建立个人主页

自媒体时代也为毕业生获取就业信息提供了便利，为了让用人单位全面了解你的情况，毕业生还可以选择合适的网络平台建立个人主页，在个人主页中把自己的情况都罗列出来，一目了然。在充分了解用人单位人才需求的情况下，全面展现自己的才能和独特之处。个人主页要设计得新颖、有内涵。

2. 互联网求职的注意事项

（1）防止隐私泄露

互联网具有开放性，毕业生在自己的个人主页或网上公开的求职简历中包含了电话号码、电子邮件地址，甚至家庭电话和住址等重要信息，不法分子可能会利用这些相关信息实施诈骗，因此，要做好隐私防护。

（2）鉴别招聘信息真伪

互联网上还充斥着许多虚假招聘信息，毕业生要对招聘信息的真实性进行鉴别，以免上当受骗。一般发布虚假招聘信息的单位都不会留下真实的详细地址，联系电话多为私人手机，没有座机，这样的用人单位一般以公司手续正在办理中为由不出具相关资质证明，给出的招聘条件非常低，工资待遇却异常高，还会以各种理由收取应聘者费用。对这些招聘信息，毕业生要慎之又慎。毕业生可以进入用人单位官网或通过搜索引擎来查询用人单位的信息，以确认其真实性和合法性。

（3）不宜重复发送求职申请

在信息大爆炸的时代，有效信息的时效性一般都很短。一般而言，网上的招聘信息有效期为 30 天左右，热门信息则更短。用人单位在发布招聘信息后会积极准备后续工作，因此用人单位都有一定的运作周期。如果你发的简历短期没有回复的话，可向对方致电咨询确定对方没收到，可以适当重发。但是，绝对不要三天两头给同一单位频繁发送求职简历和求职信，这样无疑会引起用人单位的厌烦。也不宜向同一个单位申请多个职位，这样会让用人单位觉得你不够专业，缺乏自信和主见。

（4）使用官网提供的信箱

国内招聘网站一般会给用人单位设置专门的招聘信箱。如果毕业生对某一职位感兴趣，查看完具体职位描述和招聘要求时，页面上通常会出现"申请该职位"的提示，点击后你的简历就会自动被发送过去。有的网站会将用人单位的专用招聘信箱公布出来，毕业生可以通过电子邮件发送。

第三节　就业信息的分析与运用

就业决策是一个动态过程，在进行就业决策的过程中，就业信息的分析与运用是一个基础性的工作，包含信息筛选、信息加工和信息转换三个步骤。决策的科学与否取决于获取信息的准确性和充分性，就业信息越全面准确，决策质量就会越高，信息错误必然导致决策失误。毕业生要想在激烈的就业竞争中胜出，就必须注意分析和运用好就业信息。

一、就业信息的分析

在进行就业信息分析的过程中，一方面要分析就业信息与自身情况的匹配度，另一方面要特别注重对信息的真实性、可靠性进行辨别。一些毕业生去参加自己并不擅长领域的应聘，失败后不仅自信心受到打击，也延误了就业时间。还有一些毕业生陷入就业骗局，造成难以弥补的损失。

1. 注意辨别信息真实性

就业信息收集的途径多种多样，很多虚假信息也会夹杂其中，这就要求毕业生对收集到的信息进行甄别。一般情况下，从学校就业指导中心、老师和亲友处获取的就业信息真实性较高，应多加重视。毕业生如果不能确定一则就业信息的真实性，可进一步通过打电话、发邮件、登录用人单位官方网站等方法进行核实。对核实为真的信息应给予高度重视，对于虚假信息应当坚决剔除，减少后期应聘的无效劳动。

2. 做好信息优先度区分

毕业生将收集到的信息，按照时间先后、截止日期和要求等指标进行排序，可按照重要信息、备选信息和垃圾信息进行分类。与自身相关度较高的信息应当列为重要信息，做好标记并注意留存，备选信息则留作参考。毕业生应着重考虑知名度高、发展前景好、学习机会多、培训规范的就业单位。此外，还应对优先度高的重要信息进行进一步的挖掘，只有寻根究底，才能全面掌握情况，以便做出科学决策。

3. 建立就业信息库

信息具有很强的流动性和时效性。在求职招聘旺季，就业信息更新速度较快，毕业生容易为海量就业信息分神。为了更好地查找和利用就业信息，可以对有用的就业信息进行分类处理、登记、归类和及时更新，一般可按照时间先后顺序进行排序，做好记录。

4. 遵循人职匹配原则

一条就业信息对毕业生而言是否重要，最直接的依据在于是否适合

79

自己。毕业生在进行就业信息分析的过程中，应当结合自身的专业、特长、综合素质等指标进行，最重要的是要遵循"人职匹配"的原则，切忌好高骛远、盲目从众。不顾实际情况一味追求不适合自己的工作，即使侥幸获得成功，在未来的职业生涯中也会因人职不匹配而导致发展后劲不足。

二、就业信息的运用

在对就业信息进行充分分析的基础上，毕业生要学会对就业信息加以运用，助力求职成功。就业信息的运用过程，也是毕业生查找和弥补自身不足，加强能力培养的过程。及时运用有价值的信息去确定适合自己的工作，这是运用就业信息的最终目的。

1. 尽早联系用人单位

就业信息的时效性强，又为众多求职者所共有，因此毕业生一旦确定了目标信息，不能犹豫不决，更不能守株待兔，要主动与用人单位取得联系，咨询自己是否符合用人单位的要求，以及应聘的方式、时间、地点和要求，并按照要求准备好求职应聘材料，使潜在的求职机会尽早变成现实。

2. 参照信息完善自己

大学生应该尽早开始这一项工作，在读书期间，就应该做个有心人，多看看就业信息，多与老师和学长学姐交流，多参加社会实践，这样才能对就业市场有更深入的了解。毕业生要根据筛选出的就业信息及时与自身条件进行对照检查，发现自己的长处和不足，发现自身存在的不足应当及时调整，从而扬长避短，不断提高自身的工作能力。如果发现自身在某些技能方面还有欠缺，要进行及时补充。如果自己确实不符合要求，也应及时调整自己的就业期望值。

3. 及时共享就业信息

毕业生收集到的就业信息不一定都对自己有用，经过分析和运用，会发现一些无效信息，这些信息可能对他人十分有价值。在这种情况下，毕业生应该主动向他人输出有效信息，一方面为他人提供了就业的机会，另一方面通过信息交流和共享，能够最大程度地促进整体就业状况的提升。

4. 灵活运用就业信息

在一则招聘启事中，用人单位一般对所招聘的人员有专业、能力、生理条件等各方面的要求，但这种要求也并非是一成不变的。有些招聘信息上写着"原则上要具备"或"特殊情况下可适当放宽"等语句的时候，说明招聘单位在要求上留有余地，因此即便不完全符合其用人条件，也是可以尝试投递简历的，这些信息也应当重视。大学生需要冷静、认真地针对就业信息分析自己的优势和劣势，不要因某个条件达不到用人单位的要求而轻易放弃，更要相信自己的实力，去努力尝试和争取，可能会有意外的收获。

5. 保持信息运用的独立自主性

毕业生应当保持对信息运用的独立自主性。一是要保持主见，不可人云亦云；二是要加强对信息真实性和可靠性的筛选，不能盲从；三是在做出决策的时候应当果断，不能举棋不定；四是把握好求职应聘的节奏，既不能急于求成，也不能犹豫不决。

◎ **拓展阅读**

【材料一】常用的求职网站

中国高校毕业生就业服务信息网：http://www.myjob.edu.cn

中国公共招聘网：http：//www. cjob. gov. cn/

教育部大学生就业网：https：//www. ncss. org. cn/

中国国家人才网：http：//www. newjobs. com. cn/

中国就业网：http：//www. chinajob. gov. cn/

中国人事考试网：http：//www. cpta. com. cn/

高校人才网：http：//www. gaoxiaojob. com/

应届生求职网：http：//www. yingjiesheng. com/

应届毕业生网：https：//www. yjbys. com/

前程无忧工作网：http：//www. 51job. com

中华英才网：http：//www. chinahr. com

智联招聘网：http：//www. zhaopin. com

中国人才热线网：https：//www. cjol. com/

南方人才市场：http：//www. job168. com

丁香人才网：https：//www. jobmd. cn/

医学人才网：http：//www. yixuezp. com/

中国医疗人才网：http：//www. 120job. cn/

中国卫生人才网：https：//www. 21wecan. com/

卫生人才网：http：//www. doctorjob. com. cn/

医药英才网：http：//www. healthr. com/

药业人才网：http：//www. medejob. com/

湖北人才网：http：//www. jobhb. com/

武汉人才网：http：//www. job98. com/

浙江人才网：http：//www. zjrc. com/

深圳人才网：http：//www. szhr. com. cn/

湖南人才网：http：//www. hnrcsc. com/

四川人才网：https：//www. scrc168. com/

广东人才网：https：//www. gdrc. com/

云南招聘网：https：//www. ynzp. com/

资料来源：根据互联网内容整理

【材料二】藏在招聘启事中的试题

　　某著名医药企业在一个行业招聘网站上刊登了一则招聘医药销售人员的招聘启事，应聘条件、考核方式等内容一应俱全，工资待遇十分优厚，明确说明了通过笔试和面试即可录用，但是整篇招聘启事从头看到尾，就是没有发现应聘的联系电话或者电子邮箱。

　　因为待遇比较优厚，许多毕业生看到以后都跃跃欲试，但是招聘启事没有联系方式，让他们颇为苦恼，许多毕业生给招聘网站发邮件咨询为何漏掉了联系方式，但是邮件发出去以后都石沉大海。还有些毕业生通过网站找到了招聘公司的电话，打电话过去询问，被告知近期没有招聘，多数人认为这是招聘单位疏忽或是招聘网站的错误，于是，许多人就此放弃了。但也有一位应聘者小张见招聘的岗位适合自己，便不去管是谁的疏忽，开始努力向目标靠拢。小张通过互联网，在搜索引擎上输入公司名称，轻松地搜出了包括通信方式在内的所有公司信息。小张决定带着简历亲自到公司去一趟，跟经理面谈一下。经过两个小时的"长途跋涉"终于到达了公司，但是很遗憾，没有见到经理，他不甘心，向前台说明来意之后，留下了自己的简历。

　　一个星期以后，公司的人事主管与小张相约面试。面试时，公司老总对这位小伙子的材料和本人均表示满意，当即决定办理录用手续。小张为如此轻松应聘而颇感蹊跷：招聘启事中不是说要进行考试吗？带着这一疑问，他向老总请教。

　　老总拍着小张的肩膀说："我们的试题其实就藏在招聘启事中，作为一个优秀的销售人员，思路开阔，不循规蹈矩是首先应具备的素质，你的行为机智灵活，碰到困难没有退缩，反而在短时间内能另辟蹊径，迅速找到公司的联系方式，这就说明你已经非常出色地完成了这份笔试答卷。"

资料来源：新浪网 2002-08-02

【材料三】获取就业信息时常见的招聘陷阱

互联网上有海量的就业信息，大学毕业生在获取就业信息时要加以辨别，增强自我保护意识和辨别真假招聘信息的意识，通过正规渠道取得面试资格，切忌因一时求职心切而上当受骗，以免落入形形色色的陷阱中。

①以试用名义乱收费。有两名毕业生遭遇了这样的求职经历：他们经一家职介所介绍后，到一家化妆品代理公司应聘业务主管一职，经过初试、复试后，公司负责人称要试用3个月，让他们先学会推销公司代理的化妆品，每人交了250元信誉保证金，但没有拿到收据。经过实践，他们发现这些产品根本无法推销；后来他们在一家大型商场了解到，这套化妆品的销售价格是70元到80元不等。原来，这家公司采用这种"招聘"办法，变相地向求职者售卖化妆品。

②"高薪"陷阱。"只要你加入我们的团队，3个月后就拿到月薪8000元左右，随着业绩的增加，你的工资将逐月增加。"面对这样的诱惑，你会动心吗？有毕业生称：他们与某家公司洽谈时，公司不看毕业证书，只填一张表格，随后便通知他们说被录用了，并准备带他们去外地。在去往外地的途中，他们意识到落入传销陷阱，便在途中下车，找机会逃了回来。

③乱收保证金。据了解，由于很多用人单位都要求求职者具有工作经验，这样将一些应届毕业生挡在了"门"外。刚毕业的大学生在人才招聘市场，常有"低人一等"的感觉。因此，当应届大学生在广告上看到"无经验也可"等字眼时，就会眼前一亮，不假思索地争着填写招聘表格，对招聘公司的背景一概不问，最后可能吃亏。一名大学生填了表后，对方要求收取300元的保证金，屡次找工作受挫的他，毫不犹豫地交了这笔钱。半个月后，他被解雇，要求退还保证金，他却拿不出凭据。

④骗取培训费。一名毕业生通过人才市场的大型招聘会，应聘

到一家保健品公司，在与公司签订合同时，公司提出为了提高其工作业绩，将对所有新进人员进行为期半个月的培训，公司将邀请某某大学知名专业教授来讲课，因此这笔培训费用将由个人承担。当该同学犹豫不决时，对方工作人员劝说："培训后，你终身受益，这笔钱出得值得。"听这么一说，该同学想通了，便交了培训费，结果前来讲课的并非知名教授。培训活动结束时，公司通知他：培训不合格，你被辞退了。

⑤粉饰就业岗位。有多名毕业生有这样的经历：广告上说是招聘业务经理，月薪4800元。当他们交了50元的中介费、办完手续后，被安排在离中介所不远处的一家公司工作。结果，上班第一天，公司负责人就让他们"先从基层干起"，让他们先在一个月内，每人推销价值1万元的健康保健品。一个月下来，他们中没有一个完成任务，自然被辞退了，不但连基本工资没拿到，中介费也无法退回。后来他们才了解到，这家所谓的公司就是职介所的员工开设的，专门用来骗取钱财。

资料来源：新浪网 2018-10-24

【思考练习题】

1. 就业信息有什么特点和作用？
2. 毕业生收集就业信息的渠道有哪些？
3. 毕业生如何对就业信息进行分析和运用？

第四章　求职材料的准备

　　求职择业是一场持久战，也是一项系统工程。在高等教育大众化和市场经济条件下，"酒香不怕巷子深""皇帝的女儿不愁嫁"的时代已经一去不复返。每一个毕业生就好比是一款即将出售的产品，再好的产品，也需要营销，再好的人才，也需要自我推销。求职就是一个自我推销的过程，求职材料是自我推销的基础，是求职成功的重要物质准备。毕业生不仅要主动地根据社会需要充实和完善自己的知识和能力，更重要的是精心准备好毕业前的求职材料。一份成功的就职材料能够使自己在激烈的就业竞争中立于不败之地，受到用人单位的青睐，为后面的笔试和面试打下良好基础。

第一节　求职材料的概念和特点

　　求职材料是大学毕业生择业过程中用来和用人单位取得联系、"投石问路"的最常用的方式之一，在求职择业的过程中具有举足轻重的作用，是职场的"敲门砖"。通过求职材料，毕业生宣传自己、展示自己、推荐自己，让用人单位认识自己、了解自己。因此，求职材料是取胜的关键一步。

一、求职材料的内容

　　一般来说，求职材料包括求职信、个人简历、毕业生推荐表、求职申请表等，随求职材料还应附上成绩单、各类证书、已发表的文章或取得的成果等证明材料。

1. 求职信

求职信又称自荐信，是毕业生用书信的方法向用人单位介绍自己、表达求职意向、阐述求职理由、提出求职要求的一种应用性的文本，不受时间、空间等诸多因素的影响，是求职者的首选。一份优秀的求职信能够完整地呈现求职者清晰的思路和良好的表达能力，虽然在现实中部分用人单位无暇仔细阅读求职者的求职信，但是绝大多数负责任的用人单位会将求职信作为认识求职者的重要工具。

2. 毕业生推荐表

毕业生推荐表是证实求职者身份、学历、成绩、实践经历及现实表现的综合性书面材料。虽然内容不多，一般只有一页纸，但它可以概括地反映毕业生的基本情况。与求职信不同的是，就业推荐表一般是由学校毕业生就业指导中心统一印制，由毕业生本人亲自填写，学校教务部门核实成绩，毕业生所在院系出具综合评语和推荐意见，最后由校院两级组织审查并盖章确认。因此，就业推荐表的可信度比较高，用人单位都会以毕业生推荐表来核实毕业生求职信和简历的真实性。

3. 个人简历

个人简历又称履历表，是毕业生学习和实践经历的简要描述，也是毕业生综合素质和能力的重要体现。其目的是让用人单位全面深入地了解自己，为求职赢得面试的机会。个人简历一般与求职信、就业推荐表同时使用。一般来说，为了增加简历的可信度，毕业生应该在个人简历后面附上相关成果，成果是反映毕业生综合能力的主要材料，包括在报纸杂志上公开发表的文章、社会实践调查报告、小制作小发明的成果、实习单位的鉴定结论、参与从事科研情况等。

4. 各类证书

证书是能证明求职材料中所列各方面情况的原始证明材料，是反映毕业生材料真实性的有力佐证。一般包括学习证明类证书，如毕业证书、学位证书、各类学习的结业证书等；还有三好学生、优秀团员、优秀学生干部等证明工作能力的证书；再就是英语等级考试、计算机等级证书等证明自己学习技能的证书；最后是参加社会实践、文艺演出、运动会、社团活动等各类社会实践活动的证书。

二、求职材料的作用

求职材料对于毕业生和用人单位双方都有重要意义，应该从多个角度全面准确地反映毕业生的专业能力和综合素质。

1. 毕业生展示和推销自我的途径

从学生求职择业角度讲，它是一份完整的个人说明书和个人档案。求职材料的形成，往往要经过搜集、整理、分析、编写等过程，能帮助毕业生盘点自身的价值观念、能力特质，明确自己的专长和兴趣爱好，并进行理性思考，从而能够客观、科学地树立自己的就业目标，做好充分准备去参加面试和竞聘。

2. 用人单位选拔人才的依据

从用人单位角度讲，求职材料是选拔人才的重要依据。毕业生用自荐材料与用人单位接触，比口头介绍要详细、具体、直观。同时，用人单位事先阅读材料后，对毕业生有一个全面了解和初步印象，彼此消除了陌生感。面试结束后，求职材料还会成为用人单位做出取舍的主要依据。

三、求职材料的特点

求职材料是与用人单位进行沟通的"第一关"，具有鲜明的特点。要写好一份完美的求职材料，必须遵循以下原则。

1. 客观性

自荐材料必须以事实为基础，做到真实、客观，这也显示出毕业生的诚信是一个求职者的生命线。在准备求职材料过程中应该实事求是、客观真实地展示自己的信息。

2. 针对性

在编写求职材料时，应当充分结合自己的专业特色和求职意向，针对应聘行业、职业、用人单位的特点合理组织材料。千篇一律的求职材料会让用人单位觉得乏味，也让求职者失去了很多宝贵的机会。

3. 全面性

求职材料是求职者全面展示自我的窗口，在内容上要能够让用人单位一目了然，印象深刻。在材料的组织上要结构合理、条理清晰，取舍得当、重点突出，但切忌为了面面俱到而啰唆，看不出重点和亮点。

4. 独特性

每一个求职者都有自己独特的个性，而编撰求职材料是一项创造性的工作，因此，求职材料的撰写要能够充分展示求职者的个性特征，从而使其具有不可取代的独特性。

5. 创新性

信息技术的发展使求职者利用信息技术做出个性化的求职材料成为可能。求职材料从内容到形式，从结构组织到编写手法，都可以充分发挥自己的思维和想象力，力求体现求职者个人的创新性，一些创新性很强的求职材料往往能够在众多求职者中脱颖而出。但是创新也要把握好尺度，要以事实为依据，不能哗众取宠。

第二节 求职材料的撰写和投递

"工欲善其事，必先利其器。"毕业生准备求职材料的直接目的，是引起用人单位对自己的兴趣，使自己能够最终被录用。每一种求职材料都有各自特定的作用，下面介绍各种求职材料的具体编写方法。

一、求职信

求职信是求职者写给用人单位的信，目的是让对方了解自己、相信自己、录用自己，一封好的求职信可以向阅读者说明你的能力和才干。通过求职信，阅读者才会对后面的简历内容感兴趣。所以，求职信在文体上和内容上都要力求给阅读者留下好印象。

1. 求职信的准备工作

在撰写求职信之前，毕业生要清楚自己的目的和愿望，尽可能地对目标单位的情况进行了解和分析。求职信不能凭空编造，否则会偏离求职信的真正作用。在动笔撰写求职信之前，要重点考虑以下五个因素。一是用人单位的真实意图。比如，用人单位究竟要招什么样的人？目标职位中对知识、技能和经历的要求是怎样的？二是明确撰写求职信的目的。是想获得一个具体的职位，一次面试的机会，还是有其他想法？三是明确自己的优势所在。要明确自己的核心竞争力，自己是否具有符合招聘要求的优点和长处？如果能加入用人单位任职，可以为用人单位带来什么效益？四是整理与目标职位挂钩的经历。在校期间，自己曾经有过哪些实践经历或成就，可以证明自己任职的优势？五是申请求职的理由。包括为什么希望加入该单位？对单位的信息了解有多少？用人单位的企业文化和宗旨等是否与自己的背景、价值观和目标相一致？只有做好充分的准备，在撰写求职信时才能做到有的放矢。

2. 求职信的基本框架

求职信的重点在自荐，在结构安排上都应该围绕"为什么""凭什么""怎么做"三个主题来安排。求职者在自荐信中应解决好以下问题。

(1)介绍个人的基本情况

首先要介绍求职者个人的基本情况，如姓名、性别、年龄、政治面貌、毕业学校和专业等。要注意详略得当，不可过于冗长。

(2)说明获取信息的来源

用人单位都会对求职者获取信息的渠道感兴趣，因为他们想要知道自己在广告方面的投入收效如何，是否值得，同时也能将效果较好的方式加以发扬。毕业生在自荐材料中应说明信息来源，如果有招聘人员和自己都熟悉的第三者推荐，可以在求职信中提及引荐人，从而在自己和招聘人员之间建立联系，拉近双方的距离。

(3)提出个人的求职目标

求职信中应该明确求职者所追求的目标，阅读者才能根据求职目标来初步判定求职者是否适合。在明确求职目标之前，求职者应对求职的单位、想从事的岗位有比较深入的了解。

(4)描述个人对目标职位的认识

求职者对想要应聘的目标岗位要进行简短的描述，对目标职位的描述要力求简洁到位，可以列举一个行业或者用人单位较新的重大进展，或是谈谈自己的独特见解。

(5)阐述胜任工作的能力

这是求职信的核心部分，主要是向对方说明具有与岗位要求相符的知识、经验、技能、特长等，表明自己能胜任这份工作。要紧扣目标、突出优势、不落俗套，引起用人单位的注意，促进求职愿望实现。

(6)写明工作的态度

用人单位招聘人才，除了要求求职者具备专业知识，还非常重视求职者的敬业精神和品质，他们宁要学习成绩一般但是踏实肯干的人才，也不愿要学习优秀但心浮气躁的人才。因此，写求职信一定要表明自己对工作的热情和踏实肯干的决心。

（7）表明进一步面谈的意愿

求职信末尾要表达出希望得到回复或者进一步面谈的机会。要写清楚自己的详细通信地址、电子邮箱、电话号码等联系方式，必要时还应说明何时联系较为合适等。

3. 求职信的书写格式

一般来说，求职信按照书信的格式撰写比较合适，应符合书信最基本的要求，主要包括称呼、正文、结尾、署名、日期等内容。

（1）求职信的称呼

求职信的称谓一定要正规，根据实际情况区别对待：写给国家机关、事业单位的求职信，应该用"尊敬的××部长（处长、负责人等）"称呼；写给企业招聘人员的，则用"尊敬的××经理"。不要使用"××老前辈""敬启事""××师傅""××单位"等不正规的称呼。很多毕业生在制作自荐材料时也喜欢一劳永逸，一声"尊敬的女士/先生"，或者"你们好"，觉得这封求职信就是万能通行证了，其实不然，应该避免泛泛的称呼，收信人应具体到个人，而不是一个部门，这样可以保证阅读此信的人是你预期中的人。

（2）求职信的正文

这是求职信的主要部分和核心内容，一般都要求说明获取求职信息的方式、意向岗位、本人情况、工作经历等内容。正文部分的重点又在于展示出求职者与目标职位的要求相一致的特质。求职者可以阐明对用人单位或目标职位感兴趣的原因，对目标职位的理解等，最后落脚到自己与用人单位或目标职位要求相一致的理论知识、专业技能、社会经验、性格特征、爱好特长等各种条件。正文一般可分一到两段写，要做到告知情况，突出重点，言简意赅，语气自然，具有吸引力和新鲜感。

（3）求职信的结尾

这一部分的目的是要让用人单位回味无穷并且记忆深刻，对求职者产生好感。末尾可以表明进一步面谈的愿望，可加上"盼复""期盼贵公司回信"等语句，同时写上简短的表示敬意、祝愿之类的祝词，如"祝贵公司一帆风顺""顺祝商祺""深表谢意"等，可以用"此致、敬礼"之类的通用词。

（4）求职信的落款

落款应包含署名和日期。署名时不要过于谦虚，可以写成"您的学生××"或者"应聘者××"，还可以什么都不写，直接签上自己的姓名。署名写在右下角，要写全名。日期一般在署名下方，把年、月、日全写上。

4. 求职信的写作技巧

（1）摆正位置，量体裁衣

撰写求职信时，忌千篇一律。首先应该想的是用人单位要我来干什么，而不是写自己需要什么，对自己有什么好处，应该写自己能为公司做些什么。有了这样的态度，才能摆正位置。面对不同的用人单位和具体岗位，求职信在内容侧重点上也有所不同，必须有很明确的针对性。

（2）言简意赅，美观大方

求职信的篇幅要控制在合理的范围，字数太少说不清楚问题，显得没有诚意，难以引起用人单位的注意；但篇幅太长又会使用人单位产生厌烦的心理，甚至适得其反。一般求职信应控制在 700～1000 字为宜，不要超过一页纸。在版面设计上，整洁美观的文字很容易引起用人单位对求职者的好感，所以，在写求职信时应反复推敲，意思表达清楚，用词要得当，内容简练完美。

（3）突出主题，有的放矢

求职信一般只有几分钟的时间吸引用人单位继续看下去，其目的是力求吸用人单位，引起对方的兴趣。因此，求职信在开头应尽量避免许多空话、套话，以一句简单的"您好"直接切入主题，在正文中重点突出求职者的背景材料中与未来雇主最有关系的内容。招聘人员一般对自己单位相关的信息最为敏感，因此求职者要把自己与职位之间联系最紧密的信息表达清楚，突出自己的能力，展现自己的优势。

（4）以情动人，以诚感人

语言可以传递信息、交流思想，优美的语言还能表达情感，感动对方，拉近供求双方的距离，有助于双方交流的展开。那么求职信内容怎样做到以"情"动人呢？关键在于摸透对方的心理，然后采取相应的对策。例如，如果用人单位在你的家乡，你可以充分表达为建设家乡而贡献自己力量的志向；如果求职单位在贫困地区，你就要充分表达为改变贫困地区面貌而奋斗的决心；如果求职单位是销售业务为主的单位，你就要充分表达为提升销售业绩不懈努力的理想。在注重以"情"动人的同时，还要以"诚"感人，实事求是展示内容，做到言而有信，优点要突出，缺点不隐瞒，只有"诚"才能取信于人，得到用人单位的重视。

二、个人简历

个人简历又称履历表，是毕业生学习和实践经历的简要描述，也是毕业生综合素质和能力的重要体现。简历是求职者的重要材料之一。个人简历一般很少单独寄出，它总是与求职信一起呈送给用人单位。

1. 个人简历的基本类型

简历的传统形式都是以文字介绍为主，随着信息技术的发展，不断有新的简历形式出现。目前主要简历形式包括以下几种。

（1）年代式简历

年代式简历是最传统的简历类型，编写简历一般按时间先后顺序来展示学习和工作经历，按中国传统的习惯是由远及近、由过去到现在顺着写下来。但是如果求职目标是外企，按照国外习惯，则是由现在到过去分阶段倒序排列。对于缺乏工作经历的应届大学毕业生，比较适合使用年代式简历，着重强调最近的教育与培训，尤其是与正在申请的工作最直接相关的课程或实践活动。

（2）功能式简历

功能式简历又称技巧式简历，这一类简历突出的是毕业生实际的技能和成就，而不是按照特定的时间顺序来排列。求职者根据用人单位的需要有选择地列出自己的学习、工作经历，充分展现自己相关的技能和成就。如果不想以职务、在职时间和工作经历，而是以自己的技能在求职应聘中取胜，功能式简历是很好的选择。

（3）综合式简历

应届毕业生面临的是有相似学历却更富有工作经验的竞争对手，如果单纯使用年代式简历或者功能式简历，则会显得过于简单，甚至凸显自己的劣势。因此，需要设计一份结合两者优点的综合式简历，这种简历也可称为个性化简历。在这种情况下，可以以功能式简历为基本结构，然后再加上各种小标题，表明各项成绩是在何时何地取得的，这种综合式简历看起来会显得比较饱满。

2. 个人简历的结构内容

尽管每个人的经历是不一样的，但是任何一份完整简历的主要内容都是相通的。一份标准的个人简历主要由基本情况、教育背景、实践经历和其他信息四个基本部分组成。

（1）基本情况

基本情况主要包括姓名、性别、年龄、民族、政治面貌、籍贯、健康状况、婚姻状况、毕业学校、院（系）及专业、学位学历、联系方式和求职意向等。在填写联系方式时，请务必填上电话、手机等信息，以便招聘单位能在第一时间内与你取得联系。求职意向要简明扼要地表明你想要申请的工作部门和职位，不能一人应聘多个职位，也不能说任何职位都可以应聘。简历的上方要贴上自己的正装登记近照，让招聘单位能对求职者有一个初步的印象。

（2）教育背景

教育背景主要是描述大学期间的教育经历和培训经历，即所参加的各种专业知识学习和技能培训，包括在大学期间各种层次学习的学校、院（系）、专业、学习年限等。其中，教育经历最好按学历由高到低列出自己从高中到最高学历的学校和专业、所学的主要课程，以及在学校中的表现、获奖情况和语言能力等。培训经历则详细填写培训时间、培训机构、培训内容、所获证书等，特别要提到与应聘职位相关的培训技能。

（3）实践经历

这部分内容是简历的核心部分。随着社会的发展，用人单位对毕业生的综合素质要求不断提高，非常注重毕业生的工作经历。大部分在校大学生没有什么社会工作经历，但都有在学校承担社会工作、参加社团活动、暑期社会实践或短期兼职打工等经历。因此，要对这一部分资料进行认真分析整合，特别要说明与求职意向相关的工作经历以及在工作中的收获，具体的工作经历最好能有相关证明材料，注意在描述的时候多用动词，例如："组织""协助""领导""建立""管理""沟通"等。尽可能提供实践期间的细节数据，用比较直观的数字来量化自己的成绩。实践经历比较多时要把最重要的放在前面，这样会让用人单位一眼就能看到。

（4）其他信息

其他信息包括个人特长及兴趣爱好、其他技能、参加的专业团队、自我评价等，一定要写与求职相关的内容，能起到锦上添花的作用。简历末尾可以用几句简单的话语概括自己的性格和能力上的闪光点，以加深用人单位对自己的了解。最后可以用一句精练的话语总结简历，还要表达对用人单位给予回复的期望和谢意，体现求职者的诚心和素养。

3. 简历制作的要求

世界上没有所谓的最完美的简历，只有最合适的简历。优秀的简历都具有符合岗位需求、简单明了、表达专业等特点。一般来说，制作简历时要遵循以下要求。

（1）真实

这是制作个人简历时要遵循的最基本原则。任何用人单位、任何岗位，对求职者最看重的特质一定是"诚信"。一旦发现简历作假，就会影响对应聘者的印象，甚至取消其应聘资格。因此，求职者一定要遵循求真务实的原则，确保简历上每一个字、每一项经历都是真实有效的，经得起考验和推敲。一份真实的简历，不仅可以使求职者给企业留下坦率、诚信的好印象，也可以增加自己的自信心，为后面的面试奠定良好的基础。对自己的缺点不妨含蓄一点，适度的掩饰是可以理解的，同时应表达自己善于学习新知识的愿望和能力，弥补自己工作经验的不足。

（2）精准

个人简历的撰写要突出重点，忌繁杂琐碎。用人单位在初次筛选简历的时候，面对的是堆积如山的简历，为了从海量的简历中筛选出所需要的简历，往往会设定一些硬性的筛选指标，比如按关键词筛选。也有研究表明，人事专员浏览一份简历的平均时间约 2 分钟。因此，在制作简历的过程中一定要精准定位，一方面要针对自己，准确展示自己的优点，表明自己的求职意向；另一方面要针对岗位，将自己的实践经历、个人特质与目标岗位相匹配，切忌一份简历走天下，而且要因"岗"而异，多准备几份不同角度的简历，实行精准投递，这样能大大提高简历的有效性，为自己争取到面试的机会。

（3）清晰

简历制作的另一个重要原则就是逻辑严密、条理清晰、表述准确、意思明白。其核心目的就是为了阅读的舒适感。一份布局凌乱、字体混杂的个人简历，不管求职者的能力有多强，都很难引起招聘专员或经理阅读的兴趣。所以，书写简历时应条理清晰、标志明显、字体大小适中，合理使用符号，排版整洁大方，当然也不可为了标新立异而把版面设计得过于花哨。简历完成以后自己要通读一遍，最好能请老师或其他专业人员帮忙审阅，根据反馈意见认真反复进行修改。

（4）简洁

根据浏览者的阅读习惯，简历制作一般应遵循简洁的原则，尽量让所有的内容都在一张纸上呈现。这就要求求职者将自己的基本信息、教育经历、实践经历和其他信息全部尽可能以简洁凝练的语言进行表述。在有限的篇幅内，巧妙布局，将自己最重要、最有分量的成绩展示出来，也将自己所学、所思、所历用最精练的语言传递给用人单位。

4. 英文简历和电子简历

越来越多的用人单位开始注重应聘者的外语能力，许多外资企业和合资企业在招聘时，还要求求职者提供英文简历。如果有意于外资企业和合资企业的相关职位，请不要忘了准备一份英文简历，这能使简历更具有专业性和竞争力。由于互联网的快速发展，网络求职已逐渐成为一个新的求知潮流。用人单位的人事经理比较关注最新最完整的简历，所以要完整填写电子简历并经常更新简历，这样被搜索到的可能性就更大，机会就更多。

三、其他材料的填写

用人单位有时会要求求职者填写单位自制的职位申请表或招聘信息表，对于这一类材料大学毕业生要引起高度重视，填写表格看起来容易，但仍有许多要注意的要点。

①以黑色中性笔或者钢笔填写，忌用圆珠笔、蓝色水笔或铅笔。写字时用正楷书写，注意字体工整。

②在填写表格前，注意看清表格的填写要求和注意事项。尤其是填写个人履历表时一定要细看，避免写错涂改影响整体美观。

③填写表格时应简明扼要，找准重点，不重要的资料可以从简或略去。

④申请表格如果填写空间不够用，可另附其他纸张，在表格的后面

注明"见附页"。

⑤核对填写过的信息和数据，以免出现任何错漏，最后要附上自己的亲笔签名。

⑥充分发挥备注栏的作用，表格中没有提到但是自己又有的特长，可以在备注栏填写。

四、求职材料的投递

做好一份满意的求职材料，接下来就要向心仪的单位投递材料了。许多人朝不同的单位投递了很多简历，但是结果往往是"石沉大海"。其实求职材料的投递也有一定的技巧，一般有两种方式，一种是直接递交，另一种是间接递交，包括邮寄、电子邮件等方式。无论采取哪种方式，都要做到准确、便利、快捷，在用人单位规定的期限投递，投递时应注意以下要求和方法。

1. 有的放矢

许多毕业生投递求职材料时漫天撒网，导致求职成功率低，很大原因是由于毕业生没有搞清楚用人单位的具体要求。毕业生应该仔细研究每条招聘信息的真实性和有效性，除仔细浏览用人单位简介、职位介绍、信息发布时间、有效期等，还可登录该公司的官方网站了解更多信息，在全面详细地了解招聘职位的信息后根据自己的实际情况投递求职材料，做到有的放矢。此外，有的毕业生为了增加成功几率，会向同一家单位同时申请多个职位，这并不能表明毕业生的能力，反而会被用人单位认为没有自己的目标，缺乏主见。因此，向一家单位同时申请多个职位的做法不可取。

2. 直接投递

直接投递指按照用人单位指定的时间将自己的求职材料直接送达招聘人员。采用此种方式使本人能够利用与招聘人员初次面谈的机会，表达选择该用人单位的强烈意愿，为自己在众多求职者中脱颖而出创造一个机会。也可以采取托人递送的方式，这样招聘单位过目的可能性最大，因此求职者在求职过程中，要充分利用人脉，让亲朋好友帮忙投递合适岗位，既节约时间成本，又提高了成功的可能性。

3. 按对方要求投递

如果用人单位对简历的格式、投递方式有特别要求，就要尽量按照对方的要求操作。比如有些用人单位要求亲自送达，有一些则要求以邮寄的方式送达。邮寄求职材料的时候，要把投递的地址写清楚。接收方如果是具体人，则要把姓名写清楚、写正确。同时，职位称谓、单位地址、名称不要写简称。

4. 通过电子邮件投递

有的用人单位会设置招聘专用电子邮箱，让求职者通过邮件发送电子简历。投递电子简历也要讲求技巧。一是要把握投递的时间，例如周一是用人单位比较繁忙的时候，周五一般都忙着工作总结，没有太多精力来看简历，选择周二到周四投递是比较合适的；二是发送电子简历要在邮件主题中标明应聘岗位和个人信息，以防被用人单位当成垃圾邮件删除；三是不要以附件的形式发送简历，而是将简历放在邮件正文发送，这样才能使自己的信息一目了然。

◎ 拓展阅读

【材料一】求职信范例

尊敬的王经理：

您好！我是一名即将从××大学生物技术专业毕业的大学生，从贵公司人力资源部网站得知贵公司招聘生物制剂实验员一职，我想申请这一职位。

　　作为一名生物技术专业的应届毕业生，我热爱我的专业并为其投入了巨大的精力和热情。经过四年的刻苦学习，我的专业水平有了很大的进步，大学期间认真学习了生物学、分子生物学、化工原理、细胞工程等专业课程并取得了优异成绩，大学期间我还通过了英语六级考试，具备阅读英文文献的能力。

　　我知道生命科学事关我们每一个人的健康，一个合格的毕业生需要有大量的实践经验。在学好专业课的前提下，我阅读了大量的有关书籍，利用暑期的时间跟随学院的老师在实验室完成生物技术相关的科研项目。此外，在校期间我多次获得校级奖学金。我还担任过班长、学生会副主席等职务，这些经历锻炼了我的组织协调能力。

　　随信附上我的个人简历。如有机会与您面谈，我将十分感谢。

　　此致

敬礼！

宋为军(手写)

2019年╳月╳日

资料来源：湖北中医药大学生物技术专业毕业生求职信

【材料二】个人简历范例

万小倩

女　　21岁

汉族　湖北武汉人

　╳╳大学　药学　本科　139╳╳╳╳╳╳╳╳　　╳╳@qq.com

【求职意向】　　　　医药销售代表

【教育背景】

　　2015.9—2019.6　　╳╳大学　　药学院　　药学　　本科

【实践活动】

　　2009年9月至2010年6月　　　班长

　　多次组织班级活动，如演讲比赛、文艺晚会、野营、经验交流等。带领班级更加团结，整体成绩明显提高10%。锻炼了组织协调能力和解决问题的能力，增强了责任感。

2009年10月至2010年7月 校园网购代理

与5名同学一起，学习后台软件操作，上门推销，送货，以及售后服务。

成功地在两个月内创下江西与湖北高校销售额第一的成绩，随后开拓更多代购点，并举办现场促销。最终销售额近20000元。

增强了与客户沟通能力，增强了团队合作技巧。

2010年10月1日至3日 化妆品 兼职销售员

发起促销活动，迅速熟悉并掌握各种产品的性能，并在三天时间里，超额150%完成主管指定任务，售出商品200余件。增强了适应能力，锻炼了吃苦耐劳的精神。

【获奖经历】

2016年3月 校级二等奖学金(成绩排名班级30%内)

2016年9月 校级一等奖学金(成绩排名班级第一)

2016年9月 校级三好学生标兵

2018年4月 "感受经典，读美文"演讲比赛团体一等奖

【技能总结】

英　语：通过国家英语六级考试，有良好的英语读写能力

计算机：通过国家计算机二级考试，熟悉会声会影软件操作

【自我评价】

诚信、高效；沟通、反应能力强；策划组织能力较好。

爱好武术、跑步。

资料来源：湖北中医药大学生物技术专业毕业生求职信

【材料三】个人简历范例

王　博

求职意向：医药市场专员

××大学　××校区北区 7 栋 508 室　430000

TEL：+86-1532-714-××××　　E-mail：×××@126. com

【教育背景】

- ××大学　2015—2019 制药工程　学士学位
- 获得奖励：2016—2017 学年　三等奖学金

  2017—2018 学年　先进社会实践个人、优秀学生干部

  2017—2018 优秀志愿者

【自我认识】

- 乐观开朗，待人真诚；沟通和适应能力强。
- 高效工作，团队精神；独立承担压力，配合他人做好工作。

【社会实践经历】

大学生艺术团团长

- 管理艺术团 6 支队伍，成立首支近 100 人的声乐队，担任指挥，与 3 所院校艺术团和"慰问农民工"艺术团等合作承办 4 场露天义演。
- 联系 4 支队伍 11 个院系承办 5 场迎新晚会等全校性活动，向 3 家省级媒体推广"外国留学生唱中文歌"大赛对其报道；接待 10 所院校代表队。
- 担任 3 场晚会主持，参赛湖北省"高校达人秀"晋级 200 强。

药学院文艺部部长

- 执行策划全校首届校园十佳歌手大赛。与 2 名干事 3 天内通过近 50 个电话 20 次拜访，最终获得紫荆花摄影赞助选手宣传海报、黑豹娱乐赞助造型设计及 100 张 KTV 消费券、典弦琴行赞助吉他 2 把。6 场比赛花费仅 1500 元，经费节约 40%。
- 1 周内完成 6 场比赛策划，完成制作外联宣传手册。海选现场 200 人教室全满，参赛近 600 人，自身担任比赛主持。联系学校广播、校报、网络等媒介进行主题宣传和追踪报道。

"蒲公英"志愿者协会会长

- 策划"为黄陂希望小学献爱心"志愿者下乡活动。2次下乡实地考察2家希望小学，向学校校长推广此次活动，深入调查学校情况，上交2000余字调查报告。领导与学生近50人参加，自身担任志愿者教师为学生授课，成立"蒲公英"图书阅览室，捐赠物资近5000元。

- 策划"为希望小学献爱心募捐"筹款活动。联系2家报社，签下报纸成本价合同，动员50名志愿者于武昌10个地点宣传义卖，半天完成任务，筹得善款2000元。动员20名志愿者走访4栋寝室，宣传并收集捐赠物资，一天内完成任务，筹得善款1200元，整理募捐书本衣物等共16类。

【实习经历】

广州古董武汉分公司（全国最大古董交易连锁企业）交易中心店员

- 一周内发展潜在客户10人，建立客户档案200余份。
- 与客户保持联系和沟通，建立客户关系，一月内说服8名客户签下续约合同。
- 为秋季大型拍卖会做筹备工作，更新950余件古玩200余幅字画详细信息。

个人技能

- 熟练的英语听说能力，通过大学英语四级考试(CET4)
- 熟练使用 MS OFFICE 系列办公软件

资源来源：湖北中医药大学制药工程专业毕业生简历

【材料四】HR 最喜欢和最不喜欢的简历

一、什么样的简历排版最受 HR 欢迎？

1. 不必以彩印方式制作简历，不必制作封面。简历有没有封面其实没有关系，很多 HR 并不希望有封面和塑封的简历，因为 HR 的时间相当紧张，不会太在意简历的封面设计。

2. 关于照片。一寸免冠照片，切忌艺术照。

3. 字体字号颜色。中文字体忌用斜体、空心、特效，宜用宋体、仿宋、楷体、魏碑、行楷等，字号在 3 号至小 4 号之间，英文字体宜用 Arial、Times New Roman 等常规字体；字体颜色不超过两种，建议只用黑色，必要时可增加其他一种字体颜色。

4. 简历的布局。建议在一张 A4 纸内排定，行距为 1~1.5 倍。可以在适当的位置手写签名，这样可以体现出你的重视程度。

二、什么样的简历让人望而却步

1. 空洞、缺乏事实和数字支持的简历。HR 对一些空洞没有实际内容的词句比较反感，如做事认真、能吃苦耐劳、具有团队精神、适应能力较强等。相反，参加过的学生工作、组织过的活动、取得的成绩、相关的工作经验等这些事实和数据才是 HR 感兴趣的。

2. 花了很多笔墨介绍学校、专业，列出专业课而没有成绩。这样的简历只适合从来没有招过大学生的单位，对于绝大多数企业的 HR，他们关心的是应聘者个人的特点和能力。

3. 散文式的简历。简历像一篇散文或记叙文，看起来非常费力，很难找出重点，诗情画意的词很多，表示态度的词很多，而事实和数字很少，条理不清楚，不能突出重点。

4. 装帧精美，但内容毫无新意。印刷精美的简历或许可以提高辨识度，但如果内容不符合要求，一样会被"枪毙"，而且让人觉得应聘者名不副实。况且精美装帧的简历成本也比较高，应聘者没必要在这方面浪费金钱。

5. 千篇一律、字迹模糊的简历，很难体现出你对应聘企业和岗位的重视，一般也很难得到 HR 的重视。

资料来源：丁香园

【**思考练习题**】

  1. 一份完整的求职材料应该包含哪些内容?

  2. 求职信的撰写有什么原则?请撰写一份求职信。

  3. 个人简历包含哪些内容?请制作一份适合自己的个人简历。

第五章 笔试攻略

人才的选拔离不开考试，毕业季的招聘考试是大学毕业生改变自己命运的一次大考。作为最初级的甄选人才的方式，笔试一般在整个招聘过程的第一步进行，其目的是选出那些符合本单位企业文化，具备单位所需要的知识储备及个性特征的候选人。初次选拔的方式由传统的经验性考试到现代的标准化考试，由单纯的书面考试到笔试、口试与实际操作相结合的综合性考试，考试的内容、方法和规模都在不断变化，其客观性和科学性也在不断提升，对人才的要求也越来越高。因此，毕业生应对笔试高度重视、精心准备、知己知彼、把握规律，走好求职就业的关键第一步。本章主要介绍参加求职时如何应对用人单位的笔试技巧。

第一节 了 解 笔 试

在求职过程中，笔试是一个很重要的环节。笔试主要应用于应试人数较多、需要考核的知识面广和对文字能力有要求的情况。毕业生应该对笔试的作用、分类有正确的认识，做好充足的准备。

一、笔试的作用和分类

笔试在用人单位选拔人才过程中占有重要的地位，发挥着重要的作用。根据用人单位需求的不同，笔试也分为很多类型，以应对不同岗位的需求。

1. 笔试的作用

笔试，是指用人单位为考查应试者是否具备招聘岗位所需知识和技能，通过书面形式对应聘者的基础知识、专业知识、管理知识、综合分析能力和文字表达能力等素质进行考查和评估的过程。从用人单位的角度来看，要在较短时间内快速从庞大的求职群体中初步筛选出合适的人选，采用笔试是一种人力、物力投入少而又容易区分应聘者层次的考查方式。通过笔试可以防止任人唯亲等不正之风，也可以作为考核应聘者能力的记录。笔试的成绩都是依据一定标准评定结果，这也就弥补了面试中考官以个人主观意见和爱好感情用事进行评分的缺陷。笔试得出的分数可以直观进行排序，对应聘者来说具备较强的公平性。

2. 笔试的分类

不同的用人单位对于笔试题目的命题和组织形式千差万别，一般来说，都会根据招聘岗位的特点和要求，在某些知识和能力考查方面有所侧重。目前，常见的笔试类型有：

（1）专业能力测试

一个合格的大学毕业生经过大学阶段的学习，应该具备基本的专业知识和技能。专业能力测试主要是考查应聘者担任某一职务时是否能达到所要求的专业知识水平和相关的能力要求。特别是一些专业性较强的用人单位会重点考查应聘者的专业能力，设定的题目也是针对特定的岗位来设计。例如，外企对应聘者外语的听说读写能力要求较高，公检法机关录用职员要考核法律基础知识，教师岗位要考查教育学相关知识，医疗卫生单位会考核医学的相关知识。

（2）智商测试

智商是个人能力的重要标志之一，一个人智商越高，在职业上获得成功的机会就越大。智商测试主要为大型跨国公司和综合型大企业所采用，一般会选择标准的智商测试题，在规定的时间内对求职者的空间能力、思维能力、观察能力、记忆能力、分析能力、归纳能力和领导能力等进行全方位的考查。他们对毕业生的专业背景一般没有特殊要求，但对毕业生的学习能力和综合素质要求较高。他们认为，专业知识可以通过单位的统一培训来提高，但是学习能力和综合素质是最重要的。

（3）心理测试

心理测试是要求应聘者完成事先编制好的标准化量表或问卷，用人单位根据完成情况来判断求职者的态度、思维、兴趣、动机、智力、个性等心理素质。目前越来越多的用人单位通过心理测试来考查应聘者与应聘岗位的匹配度以及应聘者的心理健康水平。常用的量表如卡特尔16种人格因素问卷（16PF）、明尼苏达多项人格测验（MMPI）等。

（4）写作能力测试

写作能力测试在我国已有较长的历史，是考查应聘者的分析、综合、比较、归纳、推理等能力的方法。其形式一般为开放式的论述题，也可称为自由应答型试题。在测试内容上，一般是让应聘者针对岗位的具体问题做出评述，对某种社会现象做出分析或写出感想。在测验方法上，一般是让应聘者叙述和评价事实，或比较异同，或阐明因果关系，或分析实质，或表达感想等。这种测试方法的优点在于其开放性会导致不同的答案，易于发现人才。其缺点在于评分标准不好把握，容易掺杂主观因素，公平性难以保证。

（5）综合素质测试

综合素质测试通常在公务员、事业单位招考中最常见。这类测试要求应聘者具备较广的知识面和很强的分析能力，测试内容综合了专业能力、智商、写作能力等多个方面，能比较全面真实地反映求职者的知识结构和知识水平。例如国家公务员考试的笔试科目一般为《行政职业能力测试》和《申论》。

二、笔试的准备

笔试对大学生来说并不陌生，从用人单位角度来说，它能帮助用人单位深入地考查毕业生的综合素质，因此笔试考查的范围比较大、内容也很繁杂。有的毕业生对笔试重视不够，抱有侥幸心理；有的毕业生对笔试准备工作毫无头绪，感觉无从下手。所谓"临阵磨枪、不快也光"，要想跨越笔试关，我们首先必须做好充分的准备。

1. 加强笔试模拟训练

在接到用人单位的笔试通知之后，毕业生要做的第一件事就是先通过多种渠道了解该单位历年招聘笔试的题型，并有针对性地做一些模拟题，看看自己能否在保证正确率的前提下按时完成。还要认真总结笔试经验，针对自己的弱项专门开展练习。如果确实找不到往年笔试的真题，则可以通过研究职位信息中对相关技能的要求，判断笔试题考核的题型和内容，提前做好知识储备。

2. 提高知识的实用性

招聘中的笔试环节越来越重视考查用现有的知识解决实际问题的能力，实用性是考查的重点内容。许多毕业生在校期间成绩优异，但是一旦到了实际运用环节就显得力不从心，不知所措，一方面与毕业生缺乏实践经验有关，另一方面也说明毕业生缺乏充足的事前准备。许多毕业生在复习时无从下手，存在一定的随意性和盲目性。因此，在毕业生着手准备笔试的时候，应该首先把实用性摆在最重要的位置，仔细研究用人单位的笔试内容与所学知识的对应关系，在复习过程中始终以"实用"为中心，坚持通过实践，把所学知识运用到工作中去解决各种具体的问题。

3. 系统梳理知识点

每个毕业生在校期间都有自己的专业，经过四年的学习形成了自己的知识体系，但是从职业的角度来说，工作世界里涉及的知识不仅仅是专业知识，还涉及支撑工作的其他学科知识。因此，毕业生在准备笔试时，应打破各学科界限的思维，对所应聘的单位和岗位开展深入调查研究，确定笔试可能会考查的知识点并开展认真的梳理，然后有计划、有目的、有步骤地进行复习准备，把零散的知识化为系统知识。例如，除了专业知识外，通识知识如文史、社会、经济、法律、科学等方面的知识都是笔试考试的重要范围。

4. 提升阅读能力

应聘成功的几率与毕业生知识面是否宽广也有很大联系，广博的知识需要大量的阅读来进行支撑。许多用人单位在笔试环节设置了材料阅读与分析题目，这些题目涉及的内容很广泛，与时事结合非常紧密。毕业生要提高阅读能力，就要坚持进行阅读训练。一方面要多关注时事热点，注重平时的积累，坚持用科学的思维方法进行分析和理解；另一方面还要有整合阅读材料的能力，善于对不同的材料进行仔细揣摩，认真思考，分析比较和综合归纳，从整体上把握事物的发展规律。

5. 重视语言表达能力

如何将头脑中的知识输出，以文字的形式表达出来是应聘成功的关键一步。应聘者所掌握的知识是零散的，在面对笔试题的时候需要快速地将这些零散的知识点按照一定的条理梳理并展示出来。这样的表达通常包括三种形式，一是对抽象和概括性的话语做出具体的阐释，二是把众多具体的内容以高度凝练的语言加以概括，三是把零碎材料中比较含蓄的内容加以正确的阐发。可见要将纷繁复杂的材料转换成自己的语言加以阐述并非一件易事，包含更多的思维加工成分，而这一过程也正是检验语言表达水平高低的一个重要方法。

6. 保持良好心理状态

求职应聘是一项竞争性的工作，这也给尚未走上社会的毕业生带来了一定的心理压力。适度的压力有利于毕业生保持良好的状态，但是压力过大只会适得其反。毕业生要适当给自己减轻思想负担，不要给自己施加太大的压力。可以通过适当的文体活动来舒缓紧张的心情，保持充沛的精力去迎接挑战。此外，要养成事前做好准备的良好习惯，参加笔试前，做好物质和思想上的双重准备。

第二节　笔试应试策略

在做好充分的准备以后，就可以满怀信心进入考场了。但是这并不意味着可以顺利完成笔试，毕业生在笔试环节应当掌握一些应试的策略，包括笔试的应试技巧和答题的基本方法，只有这样才可以帮助自己顺利通过笔试，进入面试。

一、笔试的应试技巧

用人单位的笔试试题千差万别，应聘者的水平也各有不同。如何交出一份完美的笔试答卷是每一位应聘者应该思考的问题，掌握一些基本的笔试技巧，有助于在笔试中得心应手，发挥最高水平。

1. 笔试答题的原则

（1）先易后难

笔试都有规定的时间，如何在有限的时间里答好题，涉及时间分配的问题。一般笔试都有多种题型，内容较多。应试者拿到试题以后，首先要看清答题要求，从头到尾快速浏览一下试题，以便对题目类型、题量和难易程度有一个全局性的把握，然后按照先易后难的原则排出答题顺序。对于较容易的题目，应首先作答，以便在后期集中精力攻克难题，这样才能合理利用时间，提高考试成绩，而不至于因一两道难题耗去大部分时间，致使一些简单的试题由于时间仓促而造成错误，甚至有时还来不及解答。此外，应试者在刚进入考场的时候会比较紧张，记忆、思维等方面还未达到最佳状态，先做简单的题目有助于缓解紧张情绪。

（2）认真审题

在笔试中，每一个题目都有具体的考查内容。毕业生应该认真审题，逐字逐句揣摩出题者的用意，理清思绪以后按要求作答。书写时，力求做到卷面整洁、字迹清楚。答卷全都做好后，不要急于交卷，在时间允许的情况下，要逐题进行检查或修改，确保答题无遗漏、准确无误，符合答题要求。

（3）融会贯通

笔试试题的设计，主要是从理论和实践考查应试者的基础知识和技能掌握程度，以及应聘者应用知识解决实际问题的能力。因此，有些试题是具有一定难度的，考试时要积极思考，广泛联想，努力回忆学过的知识，将现有的知识点与题目相互联系起来比较分析，融会贯通地找出正确答案。

（4）分清主次

笔试考卷不会只安排一种题型，一般都是多种题型的组合。对于客观题来说，答案是唯一的，而主观题则是应试者拿分的重点。主观题分为简答题和论述题，简答题一般点到为止，能答出要点即可，论述题则是全面考查应试者能力的重要环节，许多应试者作答时，简答题洋洋洒洒写了上千字，而论述题则随便写上几十个字。这样不分主次的作答会影响到最终成绩。遇到综合类论述题，应先列出提纲和要点，再逐条展开撰写。

2. 笔试需注意的细节

应聘者参加笔试时，为了能让自己全身心投入考试，还应注意以下一些细节：

（1）遵守考试规则

没有规矩，不成方圆。遵守笔试考试的规定是应试者良好素质的体现。首先，应试者应当在监考人员的安排下就座，而不要随意选择座位，如因特殊原因需要换座位的，一定要有礼貌地向监考人员讲清楚并求得其理解。其次，考试开始前要仔细听清楚监考人员的考试须知，不应仓促作答。最后，考试过程中要遵守考场纪律，不能出现违规行为，比如未经许可携带手机等通信工具，擅自翻阅资料等行为会给用人单位留下不严谨的印象，这也会影响到笔试的成绩和后续的招聘工作。

（2）注重考试细节

细节决定成败，与学生在校时考试一样，招聘笔试在答题时也应注意保持卷面整洁、字迹清晰、段落齐整、版面适度。但是招聘笔试也有其独特之处，有时候考试内容反而不是用人单位最关注的地方，有些用人单位通过笔试来观察考生是否具有认真的态度和细致的作风，对应试者的最终成绩反而不是特别在意。例如，有的应试者试卷答得很漂亮，但是忘了写名字，白白当了一回"无名英雄"。

（3）准备好考试物件

在参加笔试以前，应试者应当认真阅读笔试通知，除携带必备的证件以外，考试必备的文具（中性水笔、2B 铅笔、橡皮等）也要准备齐全。如果临近开考发现物件不齐，不仅会影响考试的心情，也会给用人单位留下不好的印象。此外，参加笔试也应注意自己的着装，组织笔试的部门一般是用人单位的人事部门或人力资源部，参加笔试的过程也是应试者与面试官近距离接触的一次机会，穿戴整洁有利于给用人单位留下一个好印象。

（4）保持平和的心态

好的应试心态是决定笔试成功的一个重要条件。应试者如果怯场会引起心跳加快、频出冷汗、头晕眼花等反应，严重时甚至会出现失忆、晕场等现象。因此，应试者在条件允许的情况下最好能提前熟悉考场环境，这有利于消除应试时紧张的心理，以自信的态度迎接考试。在考试时不要因为题目容易而得意忘形，也不能因为题目难就灰心丧气。

二、各类笔试题型应答技巧

参加笔试前，要充分了解考题的特点，熟悉每种题型的答题方法，防止考试时出现不必要的差错。笔试常用的题型有选择题、填空题、判断题、名词解释题、简答题、论述题和案例分析题等。

1. 选择题

选择题是客观题中最常见的题型，一般分为单选题、多选题和不定项选择题三种类型，以题目和备选项的形式最为常见，选项多为四个，应试者要从中选出正确答案。答题时，一定要认真阅读答题要求，弄清是单项选择还是多项选择，防止答错。一般常用的方法有如下几种：

（1）淘汰法

在解答单项选择题时，要将题干与选项结合起来阅读，每阅读一次题干和一个选项，要进行一次分析，看是否符合题意，不符合就迅速转入下一选项，依次阅读下去，加以认定。在不能确定选择项时，还可以采取定异去同的办法逐一淘汰，即在读完题目和所给出的选项后，选出其中一项与其他项有某些特征差异的为参考项，再将其余选项与之比较，凡特征大致相同的项就淘汰，特征不同的就保留。

（2）印象法

印象法是指根据印象的深刻来选择答案，即当你快速读完一道题的题干与选项后，若某些项在你头脑中最先形成正确选项的印象，便可将此项定为入选项。此方法的命中率比较高。

（3）比较法

即将备选项进行相互比较，将各选项与题意要求进行比较，最后按各选项与题意要求差异的大小，选出最符合题意的选项。一般经过两次以上的对比之后，漏选或者误选的可能性比较小。

（4）猜测法

在解答选择题的过程中，有时会出现考生运用各种方法都无法得出正确选项的现象，使考生举棋不定，这样会延误答题的时间，影响后面试题的正常回答。若遇到这种情况，考生便可采用大胆猜测的方法确立正确的选项。

2. 填空题

填空题也是试卷中不可缺少的基本题型之一，一般是用来考核应试者对知识所掌握的情况。在命题特点上，一般是设置一定文字环境，有意删除试题内容中的某些词语、句子或段落，并将相应位置突出，要求应试者在空白处填上符合题意的内容，因此它具有内容陈述不完整的特点。因为填空题考查的内容往往是容易遗忘和混淆的重点内容，并且答案是唯一的，应试者在作答时要看清题目要求，弄清题意，切忌粗心大意。必须先明确空白处应填写的内容与试题叙述内容之间的关系，才可填写答案。

碰上连续多个设空的填空题时，考生应更加仔细。这种试题的设置目的是考查考生对某个事物的变化发展进程和规律、对运行程序的掌握情况等。在试题内容中，隐含着一定的逻辑关系，这就要求考生必须具备一定的逻辑思维能力和推理能力。答题时应严格遵循试题内容的内在逻辑关系，不可随意变更逻辑次序。所填写的答案不仅要与题目本身相协调，而且彼此之间也不能前后冲突。答案填完以后，考生还应通读一遍，务必使整体内容表述完整，各部分内容之间实现高度协调。

3. 判断题

判断题是要求应试者对所作的命题给出明确的是或否的回答。这类题目一般是以比较重要的概念、原理或结论为蓝本，将其进行关键词修改或剔除，从而考查应试者记忆、理解、分析问题的能力。命题人在设定题目时会采用多种多样的设错方法和技巧。应试者不要因为作答方式简单、解题容易而掉以轻心。作答时务必全面细致地考查题干的含义，以免被试题中的个别内容迷惑。在解答过程中，要做好以下几方面的工作：

（1）确立答题思路

判断题的表现形式一般分为直接结论式或间接结论式两种类型。间接结论式的特点是将是非项的结论陈述放在前面，考生在作答时，必须先对是非项进行推理，然后才能得出结论。直接结论式的试题本身的陈述就是以判断句的形式出现。考生可对此直接进行判断，无需经过推理便可作出结论。回忆、辨析、差别定义的思维路线是这种判断题的解答思路。

（2）辨析设错方式

解答判断题的关键在于考生能否正确地找出或辨析试题的设错方式。命题人在编制试题时一般会采取事实错、前提错、逻辑错、隶属关系错以及概念使用错、词语表达错等多种类型的设错方法。考生在解答时必须仔细辨析命题的设错方式，以免被其他因素干扰迷惑。

（3）结论明确无误

判断题中有的试题词字较多，语句很长，包含有很多各自可以独立存在的内容。其中有的表述正确，有的不正确。在这种情况下，求职者所作出的判断，应该是针对试题的整体内容来说的。只要有一部分是错误的，整个判断结果就应该被视为错误。

4. 名词解释题

名词解释题重在考查应试者对某一知识点的掌握程度，试题一般是从重要概念、观点或重大理论中选取，要求应试者解释其含义。名词解释可以是解释一个单独的名词，也可以是多个意义相近或者相反的名词组合。单独名词解释题只需写出已有定论的现成答案，不必阐述自己的见解。组合名词解释题在答题时要先对两个名词分别做出解释，然后对两个名词概念的异同做出比较。

5. 简答题

简答题是招聘笔试中的一种常见题型。每一道简答题一般由一个简单的问句构成，主要考查应试者对某一领域的基本概念和基本原理的掌握程度、运用理论知识分析和判断实际问题的能力，以及对不同概念的辨别能力等，同时也考查应试者对一些重大事件、重大原则和重大理论的记忆和理解能力。要求应试者用适当的语句作简要的回答。一般来说，只要观点正确、内容完整、文字简明即可得分。

在解答简答题时，要仔细分辨题型是简答题还是简述。两者虽然只有一字之差，但答题的要求却有很大的不同。一般来说，简答题的要求较低，考生只需几个字或一两句话便可以完成解答，并且正确答案是唯一的。回答简答题要注意观点鲜明，内容完整，针对性强，文字简明。在对简述题作答时，如果只简单地给出内容的要点是不够的，必须阐述一些与此相关的内容和材料，同时加入自己的理解和观点，也就是说，不仅要回答出"是什么"，还要能说出"为什么"和"怎么样"。一般有两个以上甚至更多的要点，并要求加入自己的理解分析。

6. 论述题

笔试中论述题所占的分数比重较大，也是应试者之间容易拉开差距的题型。论述题作答不仅要求回答出要点，还要针对要点展开分析。解答论述题应抓住试题的中心点，按照"三步走"原则作答。一是要确立中心议题，明确试题的主旨；二是对中心议题进行展开，确立论点；三是要选择论据对论点进行支撑。在回答论述题的过程中，应做到论证充分、内容全面，在表达上要做到逻辑合理、层次清晰，结论的观点要言之有理、令人信服。

(1)确立中心议题

明确试题的主旨，是解答论述题的首要环节，也是整个解答过程最为关键的一步。在考试中，考生在确立中心议题时一旦出现失误，即对试题主旨的把握不准确，导致曲解或误解题意，那么即使论证得再严密，文字再流畅、优美，最终也会因为偏离题意劳而无功。

(2)确立论点

论点是论文结构的支柱，就其内容来说，它实际上是对中心议题的分解，目的是对这一议题进行更深入、更全面的阐述。

（3）选择论据

论据是为说明和阐述论点服务的，没有论据的支撑，论点就难以成立，论据的选择是论述题的一项重要内容。论据要有针对性和代表性。考生在具体论述过程中，要做到论证充分、内容全面；在表述上要逻辑合理和层次清晰，论证过程要持之有据、言之有理、令人信服；在答题的过程中一定要做到理论联系实际，注意表达的规范性，对概念的使用务必准确，语句不能出现严重的语法毛病，尽可能不写错别字；结尾要对中心问题作出观点鲜明的结论。

7. 案例分析题

案例分析题综合性较强，这类题多以开放性命题为主，通常是给应试者一段文字或一些图表数据，让应试者发表评论、提供解决途径、撰写分析报告等，对于应试者的能力要求比较高。案例分析题中提出的问题在背景材料中一般是不能直接找到答案的，但是，材料中的某些文字会直接或间接地给考生以某种提示，需要应试者联系相关的背景知识作答。在解答案例分析题时，应试者必须紧扣案例事实来选择支撑理论，在确立分析的理论知识时，要抓住案例材料中的实质问题，分清主次，抓主要矛盾，不然容易被一些浮于表面的现象困扰。所使用的理论应该有较强的代表性，从而提高答题的整体质量，增强说服力。

8. 写作题

笔试中的写作是指应试者在规定的时间和空间内完成一定字数的文章，主要考查应试者的思维能力、分析能力和表达能力。写作分为命题写作和自由写作，命题写作的题目是封闭式的，有具体要求；自由写作不确定具体题目，只给出一个大致的方向，由应试者自由发挥。作答时，要仔细审题，迅速抓住作文题目的关键词，确定写作中心并列出大纲。行文时要合理分配时间，力求在最短时间成文并表达出中心思想。卷面字迹要清晰，卷面整洁，格式、标点正确，不写错别字，否则会影响考试成绩。

◎ 拓展阅读

【材料一】国家公务员考试考什么内容？

国家公务员考试公共科目笔试的内容包括行测（即行政职业能力测验）、申论两科。行政职业能力测验、申论两科考试内容具体如下：

《行政职业能力测验》主要测查与公务员职业密切相关的、适合通过客观化纸笔测验方式进行考查的基本素质和能力要素，包括言语理解与表达、常识判断（侧重法律知识运用）、数量关系、判断推理和资料分析。全部为客观性试题，主要题型为单选题。熟悉题型和考试重点的方式是在中公行测题库进行真题的训练测试。

言语理解与表达主要测查报考者运用语言文字进行思考和交流、迅速准确地理解和把握文字材料内涵的能力，包括根据材料查找主要信息及重要细节；正确理解阅读材料中指定词语、语句的含义；概括归纳阅读材料的中心；判断新组成的语句与阅读材料原意是否一致；根据上下文内容合理推断阅读材料中的隐含信息；判断作者的态度、意图、倾向、目的；准确、得体地遣词用字等。常见的题型有：片段阅读、篇章阅读、逻辑填空以及语句表达等。

数量关系主要测查报考者理解、把握事物间量化关系和解决数量关系问题的能力，主要涉及数据关系的分析、推理、判断、运算等。常见的题型有：数字推理、数学运算等。近两年由于国家公务员考试试卷中减弱了对数字推理这一题型的考查，因此各省市公务员考试也跟随了这一趋势，所以复习训练重点应该在数学运算这一部分。

判断推理主要测查报考者对各种事物关系的分析推理能力，涉及对图形、语词概念、事物关系和文字材料的理解、比较、组合、演绎和归纳等。常见的题型有：图形推理、定义判断、类比推理、逻辑判断等。

资料分析主要测查报考者对各种形式的文字、图表等资料的综合理解与分析加工能力，这部分内容通常由统计性的图表、数字及文字材料构成。

常识判断主要测查报考者应知应会的基本知识以及运用这些知识分析判断的基本能力，重点测查对国情社情的了解程度、综合管理基本素质等，涉及政治、经济、法律、历史、文化、地理、环境、自然、科技等方面。

申论是测查从事机关工作应当具备的基本能力的考试科目。申论试卷由注意事项、给定资料和作答要求三部分组成。申论考试按照省级以上(含副省级)综合管理类、市(地)以下综合管理类和行政执法类职位的不同要求，设置两类试卷。

省级以上(含副省级)综合管理类职位申论考试主要测查报考者的阅读理解能力、综合分析能力、提出和解决问题能力、文字表达能力。

阅读理解能力——要求全面把握给定资料的内容，准确理解给定资料的含义，准确提炼事实所包含的观点，并揭示所反映的本质问题。

综合分析能力——要求对给定资料的全部或部分的内容、观点或问题进行分析和归纳，多角度地思考资料内容，作出合理的推断或评价。

提出和解决问题能力——要求借助自身的实践经验或生活体验，在对给定资料理解分析的基础上，发现和界定问题，作出评估或权衡，提出解决问题的方案或措施。

文字表达能力——要求熟练使用指定的语种，运用说明、陈述、议论等方式，准确规范、简明畅达地表述思想观点。

市(地)以下综合管理类和行政执法类职位申论考试主要测查报考者的阅读理解能力、贯彻执行能力、解决问题能力和文字表达能力。

阅读理解能力——要求能够理解给定资料的主要内容，把握给定资料各部分之间的关系，对给定资料所涉及的观点、事实作出恰当的解释。

贯彻执行能力——要求能够准确理解工作目标和组织意图，遵循依法行政的原则，根据客观实际情况，及时有效地完成任务。

解决问题能力——要求运用自身已有的知识经验，对具体问题作出正确的分析判断，提出切实可行的措施或办法。

文字表达能力——要求熟练使用指定的语种，对事件、观点进行准确合理的说明、陈述或阐释。

《申论》主要通过报考者对给定材料的分析、概括、提炼、加工，测查报考者的阅读理解能力、综合分析能力、提出问题解决问题能力和文字表达能力。

申论适当地借鉴了我国古代科举应试中"策论"的一些经验与做法，但在内容上比"策论"更具有现实针对性，在形式上比"策论"更加灵活多变。"策论"大多要求应试者就一些重大问题展开论述，即论证国家政策或对策的可行性与合理性，侧重于考查应试者解决问题的能力。申论则要求应试者从一大堆反映日常问题的现实材料中去发现问题并解决问题，全面考查应试者搜集和处理各类日常信息的素质与潜能，充分体现了信息时代的特征，也适应国家公务员实际工作的需要。

申论要求考查的七个核心能力，包括阅读理解能力、分析判断能力、提出和解决问题的能力、语言表达能力、文体写作能力、时事政治运用能力、行政管理能力。

资料来源：中公教育网

【材料二】辉瑞制药公司笔试题目

辉瑞是一家拥有160多年历史的世界著名的研究开发型跨国制药企业。目前，辉瑞是全球排名第一的普药和特药公司，研发产品线包括从一期临床到注册等各阶段共百余个项目，业务遍布全球约150个国家和地区，有15个产品的销售超过10亿美元。全球有10万余名员工，76个生产设施，在北美、欧洲和亚洲有主要的研发运作和合作。1980年，辉瑞开始进入中国，成为国内医药相关专业大学毕业生青睐的就职企业，以下列举辉瑞公司的一些笔试题目：

一、简答题

1. 你在大学生活里最骄傲的是什么？最遗憾的是什么？请分别用一句话概括。

2. 你人生中遇到过的最大的困难是什么？你如何解决的，结果如何？

3. 你对未来的设想及计划是怎样的？你为什么选择辉瑞？你认为辉瑞能为你带来什么？

4. 对你影响最大的人是谁？哪些方面影响你？

5. 为什么选择辉瑞？请按重要性写出3~5条。

二、填空题

（　　）笑大方　　　好高（　　）远　　　（　　）而不舍

（　　）塞顿开　　　知（　　）知彼百战不（　　）

1. 身无彩凤双飞翼，这首诗是唐朝（　　　　）所写。

2. 营销学中，4P是指产品、（　　　）、（　　　）、（　　　）

3. 医院里 ICU 是指（　　　　　　　　）

4. 药物的半衰期是指（　　　　　　　　）

5. 神经系统分为（　　　　）系统和（　　　　）系统

6. 药物动力学是指（　　　　　　　　）

7. SWOT 分别是指（　　　）（　　　）（　　　）（　　　）

三、选择题

1. 如果梨子和苹果是一对的，那么马铃薯(土豆)和下列哪样是一对的？

    A. 香蕉   B. 萝卜   C. 桃子   D. 生菜

2. 某人喜欢 225 而不喜欢 224，喜欢 900 而不喜欢 800，喜欢 256 而不喜欢 255，猜猜下面哪个数他会喜欢？

    A. 1400   B. 1600   C. 1800   D. 1900

3. A>B，B>D，D<C，C>A，则 ABCD 中最大的是？

四、情景分析题

现在有 5 件事，这 5 件事都是今天内完成的，请排列顺序。

(1)你之前找过一个客户很多次，可是都说服不了他，于是你的销售经理答应今天和你一起去拜访他。

(2)你的一个同事请假，麻烦你帮她带点资料给某个医生。

(3)你本来请了一个领导来参加公司下个月的大会，可是他突然说不能来了，但邀请函都已经发出。

(4)今天是交上周总结的最后一天，大家都交了，除了你。

(5)有个医生因为不明白你上次和他解释的产品安全性的问题，要你今天去再给他解释一下。

资料来源：丁香园

【材料三】用人单位常用心理素质测评题

以下测试题常见于用人单位初步测试应聘者的心理素质状况，一般有四个选项，即：1. 对；2. 接近；3. 很少；4. 否。应聘者做题时在符合自身实际情况的括号内填上选择答案即可。

测评题目：

1. 在急需做出决策的时候，你是否在想：让我再考虑考虑？
(   )

2. 你是否总是为自己的优柔寡断找借口：是得好好慎重考虑，

怎能轻易下结论呢？（　　）

3. 你是否为避免冒犯有实力的朋友而刻意回避一些关键性的问题，甚至对他们表现得曲意奉承呢？（　　）

4. 你已经有了很多写报告用的参考资料，但仍责令下属部门继续搜集并提供？（　　）

5. 你处理往来函件时，是否读完就扔进文件筐，不采取任何措施？（　　）

6. 你是否无论遇到什么紧急任务，都先处理琐碎的日常事务？（　　）

7. 你非得在巨大的压力下才愿意承担重任吗？（　　）

8. 你是否无力抵御或预防妨碍你完成重要任务的干扰与危机？（　　）

9. 你在决定一个重要的行动计划时常忽视其后果吗？（　　）

10. 当你需要做出可能不得人心甚至遭到反对的决策时，是否找借口逃避而不敢面对？（　　）

测评标准：

选择"对"得 4 分；选择"接近"得 3 分；选择"很少"得 2 分；选择"否"得 1 分。

测评结果分析：

36~40 分：心理素质较差，必须正视这一方面的不足，争取在短时间内做出改变；

26~35 分：心理素质偏低，必须接受训练和长期锻炼，彻底锻炼，彻底改变拖沓、效率低的缺点；

16~25 分：心理素质良好，大多数情况下具有成熟稳重和深思熟虑的表现，但有时要注意在低分的项目上加以改进；

10~15 分：具有优秀的心理素质和坚韧不拔的毅力。

资料来源：应届生求职网

【材料四】用人单位常用职业特质测评题

测试目标：职业特质。

测试说明：测试应聘者适合什么样的岗位。

每题有两种选择：选择 A"是"或 B"否"

第一板块

1. 墙上的画挂不正，我看着不舒服，总想设法将它扶正。
（　　）

2. 洗衣机、电视机出了故障时，我喜欢自己动手摆弄、修理。
（　　）

3. 我做事情时总是力求精益求精。（　　）

4. 我对一种服装的评价是看它的设计而不关心是否流行。
（　　）

5. 我能控制经济收支，很少有"月初松、月底空"的现象。
（　　）

6. 我书写整齐清楚，很少写错。（　　）

7. 我不喜欢读长篇大作，喜欢读议论文、小品或散文。
（　　）

8. 闲暇时间我爱做智力测验、智力游戏这一类题目。（　　）

第二板块

9. 我不喜爱那些零散、琐碎的事情。（　　）

10. 以我的性格来说，我喜欢与年龄较小而不是年龄大的人在
一起。（　　）

11. 我心目中的另一半应具有与众不同的见解和活跃的思想。
（　　）

12. 对于别人求助我的事情，总尽力帮助解决。（　　）

13. 我做事情考虑较较多的是速度和数量，而不是在精雕细琢
上下工夫。（　　）

14. 我喜欢新鲜，例如新环境、新旅游点、新同学等。（　　）

15. 我不喜欢寂寞，希望与大家在一起。（　　）

16. 我喜欢改变某些生活习惯，以使自己有一些充裕的时间。（　　）

测评标准：选"A"得10分，选"B"得0分。

测评结果分析：

第一板块得分小于第二板块得分：肯钻研，心思缜密、谨慎、理性。

第一板块得分大于第二板块得分：善于与人打交道，交际能力强，思想较活跃。

第一板块得分等于第二板块得分：中立、客观、不乏热情。

资料来源：百度文库

【思考练习题】

1. 试着做一份最新的公务员考试真题。

2. 结合自己的求职意向，制订一个笔试的准备计划。

3. 梳理一下自己的知识结构，对照用人单位的招聘要求看看自己在哪些方面还有不足。

第六章　面试攻略

在应聘的几个环节中，面试是难度最大的、也是必不可少的一个环节，它直接关系到毕业生能否被录用。在如今的职场，面试是用人单位对应聘者进行考核的最后一个环节，也是面试官与求职者之间第一次近距离直接交流，在招聘工作中的作用越来越突出，也越来越受到用人单位的重视。毕业生能否顺利得到心仪的工作，不仅取决于自身的实力，还要对面试有全面的了解。对于应届毕业生来说，由于缺乏经验，面试常常成为一道难过的坎儿，有很多毕业生顺利通过了简历关、笔试关，最后却在面试中铩羽而归。学会面试，是毕业生求职择业面临的一个重大课题。

第一节　面试的含义

面试是招聘工作中组织的当面考试，是由面试官与应聘者当面交谈，或要求应聘者现场操作以考查其综合素质与能力的一种方式，普遍运用于招聘考试中，是毕业生应聘过程中关键的一步。用人单位通过面试，考查应聘者的专业水平、综合素质、人际交往能力、应变能力、协调能力以及品德、性格和兴趣爱好等，是用人单位招贤纳士采用的最广泛的方式。

一、面试概述

应聘者要想在面试中获得成功，首先要清楚面试的特点、基本程序和面试要考查的主要内容。

1. 面试的特点

面试与传统的笔试不同，在面试中，面试官不仅可以考核求职者的动机与期望，也可以了解笔试中难以获得的信息，有显著的特点。一是面试具有全面性，通过面对面交流可以对求职者的能力和特征做出全面考查；二是面试具有灵活性，在交流过程中，双方可以根据实际情况适时调整状态，使面试更具有针对性和导向性；三是面试具有直观性，面试官在面试过程中能够更直观地对求职者的个性、爱好、特长等做出综合判断。

2. 面试的基本程序

一次完整的面试需要多个环节，主要包括四个方面，第一，招聘单位对求职者的申请材料进行审核，确定面试名单；第二，招聘单位向求职者通知面试时间、地点和注意事项，面试地点一般按照就地、就近和方便的原则进行安排；第三，求职者按照通知要求准备面试；第四，求职者按照要求前往面试地点参加面试。用人单位一般需要安排多轮面试才会确定录用名单，包括初试、复试、考查和最终录用四个方面。

3. 面试考查的主要内容

不同的用人单位对应聘者的要求不同，因此面试考查的内容也各有侧重。一般来讲，可以概括为以下几个方面：

(1)仪表气质

仪表是指一个人的仪容与形体，它是由个体生理特征和服饰共同构成的一种直观的外在形象，反映一个人的内涵。气质主要是指一个人的精神风貌、举止言谈及态度，反映一个人的品格、性格、学识教养、处世态度、阅历深浅等。不同的职业对人的仪表气质都有特定的要求，用人单位在考查应试者的仪表气质时，主要想看应试者是否具备职业所要求的气质特点等。例如，国家公务员、教师、公关人员、企业经理、医院护士等职位，对仪表气质的要求较高。

（2）意志品质

一个人在未来能否胜任岗位的要求，能否高质量地完成任务，意志品质起很重要的作用。意志品质包含的内容很广泛，包括自我控制力、上进心、坚韧性等。自我控制力强的人多能克制、容忍、理智地对待困难，不致因情绪波动而影响工作；有上进心的人在事业上一般都不安于现状，有明确的目标并能为之努力奋斗；富有韧性的人能很好控制自己的情绪情感、约束自己的言行，工作有韧劲和耐心。

（4）知识水平

专业知识等考查虽然在个人求职材料和笔试环节中有所体现，但用人单位在面试时，会继续对应聘者的专业知识水平进行考查，作为对专业知识笔试的补充。一般面试时会就具体的问题与应聘者展开交流，能更直观地了解应聘者对专业知识掌握的程度以及灵活运用的能力。

（5）工作态度

用人单位在面试时会加强对应聘者工作态度和求职动机的考查。主要分两个方面，一是应聘者过去工作或学习的态度；二是对报考新工作岗位的态度。如果过去的工作或学习态度不够认真，那么，在新的岗位上也难以做到勤勤恳恳、认真负责。另外，从工作态度中还可看出应聘者的求职动机。通过询问求职者在工作中追求什么，讨论有关工薪、福利等应聘者关心的问题，判断本单位所能提供的职位或者工作待遇能否满足其工作要求和期望。

（6）交际能力

交际能力是工作中必不可少的一项重要能力。用人单位一般会询问应聘者平时喜欢哪些运动、喜欢阅读哪类书籍、爱看什么样的电视节目等以了解其兴趣与爱好。同时也会抛出一个难题观察应聘者遇到让人进退两难的问题时的反应。用人单位据此可以判断应聘者的交际能力，也有利于录用后的工作安排。

（7）综合能力

由于每个人都希望找到理想的工作，因此应聘材料上的内容一般都写得十分完美，以便给用人单位留下良好的印象。应聘者的求职材料是否与事实相符，最直接的方式就是通过面试来核实。不少用人单位在决定是否录用应聘者之前，都要与之亲自面谈，以了解所聘人员综合能力如何。综合能力主要包括毕业生的思维能力、学习能力、动手能力、语言表达能力、组织管理能力、应变能力等。毕业生在面试时，尽量以真实的成功经历加以佐证，证明自己的能力。

二、面试的类型

面试的方法很多，根据不同的标准，可以划分为许多具体的面试类型。在开始准备面试之前，让我们先了解一下招聘时的面试类型。

1. 按照面试人数分类

（1）单独面试

即面试官只面对一位求职者。这是目前最为常见的一种面试方式，其优点是能提供一个面对面深入交流的机会。面试官的数量并不固定，根据用人单位的惯例和录用职位的高低而有所区别。在多个面试官考核一位求职者时，一般坐在正中间的是职位最高或者最关键的人物，毕业生在单独面试的时候应该照顾到每一位面试官。

（2）群体面试

指面试小组集体对多位求职者进行考查的方式。可以是一位面试官对多名求职者，也可以是多名面试官对多名求职者。群体面试中除了分别对每一位求职者进行面试以外，还会要求求职者开展小组讨论，相互协作解决某一问题，或者让应试者轮流担任领导主持会议、发表演说等。这种面试方法主要用于考查应试者的人际沟通能力、把握环境的能力和领导能力等。在群体面试中，面试官可以对不同的应聘者的表现进行比较，所以有其独特优势。但是由于人数较多，群体面试也会给毕业生造成一定的心理压力。

2. 按照面试结构化程度分类

（1）结构化面试

结构化面试是指面试题目、面试程序、面试评价标准等在统一明确的规范指导下进行的面试。面试题目的结构化是指在面试过程中，主考官要考查应试者哪些方面的素质，围绕这些考查角度主要提哪些问题，在什么时候提出，怎样提，在面试前都会做出准备；面试程序的结构化是指在面试的起始阶段、核心阶段、收尾阶段，主考官要做些什么、注意些什么、要达到什么目的，事前都会相应策划；面试评价标准的结构化是指从哪些角度来评判应试者的面试表现，等级如何区分，甚至如何打分等，在面试前都会有相应规定，并在众考官间统一尺度。因为每个求职者面临的都是相同的问题，评分标准也相对固定，所以结构化面试能够最大程度保证客观性、规范性和相对公平性，容易受到人们的普遍信赖。结构化面试多用于公务员、事业单位、政府机关人员招聘等比较正规的面试场合。

（2）非结构化面试

非结构化面试是指对与面试有关的因素不做严格限定的面试，故非结构化面试的组织相对"随意"一些，气氛也相对轻松一些。关于面试过程的把握、面试中要提出的问题、面试的评分标准与面试结果的处理办法等，面试官事前都没有精心准备与设计。非结构化面试多用于专业性较强、招聘人数较少的用人单位，面试的问题具有不确定性、答案的非唯一性等特征，面试方式就像人们日常生活的非正式交谈，有经验的面试官从这些貌似随意的问题中发现求职者的能力和个性特征。

（3）混合式面试

混合式面试是将结构化面试和非结构化面试两者结合起来运用的面试方法，也可以理解为面试中的"规定动作"和"自选动作"，面试官可以给应聘者同样的问题，然后根据他们的回答开展进一步的提问，以求更加深入、细致地了解应聘者。混合式面试也是用人单位经常使用的一种面试方法。

3. 按照面试情景分类

（1）压力面试

压力面试是将应聘者置于一种人为的紧张气氛中，逐步向应聘者施加压力，让应聘者接受刁难性的刺激，以考查其对压力的承受能力、在压力前的应变能力和人际关系能力的一种面试方法。开展压力面试对面试官的面试技巧有较高的要求，典型的压力式面试一般是面试官针对岗位职责的某个内容设定一个情景，然后以穷追不舍的方式连续向应聘者发问，且问题角度刁钻，使得应聘者穷于应付甚至无法回答。当人处于一种正常状态或顺境时，其表现出来的自我形象往往只是一小部分甚至是失真的，而某些冰山下的素质却往往处于深埋状态，只有遇到非常规的考验才能真正激发和体现出来。而压力面试的出发点就是有意制造出矛盾和障碍，观察应聘者的反应，从而探测其真实能力和个性。所以，压力面试是检验应聘者优秀或是平庸的试金石。

（2）无领导小组讨论

无领导小组讨论是指面试官不直接参与，也不在群体中指定主持人，由应试者自由讨论的面试方式，属于集体面试法的一种。这种面试方法一般分组进行，每组 5～10 人不等，不指定负责人，大家地位平等，就某一个比较有争议的话题展开讨论，并在规定的时间内达成共识。讨论的主题一般取自于拟任工作岗位的专业需要，或是现实生活中的热点问题，具有很强的岗位特殊性、情景逼真性和典型性。应聘者在讨论过程中，面试官在离应聘者一定距离的地方观察和记录，不参加提问或讨论，通过观察、倾听为应聘者的表现进行评分。评分的标准一般有：发言次数的多少；能否倾听别人的意见，坚持自己的意见；是否敢于主动调解矛盾，把众人的意见引向一致等。无领导小组讨论多用于行业性较强的大型企业和外资企业。

（3）情景模拟面试

情景模拟是一种比较常见的面试方式，它贯穿于整个面试过程的始终。有些面试官经常采取"攻其不备"的方式抛出问题，让应聘者在毫无思想准备的情况下回答，以考查应聘者是否能胜任岗位工作。比如，某医药公司招聘市场专员，面试官在应聘者刚落座就递上一份产品说明书，请应聘者用三分钟时间为产品规划一份市场推广标语。情景模拟面试还可以用于缓解应聘者的紧张情绪，例如，面试官会针对简历中的信息要求应聘者展示自己的特长，如唱歌、书法、朗诵等。

第二节　面 试 攻 略

在面试中，有些毕业生抱着自视甚高的心态，或者投机取巧的心理，认为面试无非就是"聊聊天""说说话"而已，无需准备太多。这样的想法是大错特错的，要想取得面试的成功，必须要做大量的准备工作，认真学习面试技巧，避开面试的禁忌。

一、面试的准备

面试的时间短则几分钟，长可达数小时。但是求职者在面试之前的准备工作是一场"持久战"，准备工作充分与否决定了面试状态的好坏，也决定了面试是否能够成功。毕业生要针对面试做大量的准备工作，切不可盲目自信。在这里列出一些在面试前必不可少的准备工作，让求职者在面试时能保持一个良好的状态。

1. 资料准备

"知己知彼，百战不殆"，求职者在面试前应该对用人单位的相关情况有所了解，包括它的具体名称、单位性质、所属行业、主要经营产品、总部地址、高管的名字、社会贡献、发展的历史、经营理念等。最好能仔细研究用人单位的主流企业文化，这样就可以根据其文化倾向来准备面试。毕业生可以通过用人单位的内部宣传资料、门户网站、报纸、杂志、宣传册和新闻媒体等途径来了解情况。除了对招聘单位情况要了然于心，毕业生还应该对应聘的岗位、主要面试官和自己的情况做一番透彻的分析，这样才能做到扬长避短、有的放矢。毕业生可以根据目标岗位的真实需求去认真分析一下自身的优势和劣势，结合自身的能力和素质，确定在面试时应该重点向面试官展示哪方面的特质，以便能最终成功获得这个职位。

资料搜集工作之所以如此重要，是因为在面试中面试官通常会提到下面的问题，例如："为什么你对我们单位感兴趣？""你了解我们公司的主要产品吗？""请告诉我你对我们公司了解多少？""你认为我们公司哪一个产品最有竞争力？"如果求职者做好了充足的准备，对信息了然于心，那么在面对以上问题时，就会游刃有余。

2. 问题准备

面试时的问题包罗万象、五花八门，但是有一些问题是所有面试都有可能涉及的，例如自我介绍、个人经历、职业规划、人际交往等。常见的提问一般是："请用 1 分钟时间作一个简短的自我介绍""你所经历过的最困难的事是什么，你怎么解决的？""你未来 5 年的职业规划是什么？""你有从事过相关的社会实践吗？"等。这些问题往往看起来简单，但是要回答得好则不容易。毕业生应该提前为这些可能的问题精心准备一套应答话术，还可以邀请同学或者朋友来充当面试官进行面试彩排。此外，毕业生还可以通过网络或者老师、学长等渠道去了解一下面试官的基本情况，比如教育背景、工作作风以及具体的兴趣爱好等，以此来推测他面试的风格。只有对面试官的情况有一定的了解，才能在面试时掌握主动。面试官也可能就是求职者未来的上级领导，增进对他们的了解，对上岗以后尽快适应新的工作环境也是有帮助的。

3. 做好细节

去参加面试，要做好物质上的充分准备，包括一份精简的简历、一封求职信、用人单位邀请面试的通知、招聘单位的相关信息资料以及必要的证书及复印件等。为了让应聘者在面试时看起来更整洁干练，最好带上一个正式的手提包，不要携带过多与面试无关的物品。此外，要想有一个成功的面试，求职者最好能提前到达面试地点，迟到会给用人单位留下不好的第一印象，因此最好先确认面试地点和具体的交通路线，考虑好时间和路况，选择最佳路线。这样才能有充分的时间冷静下来，不仅可以事半功倍，还能让用人单位看到毕业生考虑周到的一面。

二、面试技巧

面试的过程犹如一场战斗，面试官与应聘者在此过程中互探虚实，互摸底牌，是一个斗智斗勇的过程。作为应聘者应该明白，在这场战斗中，主角还是自己。如何在有限的面试时间内尽可能地展示自己，让面试官的注意力始终围着你转并给予认可，需要掌握一些面试技巧。

1. 面试常见问题举例

不同的面试官提出的问题千差万别，但是根本目的在于了解应聘者的知识水平和综合素质，求职材料是否真实，应变能力如何，口头表达是否准确和流畅，抗压能力如何，是否具有诚实、谦逊、果断、自信等优良品格，性格、气质属于何种类型，等等。所有这些问题无非是要解决三个核心问题：应聘者能胜任这个工作吗？是否愿意从事这个工作？相比其他求职者你的核心竞争力在哪里？为了在面试时能机智得体地回答各种问题，在面试前，每个应聘者都要大致预测招聘单位会提到的问题，自己应该怎样回答。如果事先能围绕以上三个核心做好准备，面试时就能对答如流、应付自如了。

根据面试提问的内容，面试常见的问题可以归纳为 7 类：一是关于个人简况；二是关于应聘动机；三是关于专业情况；四是关于工作能力；五是关于人际关系；六是关于工作态度；七是其他相关问题。以下列举面试中常见的提问：

请用三分钟时间作一个简单的自我介绍。

你喜欢你们学校吗？你的老师怎么样？

你为什么选择现在的学校和专业？

学校学的哪些课程对所应聘的工作有帮助？

你的计算机水平如何？

你的外语水平如何？

你有哪些兴趣爱好？

简历中说你对摄影很精通，谈些你的看法吧。

在校期间你考取了哪些资格证书？

你在学校里的学习成绩不是很好，你如何解释呢？

你的好朋友怎样形容你？

你和你的室友相处得怎样？

你有没有社会实践经验？

请谈一谈你有什么优点？

请谈一谈你有什么缺点？

你谈恋爱了吗？你如何看待恋爱与工作的关系？

谈一谈你在过去生活中遇到困难是如何解决的？

你为什么选择到我们单位工作？

你谈谈选择这份工作的动机？

你对我们医院了解多少？请你谈谈对我们医院的看法。

你完全可以到大医院任职，你怎么想到我们小医院？

你还在应聘其他医院吗？

如果另外一家医院同时录用你，你将如何选择？

你认为对员工的管理严格好，还是宽松好？

你家在外地，单位无法提供住宿，你可以接受吗？

你是否可以接受周末加班？

你喜欢和什么样的人共事？

有时需要做些与工作无关的杂务，你愿意吗？

你喜欢什么样的上司？

来面试的有很多候选人，如何证明你是最优秀的？

如果单位录用你，你最希望在哪个部门工作？

你认为做好这份工作最重要的是什么？

你比较喜欢独立工作还是集体工作？

你如何看自己缺少工作经验这个问题？

如果你被录用，是否可以马上来上班？

你希望的薪水是多少？

对你而言，薪水和工作哪个更重要？

2. 面试中的语言技巧

在面试中，语言表达是展现应聘者能力和素质的桥梁。因此，对于应聘者来说，掌握语言表达的技巧无疑是重要的。以下介绍常用的语言表达技巧。

（1）吐字清楚，表达流畅

面试交谈时，要注意发音准确，吐字清楚。因为面试时间很宝贵，应聘者要尽可能使用通俗易懂、简洁流畅的语言表达自己的意思。为了使面试交谈在轻松愉快的氛围下进行，可适当添加修辞用语，最好不要出现口头禅、方言、土语等不规范的表达，以免面试官无法理解，更不能有不文明的语言。

（2）控制语速和音调

面试交谈过程中，语速和音调的正确运用也是十分重要的。高低起伏、抑扬顿挫的音调可以有效增强讲话效果。在谈论严肃问题的时候，要保持平和的语速和音调以体现对问题的重视，不宜使用感叹语气。如果讨论比较轻松愉快的话题，可以适当添加一些感叹语气，声音可以上扬，以增加表达效果。另外，适中的语速是整个面试中要遵守的原则，这样不仅给面试官以娓娓道来和稳健的感觉，也给自己留出了思考的空间。

（3）把握用语艺术

面试交谈时，除了表意清楚以外，也可适当使用诙谐幽默的语言调节气氛。尤其是交谈中遇到难以回答或不好直接回答的问题时，使用幽默的语言会显示自己的聪明智慧，也有助于化险为夷，给人留下稳重的印象。但使用也要有个度，避免给对方留下比较随意、不严肃的印象。

（4）注意回应对方感受

招聘面试是一个双向交流的过程，它不同于演讲的单向性。在交谈中，应随时观察面试官的反应。比如，听者心不在焉，可能表示他对你的谈话内容没有多大兴趣，这个时候应该及时停止这一话题并设法转移话题；面试官皱眉、摆头、眼神飘忽则可能表示自己用语存在不当之处；侧耳倾听，可能说明声音过小使对方难以听清，需要提高音量。应聘者要根据面试官的不同反应判断对方的感受，适时地调整自己的语调、语气、音量等，这样才能取得良好的面试效果。

3. 面试中的应变技巧

面试中会遇到许多意想不到的事情，面试官会提出你没有准备、没有事先考虑到的问题，甚至回答起来很棘手的问题，因此要求应试者在面试中要反应灵活，随机应变，下面介绍几种随机应变的方法。

（1）应付气氛尴尬局面

许多毕业生缺乏面试经验，经常在面试时出现气氛尴尬的局面。由于面试成功与否直接影响到毕业生的个人前途，加上面试都在陌生的环境中进行，很容易给没有经验的毕业生造成紧张情绪，以至于面试的时候词不达意说错话。出现这种情况以后应聘者反而会懊恼不已、越发紧张，接下来的表现就可想而知了，有人干脆就停下来默不作声，这些都会影响自己的面试表现。所以调整好心态非常重要，此时毕业生应该保持镇静，想人人都有可能出错，没有必要紧张，一味保持沉默会让面试官觉得自己没有自信心，应该大胆表达自己的观点。对于说错话的情形，要想既然已经说错了，着急也没有用。如果说错的话无碍大局，也没有失礼，就不必担心什么，用人单位不会因为一次小错而错过合适的人才。如果不小心说错话，就应该立即纠正错误，给对方表达歉意，面试官通常会欣赏求职者的坦诚，不会过多追究。

（2）应付多位面试官提问

当前大多数面试是由多位面试官组成面试团，一起进行群体面试，一般人数为 3~8 人。应聘者应当对面试团的构成有所了解，一般面试团由人力资源部门、用人部门、单位高管、记录员等构成。座位排序一般坐在中间的面试官是主考官，地位最为重要。应付多位面试官通常比应付一位面试官困难。首先是回答问题要照顾到每一位面试官，不能厚此薄彼；其次，每一位面试官都有自己的评判标准，回答问题不能过于极端，尽可能令每一位面试官都满意；再次，尽可能在介绍环节记住每一位面试官的姓名和职位，在回答问题时可以适时重复出来，以示重视；最后，要善于寻找关键的那一位面试官，很可能就是你未来的上级领导，尽量看着发问者回答问题，以示礼貌。各面试官之间一般都较默契，他们在面试过程中可能会以传阅纸条、打手势或交换眼神等方式交流信息，应试者应该保持好心态，无需因此而紧张，这些举动绝大多数与你的表现无关，不会影响你面试。

（3）应付面试官的极端姿态

在面试中，面试官为了考查应聘者的应变能力和心理素质，会故意在某一时间用比较极端的态度对待应聘者，比如对应聘者过分亲切友善，或提出特别尖锐的问题，或有意令应聘者感到尴尬，或者对应聘者的热情感到"漫不经心"。特别是经验丰富的面试官，通常会采用出其不意的面试方式，有的面试官甚至采用"苦肉计"，相互扮演不同的角色，有的"唱红脸"，有的"唱白脸"，故意扰乱应聘者的心情。但应聘者千万不要掉进这些常见的"圈套"，面试官这些极端姿态主要是想借此考查应试者的情绪控制能力、应付是否得体、胸襟是否开阔等，并借此观察应聘者是否立场坚定，是否敢于坚持自己的正确主张。在这种情况下，应聘者千万不要以为面试官是在故意刁难自己，产生烦躁不安情绪甚至出现无礼行为，明智的做法是镇静沉着，以不变应万变，以免给面试官的印象大打折扣。

4. 面试提问技巧

面试是毕业生和用人单位双方平等交流的过程，一般用人单位在面试快结束的时候，面试官会让应聘者提出一些问题。这是因为从提问中可以看出求职者关注的焦点和思维能力等。毕业生在进入提问环节的时候，千万别认为面试要结束了，其实这也是一个很重要的考查环节，不仅要大胆提问，还要善于提问，加深面试官的印象。

（1）可以提问的内容

提问并不代表可以随便问，一般情况下，应聘者可向面试官提如下几个方面的问题：一是对前期信息搜集中还不够完善的内容发问，例如单位性质、上级主管部门、组织结构、人员结构、成立时间、产品和经营情况等；二是对用人单位的发展现状和前景开展提问，例如在同行业中的地位、发展前景、发展规划、未来人员需求状况等；三是针对具体的工作方式提问，例如单位的用工方式、管理状况、内部分配制度、员工考核标准等。常见的提问内容举例如下：

贵公司对这个岗位的期望目标是什么？

贵公司是否有正式或非正式的教育培训机会？

在项目的执行上，是否有资深的员工进行带领新入职者？

当然也有人会利用此类提问争取面试成功的机会，比如：

您认为我今天表现如何？录取的概率有多大？

请问面试程序的下一个环节是什么？大概何时能知道面试结果？

（2）掌握提问的艺术

面试的提问也是一门艺术，从提问中可以看出提问者的知识水平、思维方式、个人价值观等。应聘者提出的问题最好因人而异，也就是说提问要视面试官的身份而定。在参加面试前应聘者最好先弄清楚面试官的职务和具体所负责的工作，一般用人单位的面试官可能来自人力资源管理部门，也有可能来自业务部门，有时候可能是公司的高级管理人员。例如，如果你想了解求职单位共有多少人、员工结构、主要业务、发展规划等问题，最好向用人单位的负责人提问。如果要了解未来工作岗位的具体职责，就应该向业务部门的负责人提问。不要提模棱两可、似是而非的问题。特别是与职业、专业有关的问题，一定要准确，有一定深度，不要不懂装懂，提出幼稚可笑的问题。

（3）把握提问的时机

一般面试的时间不会特别长，所以提问的机会尤为珍贵。面试是一种面试官与求职者交流沟通了解的机会，提问环节可以让应聘者进一步展示自己，且时间有限。因此，必须有效地掌握和利用这个来推销自己。应聘者在什么时候提问最合适呢？最好是把不同的问题安排在面试交谈的不同阶段适时提出，这样既不会显得过于庞杂，又能恰到好处地了解实际情况。提问时不可毫无目标地乱提，更不可反复提同一个问题。最好的办法是在面试之前，把所要提的问题提前列出，按照谈话的顺序适时向面试官进行提问。另外，还要注意提问的方式和语气。有些问题可以直截了当地提出来，有些问题要委婉一点，保持诚挚、谦逊的态度，以免引起面试官反感。

三、面试禁忌

要找到一份好工作，就像过五关斩六将一样，要经过多个考核环节。我们常常发现，一些条件很好的人，眼看就要成功了，却始终无法顺利地通过最后一道面试的关卡获得录用。这是因为求职者面对招聘单位时，还忽略了一些重要的细节，这些失误可能会让一次成功的面试泡汤，所以毕业生应当明白面试中的一些禁忌。

1. 迟到

迟到是面试中的大忌，这不但会体现出应聘者没有时间观念，面试官也会对应聘者对这份工作的热忱产生怀疑。有些毕业生以"堵车""不熟悉路线"等理由推诿，但是面试官会认为你不重视面试、缺乏诚信或没有做好充足的准备，印象分自然大打折扣。如果确实有非主观原因迟到或者缺席，一定要提前打电话与用人单位沟通，并预约另一个面试时间。

2. 缺乏自主意识

参加面试时应独立前往。一些毕业生为了消除紧张情绪，往往喜欢邀人一同前往，更有甚者由父母陪同前往，投递简历和咨询等工作也由父母代劳，这样容易被面试官认为应聘者心中底气不足，甚至怀疑其独立工作能力。用人单位需要的是能独当一面、很快融入工作环境的人，缺乏自信心和独立自主性的应聘者肯定是不受欢迎的。

3. 忽视礼仪的重要作用

在现代社会的人际交往中，礼仪越来越被人们重视。礼仪反映了一个人的基本素质和文化修养。一个注重礼仪的人在社交场合是处处受欢迎的，尤其在应聘面试中更是如此。良好的第一印象是面试成功的重要因素，一个彬彬有礼、待人谦逊的应聘者一定能获得面试官的好感，给面试增加印象分。当然，任何事情都是"过犹不及"，如果过分注重礼仪，往往会适得其反，因此，讲究礼仪也要注意把握好度。

4. 用语不当

在面试过程中，语言是交流的重要媒介，也是推销自己的重要渠道。不过说话也要讲求技巧，面试是双方交流的过程。有的应聘者说起话来滔滔不绝、喋喋不休，就像在舞台上表演"独角戏"。面试官最忌讳应聘者毫无头绪的长篇大论。其实，应聘者应该针对面试官提出的问题回答重点内容即可。相反，有些应聘者也走向了另外一个极端，在面试时"沉默是金"，不懂得把握机会表现自己，无论回答什么问题，答案往往只有一两点，甚至只回答"是的、好的、可以"等，这也是不可取的。

5. 打探薪水福利

薪水福利向来是应聘者最关心的问题，但是也是面试过程中最敏感的话题。有些应聘者会在面试快要结束时，还没确定是否被录用就主动向面试官询问该职位的薪水福利等情况，结果是欲速则不达。谈论报酬待遇无可厚非，但是薪水不是面试中的必需环节，应聘者应该看准时机，询问薪水福利最好是双方已有初步意向时，再委婉地提出。

6. 锋芒太露

毕业生在面试时要保持谦虚谨慎的态度。某毕业生到用人单位应聘销售专员一职，在面试的时候大谈自己在校期间完成了多少订单，包揽了多少业务，成功领导了许多团队，创造了很好的业绩，是未来经理的最佳人选，并且对用人单位的销售业务提改进建议。这让正在面试他的销售经理颇为不悦，最终这位毕业生没有通过面试。因此，毕业生在面试时只需表现出自己应聘的职位能力即可，不要锋芒太露。

7. 评价他人不客观

有些应聘者在面试时展现出良好的才能和素质，但是当面试官请他对以前实习和工作的单位进行评价时，就会非常直接表现出自己的不满，愤怒地抨击其领导或者前单位，甚至大肆谩骂。面试中对他人的评价应当客观正面地回答，不能带有太多主观色彩。即使应聘者对新单位是满意的，急于获得新单位的认可，但他用对比法，不仅不能赢得面试官的好感，反而暴露了他在道德和人品上的缺陷，这种行为是非常不好的。

8. 与面试官套近乎

求职择业过程中，虽然人脉的作用很重要，但是进入面试环节以后，具备一定专业素养的面试官是很忌讳与应聘者"套近乎"的，因为这样的行为会影响面试官对结果的评判。有的应聘者乱与面试官拉关系、套近乎，如"我认识你们公司的某某""某某是我的同学，关系很好"等，更有甚者直接与面试官称兄道弟，这样的行为会令面试官产生反感情绪。聪明的应聘者可以列举一两件熟悉的事情来赞扬用人单位，从侧面表现出你对这家单位的兴趣。

第三节 常见面试案例解析

在面试中，面试官的问题千变万化，但是无论问题怎么变，都离不开面试官应聘者自身的综合素养。应聘者只要仔细分析问题背后所要考查的内容，认真思考和组织语言，便可以自如应对。根据面试时经常会出现的问题，以下是一些典型案例和点评，供毕业生求职时参考。

案例1：某知名医药企业的面试官问前来应聘医药销售职位的王力："你在简历中介绍你是××大学的药学专业毕业生，能否大致介绍你的学习内容？"

王力回答说："当然可以，我们药学专业的公共基础课程主要有无机化学、有机化学、分析化学、大学物理等课程，专业基础课程有生理学、人体解剖与组织学、细胞生物学、医学微生物与免疫学、医药统计学、药物波谱解析、天然药物实验、药物研发综合实验等，专业主干课程包括生物化学与分子生物学、药物化学、药理学、药物分析学、药剂学、药事管理等。"

面试官问王力："你曾经在某医药公司做实习生，你觉得自己在这次的实习经历中学到的最重要的东西是什么？"

王力回答道："我当时的主要工作就是负责在指定区域内开展公司产品的推广活动，协助经理实现公司产品的销售额的增长。我在实习中学到的最重要的东西就是与人沟通交流的技巧，以及怎样去进行产品推广，维护公司形象。我在这次实习中提高的能力是吃苦耐劳和坚持不懈的精神。因为当时我每天都要顶着高温外出拜访客户，面对的也是性格不一的对象，稍微有点失误就会影响公司的形象和销售额，这也迫使我必须始终保持高度的注意力，一刻都不能放松。我坚信这些能力对我未来的工作是会有很大帮助的。"

点评：这个问题考查的是应聘者的个人和专业情况。面试官首先询问了王力的教育背景，然后又对他的学习能力表示了兴趣。虽然王力的这段关于实习内容的描述较为琐碎，但是他从琐碎的内容中挖掘到了一些与应聘岗位高度相关的闪光点，有力地证明了自己的学习能力和综合素养。

案例2：某药品生产企业的面试官问前来应聘人事专员的李丽："你的专业比较对口，但是从你的简历中可以看出你的专业成绩很一般，在其他方面好像也没有什么突出的表现，你能解释一下这是为什么吗？"

李丽回答说："其实我对自己所学的专业不太感兴趣，这个专业内容比较理论化，对实际工作并没有什么太大帮助。所以我并没有放太多精力在专业学习上，但是在校期间我参加了很多管理方面的社会实践活动，我觉得这些实际活动比那些管理理论课更有意义。"

面试官又问李丽："如果你对管理工作不感兴趣，那么当初为什么要选择公共事业管理这个专业？另外，学生的第一任务就是学习，如果你连最基本的都做不到，又让我们怎么相信你能做好其他事情呢？"

李丽回答说："当初我是被调剂到这个专业去的，所以我一直对这个专业没什么兴趣。学生的根本任务是学习，但是如果学习本身并没有大大的意义，那么我觉得我们就不应该局限其中，而应该把更多的时间和精力用在对我的成长更有帮助的事情上面。"

点评：这个问题考查的是应聘者对自己专业的认识。李丽的回答看上去很有礼貌而且还有正当理由，但却是不合适的。她只说明了自己成绩一般的理由，但是在应聘环节这么说只会让面试官怀疑学习能力。正确的回答是在强调自己对专业不感兴趣的同时，还要强调自己对人力资源管理工作有相当大的兴趣，还要说明自己参加了很多和人力资源管理相关的实践活动或者是选修过相关的课程，这样就可以成功地转移面试官对自己专业成绩的注意。

案例3：某外资企业的面试官问前来应聘管理培训生的张建开："你未来的职业规划是怎样的？谈谈你的职业目标？"

张建开回答说："我希望能在一个领域的工作岗位上深耕细作十年以上，学习一些实际的工作技能，然后明确自己喜欢的方向，根据实际情况去选择全职或在职的方式攻读 MBA 或者管理方向的硕士研究生。到了我中年的时候，我希望能在企业里担任高级管理者的职位，管理数千人，同时把自己在实践中所学到的东西和课本上的知识完美地结合在一起，带领员工给公司创造更大的效益，我想这就是我想要的人生。"

面试官说："你的职业规划非常好，有明确的目标。只不过大多数人都会有类似的规划，但是最终能够实现规划的人却少得可怜，你认为自己的规划科学合理吗，你怎么看这个问题？"

张建开回答说："您说得不错，想当将军的士兵有无数个，但是真正能当上将军的士兵却没有几个。我想除了有一个明确的目标之外，最重要的就是决心、勇气、毅力与执行力。在实现理想的过程中充满了艰难险阻，但是这并不可怕，只要有决心、肯坚持，一步一个脚印走下去，成功必然属于我。"

点评：这个问题考查的是应聘者对未来职业生涯的规划。张建开的回答很好，充满了激情，也有着非常清晰的职业规划。不仅有规划还提出了实施方案，对于实现职业规划过程中可能遇到的困难做好了充分的准备，很好地表达了自己的求职理想。

案例4：某知名企业的面试官问前来应聘的刘敏："看你的简历，

你参加了不少社会实践活动，也有过工作的经历，能谈谈自己最成功与最失败的经历吗？”

刘敏回答说："我最成功的经历就是参加全省大学生英语口语演讲比赛得了三等奖，当时我挺激动的，感到非常自豪。最失败的经历几乎还没有，虽然在社会实践中偶尔有一些不顺利，但是对我的影响不大，我认为这属于人生中正常的挫折，我可以克服。"

面试官问："你在简历的工作经历上提到你曾在一家公司工作了很长时间，但是职位和薪酬方面都没有明显的提升，是什么原因？"

刘敏回答说："那家公司的发展比较缓慢，我的岗位属于稳定型的，没有多少晋升空间。"

面试官又问："那你为什么离开之前的那家公司？"

刘敏回答说："这家公司的规章制度比较死板，我的工作经常受到无理的束缚，领导不太喜欢听取意见，我提出的一些建议都被认为不合理而被驳回，感觉很难做成事，所以我就离开了。"

点评：这个问题考查的是应聘者的工作态度。刘敏的回答是不合适的，指责以前就职的单位只会给面试官留下非常不好的印象，认为这个人比较难相处，缺乏合作精神。正确的做法应该是从自己身上找失败的原因和方法，对于公司确实存在的问题应该委婉提出。

案例 5：某大型国企的人事主管问前来应聘财务会计职位的周远芳："请先谈谈你的优点和缺点是什么。"

周远芳回答说："我觉得我的优点是开朗活泼，积极向上，善于沟通联络，工作认真努力，一直都能严格要求自己。在大学时我担任过校学生会文艺部部长，组织过很多文艺活动。其中最大的一次就是组织了一次 5 所大学进社区的元旦文艺晚会。每个学校推选一定数量的节目，然后依次到多个社区进行巡演。那次活动的工作量非常大，沟通协调的任务也特别重，当时我很荣幸地被大家推举为这次活动的负责人，最终在大家的共同努力下圆满地完成了任务，得到了师生的好评。"

"我的缺点就是性格有些急躁，这可能和我追求高效率有关，我对自己要求很严格，希望把事情以最快的速度做到最好，我同样也会要求团队成员这样做。但是我知道这样做不是很合适，我会在以后的工作中逐步改变自己。我对自己不会放松要求，对他人我会尝试着使用沟通技巧来达到工作目标。"

点评：这个问题考查的是应聘者的工作能力。如果周远芳应聘的职位是管理类职位而不是财务类的职位，她的回答还是很不错的，这些优点是管理岗位人员的亮点，同时缺点看起来也是由优点衍生出来的，无伤大雅。但是和她要应聘的职位联系在一起就显得不合适了。在阐述缺点时，周远芳犯了一个错误，她不知道急躁是不适合财务会计这个职位的，虽然她表示自己会改进，但是这样的缺点还是让人不放心，她给出的答案未必是失败的，但一定是不安全的。做好财务会计工作最重要的是耐心细致、工作有条理，这些东西周远芳都没有表达出来。

案例6：某世界500强企业的面试官问前来应聘的宋磊："如果我们录用你，谈谈你的具体工作计划吧。"

宋磊回答说："我觉得在通往成功的道路上最重要的一点就是找到一份企业文化与自己的价值观相符合、能够充分发挥自己才能的工作。如果能够有幸加入公司，我会摆正自己的心态，从零开始学习，全心全意为公司工作，奉献我的全部智慧和力量。我相信只要坚持付出努力，自己的事业就会不断进步，成功也就不会太远。"

面试官又问："你希望在什么时候得到升职的机会？"

宋磊回答说："我觉得升职和实际所取得的业绩是紧密联系的。如果我并没有创造出可观的业绩，就不会有这样的机会。所以我认为在升职之前必须先拥有拿得出手的资本，还是应该加强学习和锻炼，不断提升自己。只要拥有了可以打动人的业绩，我想升职是水到渠成的事。"

点评：这个问题考查的是应聘者的应聘动机。宋磊成功地向面试官展示了自己正确的择业观和价值观，从他所描述的工作目标和志向中还可以看出他是一个工作踏实、做事稳重、有明确目标和计划的人。

案例7：某知名物流企业的面试官问前来应聘的吴晓光："请问你

在校期间和宿舍同学的关系如何，有没有出现过矛盾？"

　　吴晓光回答说："我和宿舍同学关系相处很融洽，虽然因为生活习惯的不同，有时候会出现一些小矛盾，但是这些都在相互理解的基础上很快就过去了，不影响我们的友谊。"

　　面试官又问吴晓光："简历中写到你曾经加入过创业团队，你在团队合作中，有没有遇到过和团队的成员意见不合、发生冲突的情况呢？"

　　吴晓光回答说："因为当时我们的团队有一个负责人，他会给我们一个大的发展方向，告诉我们怎样去做，或者说会给我们一个方案，让我们进行讨论，所以意见不合的情况比较少见。我们只考虑如何顺利地实施方案，圆满完成任务。"

　　面试官又问吴晓光："那有没有出现过负责人已经确定了方向，但是你对此抱有不同意见的情况呢？"

　　吴晓光坦率地回答说："不同的意见总是会有的，我们不喜欢搞一言堂。如果团队负责人做出一个决定而其他成员抱有怀疑时，大家都会以比较谦逊的姿态来提出想法和表达观点。就我而言，我会问他这样做可以吗，会不会产生一些没有考虑到的问题，我这样问他就明白我有不同意见，团队负责人也会充分考虑团队成员的不同意见，争取把工作做到完美。"

　　点评：这个问题考查的是应聘者的人际关系和工作能力。在职场上，团队精神是非常重要的，一个人要想完成一项任务是不可能脱离其他人的合作的，所以在一个组织中善于团结他人开展合作是一项很重要的能力。吴晓光的回答成功表现了自己的团队协作能力。

　　案例 8：某中外合资企业的面试官问前来应聘的周志鹏："你的简历上提到你曾经担任过学校摄影协会的会长，同时还担任了学院团委的宣传部长，你还有非常广泛的兴趣爱好，那么你平时是如何兼顾学习、工作和社会实践的呢？"

　　周志鹏回答道："在大学里学习、工作和社会实践对学生的成长都是非常重要的环节，关键是要如何做好时间管理。我认为大一是学习和打基础的关键时期，不应该把时间和精力浪费在别的活动上，所以我只参加了两个组织，一是自己爱好的摄影社团活动，活动也是随手拍、随手记，不耽误自己太多时间，再就是学院的宣传部干事，发挥自己的特长绘画宣传板，我的主要时间和精力还是用在了学习上。大二的时候我被选为学院团委的宣传部长，也成为摄影协会的主席，这时候我将较多的课余时间放在了社会实践活动上，但是绝对不会旷课去开展活动而影响学业，这是我给自己定下的底线。临近期末考试的时候，我会将自己所有的社会实践活动都停止，一心一意投入到期末复习中去。此外，我觉得一个组织里的领导者与普通成员还是有很大区别的，领导者不必每件事都亲力亲为，要有统筹协调意识，所以我会有意去培养组织成员的工作能力，放手让他们去做，而自己在工作的最后阶段把关，这样也就不会占用太多的时间和消耗过多的精力。"

点评：这个问题考查的是应聘者的工作能力和工作态度。周志鹏能够做好时间管理，把学习、工作和社会实践严格区分开来，把握好轻重缓急，并能按照事务的紧急性和重要性安排工作和学习。这个回答方式让用人单位看到一个有清晰目标规划和严格执行能力的人。

案例9：某制药公司的面试官问前来参加应聘的汪静："如果你在工作中发现你的直接上司有违反公司规章制度的行为，你会怎么做？"

汪静回答说："首先我会确认一下公司的规章制度，然后采取比较委婉的方式提出我的困惑，向他确认是不是有什么认识或者是经验上的不足，才会导致这种行为。当我确定这并不是一个误会，自己在认识上并不存在偏差时，我就会明确指出他的这种做法是和公司的规章制度有冲突的，并给出自己的建议。如果他仍然坚持自己的行为，违反公司的规章制度，我会积极与公司的更高层领导进行沟通，一定要阻止他的行为，防止公司利益受到侵害。"

点评：这个问题考查的是应聘者的人际关系和工作态度。汪静在面对上司可能出现违规的情况时，表现十分冷静，考虑得也很周全，一是在对上司的行为产生怀疑时，汪静采用了先婉转地与上司沟通的方法，这是值得提倡的。如果事实并不清楚，也没有与上司积极沟通的情况下就贸然采取行动，是很有可能产生误会的，影响人际关系。二是汪静展现出了良好的诚信品格，时刻把维护公司的利益放在首位，尽职尽责地为公司着想。在面对自己的上司时，能够坚持原则，这一点非常重要。这个回答会让面试官觉得她是一个既通情达理，又坚持职业道德、能够真正维护企业利益的人。

◎ 拓展阅读

【材料一】我是这样进入华为的

我是学计算机的，就业单位定位于知名企业。毕业那年春节后，一返校我就跟同学去武汉科技会展中心参加招聘会了。记得投了三份简历，其中有东风本田。当时人事部经理问我考研没有，我不假思索就说考了。而后当然是问我考得怎么样，有没有把握。我的回答是应该没有问题，但也不能因为等待一个机会而错过了另外一个机会。人事部经理不再问我，头扭向了下一个。3月份，在武汉大学工学体育馆的招聘会上，我顺利通过了科大恒星的笔试。第二轮面试时，人事部经理问我愿意做测试不？我第一反应是不做测试，只做研发。这句话一出口我就意识到错了，没有变通，怎么行呢？但是覆水难收，已经不可更改。没过多久，华中科技大学举行中国平安的招聘会，我又去了。机试考的都是软件工程之类的选择题，题目内容简单，可是由于我没有看书复习，没有通过笔试。而与我同去的同学大多数都签了，这让我很郁闷。于是，我决定不再去赶招聘会了，好好在教室看看书，因为机会有很多，可是如果没有充分准备的话，永远只能与机会擦肩而过。

刚看了几天书，就接到华为的面试通知。这正好激起了我展现的欲望，好好研究了一下JAVA。可是，面试时考官根本不问我

JAVA 方面的问题，却让我做 C 语言的题目，好在 C 语言我也学得不错。考官听了我的英语描述，说我口语还可以，又让我介绍了在学校期间成功组织的活动。最后，问我愿不愿意调到技术服务部。我汲取了前几次的教训，就说："虽然我不知道这是干什么的，但如果您觉得我符合技术服务的要求，我很乐意去做！"于是，我被调到了技术服务的考官那里，很顺利地进入了集体面试。该轮面试一共有 10 个应聘者，分为两个小组，类似于小型辩论赛。先是一分钟的自我介绍，必须包括个人基本信息、个人经历及优缺点、对所申请职业的看法等。我不是第一个主动发言的，当然也没等到最后一个。其间，很多人都有遗漏，被人事部经理刁难。我很镇定地介绍自己，在谈到求职看法时，还把就业指导课老师提到的"人职匹配"这一观点发挥了一番，当然还讲了我独立进取的人生经历，自我感觉讲得很到位。更让我窃喜的是，当人事部经理问谁运用这一分钟最好时，对方组的一名研究生竟提到了我。接下来是一个排序命题的小型辩论赛，15 分钟的时间，给出的话题是人生中重要的 12 种财富排序，并说明理由。小组讨论时，我主动申请当小组长。由于我前面表现不错，他们也乐意我来组织语言。排序时，我先是说出自己的意见与论据，说得通时就通过，有更好意见的则给机会发言补充。15 分钟在紧张而有序的氛围中很快过去。对方组先发表意见，竟然与我们组的结论有很多不一致的地方。当然他们说得也很有道理，毕竟这样的排序，说得通就行，没有根本上的先后与对错。轮到我作为小组代表发言了。我先肯定了对方的理由，然后，又阐述我们的不同意见。当说到一半时，人事部经理就打断了我，叫我们组另外一名研究生起来继续。我明白，这是他们惯用的手段，当觉得一个人的发言能够让他下结论后，他绝不会花更多的时间听他讲完，一定会改听其他人的意见。最后，人事部经理要应聘者说出自己小组的表现排名，谁最好谁最差以及理由。这个问题没问我，可我一直在想如果是我该怎么策略地回答。本轮面试结束后，很多人被刷掉了，我则进入了下一轮面试。而我这一组10个人，就只剩我和那名研究生。看来要求真是高啊！第三轮面试考官是老总，四人一组进去。老总把简历摆在桌上介绍说，两个武汉大学的，一个华中科技大学的，还有一个华中师范大学的。当时我一听，就我一个华师的，还是女生，顿时感到压力巨大。三个男生坐得笔直，顺便跟老总聊一些随机性的问题，其中有一个男生明显不行，老总追问得他很窘迫，我没急于插话，边听边组织语言。老总发现了，就让我重述一下刚才那个男生的发言。我把听到的几点说了。"丫头，你自我介绍一下。"老总接下来的话让我放松不少，于是我很从容地介绍了自己。后来，老总又夸我字写得很有特点，以后可以形成"刘体"，我很轻松地回答说："老师和同学也这么评价过。我的字不是楷体也不是行书，可是很自如。"结果，老总对我很满意，我顺利地闯过了这一关。

随后的英语面试和心理测试也很简单。几天以后，我就接到通知，和华为技术服务部正式签订了就业协议，也为自己找到了一份满意的工作。

资料来源：华中师范大学《大学生就业案例分析》

【材料二】熊运同学的就业"敲门砖"

熊运是武汉某医学院校药物制剂专业的本科毕业生，大三上学期开始思考自己未来的职业方向，最后把目标锁定在世界知名医药外企医药销售岗位。为了实现这一目标，他早早就开始准备，为自己定下了各种工作计划，还通过各种实践来获取经验，不断充实自己的简历。

招聘和培养实习生，已经成为很多企业储备和挑选人才的重要手段。到了大四的时候，熊运找到自己的辅导员，请老师为他写一封推荐信给一家著名医药外企，打算去面试实习生。这家公司在一次实习生招聘中录用了8位实习生，明确告诉他们，实习期三个月，期满从 8 位实习生中挑选 1 位表现优异者按期转正。

实习的日子比较辛苦，熊运一边要完成毕业设计，一边还要到公司实习。虽然辛苦，但是他很努力。在一次实习生小组会上，实习经理给他们安排本周工作的时候，讲到："我们公司目前推出了一个心血管方面的新产品，刚刚进入武汉的市场，目前还没有确定主要投放医院，正在进行市场调研，目前产品的市场占有率还很低。大家好好努力，如果将来能转为正式员工，一定可以在这个产品上大有作为的。"说着无意，听者有心。熊运记下了这句话，并且在心里开始计划做点什么事情，为公司的新产品打开市场做一点贡献。

此后的两个月，每到周末休息时，熊运就走出校门，来到武汉市各大医院的心血管相关科室进行调研。一是通过医院的宣传板了解科室情况，二是了解科室的门诊数量，回到宿舍以后还通过互联网统计医院的相关信息。通过两个月的调研，他整理出厚厚的一本调研报告，在实习期快结束的时候把这本调研报告交给了实习经理，希望能为公司新产品的市场开拓贡献一份力量。

不久以后这一份调研报告引起了销售总监的注意，他对熊运的这一份精确翔实的调研报告赞不绝口，看完以后感叹道："能够从别人的只言片语中发现机遇，这是一个优秀的销售人员所必备的素质，这不正是我们需要的人吗?"最后，熊运幸运地在公司留了下来，成为一名正式员工。

资料来源：湖北中医药大学药物制剂专业毕业生面试经历

【材料三】无领导小组面试经典试题

讨论题一：海难救援

现在发生海难，一游艇上有八名游客等待救援，但是现在直升机每次只能够救一个人。游艇已坏，不停漏水。寒冷的冬天，刺骨的海水。游客情况如下：

1. 将军，男，69岁，身经百战。

2. 外科医生，女，41岁，医术高明，医德高尚。

3. 大学生，男，19岁，家境贫寒，参加国际奥数获奖。

4. 大学教授，50岁，正主持一个科学领域的项目研究。

5. 运动员，女，23岁，奥运金牌获得者。

6. 经理人，35岁，擅长管理，曾将一大型企业扭亏为盈。

7. 小学校长，53岁，男，劳动模范，五一劳动奖章获得者。

8. 中学教师，女，47岁，桃李满天下，教学经验丰富。

请将这八名游客按照营救的先后顺序排序。

要求：3分钟审题时间，1分钟自我观点陈述，15分钟小组讨论，1分钟总结陈词。

讨论题二：面包与记者

假设你是可口可乐公司的业务员，现在公司派你去偏远地区销毁一卡车的过期面包(不会致命的，无损于身体健康)。在行进的途中，刚好遇到一群饥饿的难民堵住了去路，因为他们坚信你所坐的卡车里有能吃的东西。

这时报道难民动向的记者也刚好赶来。对于难民来说，他们肯定要解决饥饿问题；对于记者来说，他是要报道事实的；对于你这个业务员来说，你是要销毁面包的。

现在要求你既要解决难民的饥饿问题，让他们吃这些过期的面包(不会致命的，无损于身体健康)，以便销毁这些面包，又要不让记者报道过期面包的这一事实，请问你将如何处理？

说明：1. 面包不会致命。2. 不能贿赂记者。3. 不能损害公司形象。

讨论题三：影响利润的因素

假设你被调到某旅游饭店当总经理，上任后发现2018年第四季度没有完成上级下达的利润指标，原因是该饭店存在着许多影响利润指标完成的问题，它们是：

1. 食堂伙食差、职工意见大，餐饮部饮食缺乏特色，服务又不好，对外宾缺乏吸引力，造成外宾到其他饭店就餐。

2. 分管组织人事工作的党委副书记调离一月余，人事安排无专人负责，不能调动职工积极性。

3. 客房、餐厅服务人员不懂外语，接待国外旅游靠翻译。

4. 服务效率低，客房挂出"尽快打扫"门牌后，仍不能及时把房间整理干净，旅游外宾意见很大，纷纷投宿其他饭店。

5. 商品进货不当，造成有的商品脱销，有的商品积压。

6. 总服务台不能把市场信息、客房销售信息、财务收支信息、客人需求和意见等及时地传给总经理及客房部等有关部门。

7. 旅游旺季不敢超额订房，生怕发生纠纷而影响饭店声誉。

8. 饭店对上级的报告中有弄虚作假、夸大成绩、掩盖缺点的现象，而实际上确定的利润指标根本不符合本饭店实际情况。

9. 仓库管理混乱，吃大锅饭，物资堆放不规则，失窃严重。

10. 任人唯亲，有些局、公司干部的无能子女被安排到重要的工作岗位上。

请问：上述 10 项因素中，哪三项是造成去年第四季度利润指标不能完成的主要原因(只准列举三项)？请陈述你的理由。

讨论题四：你如何分配有限的资金？

你所在的单位经费紧张，现只有 20 万元，要办的事情有下列几项：

1. 解决办公打电话难的问题。

2. 装修会议室大厅等以迎接上级单位委托承办的大型会议。

3. 支付职工的高额医疗费用。

4. 五一劳动节为单位职工发些福利。

很明显 20 万元无法将这四件事情都办圆满，如果你是这个单位的分管领导，将如何使用这笔钱。

流程：

1.5 分钟的审题、思考时间，2.1 分钟的观点陈述时间，3.15 分钟的小组讨论时间，4.5 分钟总结陈词。

讨论题五：办公室主任你选谁？

董事长要选择一个办公室主任，你觉得谁最合适？

1. 孙悟空　2. 沙僧　3. 猪八戒　4. 唐僧

要求：5 分钟的审题，2 分钟个人观点陈述，15 分钟的小组讨论时间，5 分钟总结陈词。

讨论题六：物品抢救

一天上午，你们乘坐的一架小型客机，由我国西北飞向东部的一个城市。就在飞临高原某严寒地区的一个没有人烟的雪野时，飞机遇到大风雪不幸失事，跌到山里。此时正是一月，气温低达 -15℃。飞机可乘坐 10 人，是双引擎机，机身已撞毁并起火。飞机驾驶员及 1 名乘客死亡，其他人则没有受到严重伤害。

驾驶员还没来得及告诉大家飞机的具体位置就死去了。就在失事之前，你曾注意到飞机的高度显示：飞机是在 3000 米左右出现故障的。失事地点正好在雪线下面不远，地面崎岖不平，树林茂密。乘客们穿着秋装，并且每个人都有一件外套。

问题：在飞机爆炸以前，乘客们从机舱中抢救出 15 件物品。现在请你们将这 15 件物品按照对生存的重要性，按 1~15 的顺序列出来。请在最重要的物品旁边写上(1)，第二重要的旁边写上(2)，最不重要的旁边写上(15)。

物品排序表

(　)该地区的航空地图

(　)大型手电筒

(　)四条羊毛毯

(　)一支手枪及 10 发子弹

(　)一只雪橇

(　)两小瓶白酒

（　　）一面化妆用小镜子

（　　）一把小刀

（　　）四副太阳镜

（　　）三盒火柴

（　　）一个军用水壶

（　　）急救箱

（　　）十二小包花生米

（　　）一张塑料防水布

（　　）一支大蜡烛

要求：

在主考官说"讨论开始"之后进行自由讨论，讨论时间限制在30分钟以内。在讨论开始时每个人首先要用2分钟时间阐述自己的观点。

注意：每人每次发言时间不要超过3分钟，但对发言次数不作限制。

请确认是否还有疑问，讨论期间，考官将不再回答任何问题。

在讨论期间，你们的任务是：

1. 整个小组形成一个决议，即对问题达成一致共识。

2. 小组选派一名代表在讨论结束后向主考官报告讨论情况和结果。

讨论题七：能力和机遇

能力和机遇是成功路上的两个非常重要的因素。有人认为成功路上能力重要，但也有人认为成功路上机遇更重要。若只能倾向性地选择其中一项，您会选择哪一项？并至少列举5个支持您这一选择的理由。

要求：请您首先用5分钟的时间，将答案及理由写在答题纸上。在此期间，请不要相互讨论。在主考官说"讨论开始"之后进行自由讨论，讨论时间限制在25分钟以内。在讨论开始时每个人首先要用 1 分钟时间阐述自己的观点。

注意：每人每次发言时间不要超过 2 分钟，但对发言次数不作限制。

请确认是否还有疑问，讨论期间，考官将不再回答任何问题。

在讨论期间，你们的任务是：

1. 整个小组形成一个决议，即对问题达成一致共识。

2. 小组选派一名代表在讨论结束后向主考官报告讨论情况和结果。

讨论题八：沙漠求生

在炎热的八月，你乘坐的小型飞机在撒哈拉沙漠失事，机身严重撞毁，将会着火焚烧。

沙漠情况：

1. 飞机的位置不能确定，只知道最近的城镇是附近七十公里的煤矿小城。

2. 沙漠日间温度是 40 度，夜间温度随时骤降至 5 度。

问题假设：

1. 飞机上生还人数与你的小组人数相同。你们装束轻便，只穿着短袖 T 恤、牛仔裤、运动裤和运动鞋，每人都有一条手帕。

2. 全组人都希望一起共同进退。

3. 机上所有物品性能良好。

问题：飞机燃烧前，你们只有 15 分钟时间，从飞机中领取物品。如果你们只能从 15 项物品中，挑选 5 项。在考虑沙漠的情况后，按物品的重要性，你们会怎样选择呢？请解释原因。

物品清单

请从以下 15 项物品中，挑选最重要的 5 项：

1. 一个闪光信号灯(内置四个电池)

2. 一把军刀

3. 一张该沙漠区的飞行地图

4. 七件大号塑料雨衣

5. 一个指南针

6. 一个小型量器箱(内有温度计、气压计、雨量计等)

7. 一把45口径手枪(已有子弹)

8. 三个降落伞(有红白相间图案)

9. 一瓶维生素丸(100粒装)

10. 十加仑饮用水

11. 化妆镜

12. 七副太阳眼镜

13. 两加仑伏特加酒

14. 七件厚衣服

15. 一本《沙漠动物》百科全书

讨论题九：资金分配

某游戏公司在当前激烈的网络游戏市场中设想用10个月的时间推出一款极具特色的网络游戏《魔域归来》，目前公司募集到100万人民币的资金。现在公司7个部门的经理正要开会讨论这100万元的资金使用，7个部门如下：

市场调查部：负责玩家调查研究，对于市场游戏趋势开展研究。进行市场调查很需要资金，当然需要的资金投入越多获得的分析报告将更详尽，对公司的作用越大。

策划部：策划是游戏的总工程师，其作用不言而喻。没有资金的支持可不行。

程序部：游戏说到底也还是一个程序，程序研发的投入每家公司都很重视。

美术部：精美的场景、酷炫的人物和怪物、特有的光效对吸引玩家来说是多么重要。

技术部：服务器的采购、运维、防黑客、防病毒少得了资金投入吗？

测试部：没有游戏的测试，一大堆 BUG 的游戏是没有人喜欢的，对测试的投入不容忽视。

运营部：投放广告、游戏推广、营销策划、渠道管理等不投入怎么行？

讨论：

1. 这 100 万元的资金在这 7 个部门间如何分配使用？并说明理由。

2. 如果这些资金会优先考虑其中 3 个部门，你认为应该是哪三个部门？

请同学们选出一名记录员后进行小组自由讨论(25 分钟)；在规定时间内得到一致结果，选派一位代表陈述讨论的结果，并说明理由(时间控制在 5 分钟)。

资料来源：百度文库

【思考练习题】

1. 为自己准备一份 3 分钟时长的自我介绍。

2. 参加面试以前应该做些什么准备工作？

3. 面试有哪些技巧？

第七章 求职礼仪

求职面试的经历，对于每一个毕业生来说都是一笔宝贵的人生财富。一次成功的求职无疑会让毕业生的未来走上一条光明大道，我们应该让这个过程精彩一些，完美一些。面对即将到来的面试机会，除了具备丰富的学识、良好的能力，对自我形象的设计也是十分必要的。每一位毕业生都希望面试的时候留给面试官留下一个好印象，从而增大被录取的可能性。这就涉及面试时的求职礼仪，毕业生在与用人单位接触时如何通过着装、语言、仪态举止表现自己应有的精神风貌是求职礼仪的核心内容。一些不合时宜的求职礼仪会令应聘者在整个面试的过程中形象大损，从而在面试的"第一眼"就丢分。所以说"礼仪体现修养"，毕业生应事先了解一些求职面试的礼仪，这是迈向成功的第一步。

第一节　求职礼仪的含义

一、求职礼仪的作用

求职礼仪是公共礼仪在职场上的体现，它是求职者在求职过程中与用人单位和面试官接触过程中所应具备的礼貌行为和仪表规范。它通过求职者的求职材料、面试语言、仪态举止、仪表服饰等方面体现出来，反映出求职者的内在修养。现代社会，用人单位越来越重视求职礼仪，不少用人单位还专门将求职礼仪列为面试考核指标之一，其在招聘面试工作中的作用越来越大。

1. 体现文化修养

中国是文明古国、礼仪之邦。古人有云："腹有诗书气自华。"一般来说，文化层次不同的人，对礼仪的理解也不同，其言谈举止、服饰仪表也不同。文化层次越高，对礼仪含义的理解越深，对礼仪规范掌握就越多。他们不仅懂得礼仪规范的一般性要求，而且对不同场合需要的礼仪规范的理解也比较深刻。面试官能从应聘者所表现出的礼仪规范中看出其文化修养水平，一个注重礼仪的应聘者能给人以美的享受，使人乐意与之交谈，面试官就有耐心和兴趣进一步了解其各方面的情况，甚至当发现与其他应聘者相比有不足时，也能给予理解和包容，从而使应聘者脱颖而出。

2. 体现道德水平

礼仪也是一个人道德水平的外在表现，一个人的言行举止，都要受到道德规范的约束。一个讲文明、懂礼貌、尊重他人的人，必然在举手投足中体现着较高的道德素养。一个短短的面试，面试官和应聘者的接触时间较短，除了正常的语言交流，应聘者总体的礼仪表现也是面试官判断应聘者综合素养的一个重要标准。一个应聘者如果不注重求职礼仪，首先就是对用人单位不尊重的一种表现，招聘者往往就会拒绝与之深谈，也不可能进一步了解其具体情况。

3. 体现个性特征

每个人都有自己的个性，人与人之间的个性特征也不一样。用人单位对人才的挑选标准，会随着岗位的特征的不同而有所不同。个性特征是人职匹配的重要指标，虽然不同岗位需要与之相应的个性特征者胜任，但是应聘者具有良好的个性特征却是总要求。求职礼仪体现着求职者的素质、个性、修养和境界，有经验的面试官一般都会有意识地从应聘者的礼仪中发现具有招聘岗位所需个性的求职者。

4. 体现单位形象

许多用人单位为了提升发展潜力，会打造良好的工作环境，吸引优秀的人才。除了工作环境之外，高素质的员工也是用人单位形象的表现。所以每个应聘者都应该为自己、为将来的工作单位，不断提高自己的礼仪修养。在许多现代企业，"礼仪经商"的观念已经深入人心。在人才招聘市场上，一个面试往往是层层筛选、多方考核。越来越多的职场人士开始重视礼仪，注重形象包装。即使是已经有所作为的职场成功人士，也得配合适当的仪表，才能令个人的潜能得以淋漓尽致地发挥，让个人前途和事业得心应手。

二、求职礼仪的要素

应聘者的形象和礼仪是最先进入面试官评价范围的，直接影响着面试官的第一印象，对后期面试交流有至关重要的作用。一般来说，个人形象包含个人仪表、服装饰品、面部表情、举止动作、言语表达、待人接物六个要素。

1. 个人仪表

个人仪表就是人的外观。面试时最先进入面试官眼帘的是头部和手部，其他的部位看不到，所以头部的发型、男士的胡须、女士的眉毛都会成为面试官关注的对象，另外，手部的清洁、指甲的长短等细节也会影响到面试官的评判。

2. 服装饰品

服装和饰品也代表应聘者的个人修养。服装和饰品的选择原则是要搭配到位并符合一定的要求，尽量选择与自己身份、地位相符合的服装饰品，还要根据面试的场合和面试官的情况进行合理的搭配，给人以和谐的美感。

3. 面部表情

面部表情是人的第二语言，面试时虽然应聘者还未开口，但是面试官已经从应聘者的表情中大略了解这个人。所以保持一种积极向上、友善亲和的表情是非常重要的，表情要不仅要与自己的语言相配合，还要根据面试官的表情进行良性的互动，做到双方平等沟通。

4. 举止动作

优雅的举止会展现应聘者的风度。举止动作与面部表情一样，也是传递应聘者信息的重要工具。优雅的举止代表着一个人自信、有文化内涵。举止动作要文明和规范，例如面试时应该"站有站相、坐有坐相""手不要乱放，脚不要乱蹬"等都属于此。

5. 言语表达

语言的组织和表达能力是展示应聘者能力的重要指标。语言表达传递出的是个人的自信程度，关乎第一印象和整体印象。良好的语言表达能够让应聘者巧妙避开面试中的陷阱，恰如其分地表达出自身的优势，从而和面试官达成有效沟通。值得注意的是，规范的语言、合适的内容、礼貌的用语是言语表达要遵循的重要原则。

6. 待人接物

恰到好处的待人接物能反映出应聘者为人处世的能力，它是求职礼仪中一个重要的指标。礼仪的"礼"字就是尊重的意思，即在人际交往中既要尊重自己，也要尊重别人。职场中多个场合都能体现出一个人待人接物的技能，例如电话礼仪、电梯礼仪、饭桌礼仪、茶水礼仪、接待礼仪等。

第二节　求职着装礼仪

一个人的外在形象，不仅是个人内在美的外在体现，也是个人文化修养的体现。俗话说："人靠衣装马靠鞍。"面试时的第一面决定了面试官对你的第一印象，可见着装礼仪的重要性。由于一个人的穿着打扮是一种视觉感观的直接再现，所以表现得最为直观，能体现人的情操与修养、性格与品德，还蕴含着丰富的寓意。

一、女士求职形象要求

对于女性求职者而言，可以选择的服饰很多，其着装除了要符合一般社交场合的共同要求外，更要注重和突出服饰的职业特点，尽量打造一种鲜明的职业形象。例如，教师、公务员、工程师、文秘等岗位的着装就不宜过分时髦和华丽，而应该选择素雅、庄重的着装，以显示稳重和严谨的职业形象；销售、市场、服务类岗位则可以选择华美、时髦的着装，以展现活泼、热情的职业特点。女士求职着装基本原则是整洁美观、稳重大方、协调高雅，服饰色彩、款式、大小应与自身的年龄、气质、肤色、体态、发型和岗位相协调、一致。

1. 服装要得体

女士求职服装一般以正式西装或西装套裙为宜，这是最实用、最稳妥的着装。不论年龄，一套合身的西装、套裙和一件配色的衬衣或罩衫外加合适的小饰物，会使你看起来显得优雅而自信，给面试官留下良好的印象。对于应届毕业生来说，不论是应聘何种职业，稍微保守一点的穿着会更容易让面试官产生亲近感，比穿着大胆的应聘者更容易被录用。有些应聘者认为面试时一定要穿黑色，虽然可以让人显得十分稳重，但是又失去了一些活力，现在的职场已能接受一些较为鲜艳的颜色，比如米色、浅蓝色和浅黄色。不过，女性应聘者着装应避开粉红色，这种颜色会给面试官造成轻浮和虚荣的印象。

2. 鞋袜要合适

应聘者的鞋袜也是一门学问。鞋袜与服饰搭配总的原则是在颜色和款式上保持整体性和协调性。面试时，鞋子的选择不能太极端，不宜穿长而尖的高跟鞋，也不能穿平跟鞋，最好的选择是鞋跟的高度在中等的鞋。此外，靴子在职场中也越来越受到女性的青睐，让应聘者显得自信而得体，但靴子与裙子搭配的时候，不应露着光腿，应该注意裙子的下摆要长于靴端。在袜子的选择上，最保险的方法是选择与肤色相一致的颜色。另外，为了防止袜子脱丝，应在包里放一双备用，以便能及时更换。

3. 饰物少而精

当今是一个追求和谐美的时代，一个小小的饰物有时候能帮助应聘者在着装上起到画龙点睛、锦上添花的作用。应聘者在饰物挑选上要讲求少而精，尽量选择与自己服饰风格相匹配的饰物，可以选择的饰物有手提小包、首饰、帽子、眼镜、围巾、丝巾等。但是也应该注意饰物不是越多越好，要遵从少而美的原则，避免过于夸张或有碍工作的饰物。例如，首饰的选择应该慎重，耳环不能过长，以免发出叮当的声响或者触及脖颈，甚至挂到衣服上，也不宜戴华丽的珠宝，否则，容易分散考官的注意力，有时也会给考官留下不成熟的印象。

4. 发型要适宜

在选择发型之前，应该先对自己的脸型有比较彻底的了解，然后选择合适的服装来搭配。不管长发还是短发，首先一定要干净、整齐。要善于利用视觉效果和错觉来改变脸形，如脸型过长的人，可留较长的前刘海，并且尽量使两侧的头发蓬松一点，这样长脸看起来不太明显；额角较低的人，发梢应尽量离开前额往上梳，避免使额头看来更低；额角较宽的人，发梢应从两边向中间梳，用波浪遮掩住太宽的额角；脖颈过短的人，则可选择干净利落的短发，从视觉上来拉长脖子；脸型太圆或者太方的人，一般不适合留齐耳的发型，也不适合留中分发型，应该用适当的方法增加头顶的发量，使额头部分显得更加饱满，在视觉上减弱脸型下半部分的宽度。根据应聘岗位的不同，发型的选择也应有所差异。

5. 妆容宜淡雅

对于女性求职者，适当的化妆会为整体的求职形象加分。化妆一定要坚持以素和淡为原则，不可浓妆艳抹。嘴唇是脸部最富色彩、最生动的地方，也是最吸引人的部分，可以选择颜色适宜的口红使嘴唇显得有润泽感。眼睛是心灵的窗户，为了使眼睛在面试时能动人而传神，面试之前可以描一描眼睫毛。眼睛小的女士，可以在眼睛四周轻轻地描上眼影，使眼睛看起来更大一些。鼻子的妆容可略施淡粉，防止天气太热或者灯光太亮时鼻子出汗、出油发亮。也可以选择与自身气质相配的香水，香味不宜过浓，闻上去要给人以清新舒畅的感觉。

二、男士求职形象要求

在关注着装和礼仪方面，应聘者中的男士往往比女士要马虎，然而，细节决定成败，男士需要注意的形象细节丝毫不比女性少。男士在应聘时，最好西装革履，配上硬领的浅色衬衫和合适的领带。只有学会装扮自己，展现出男子汉的气概和魅力，才更有可能求职成功。

1. 合身的正装

正式的西装一般是上衣、西裤和马甲三件套。颜色应当以深色为主，如黑色、藏蓝色、咖啡色、灰色等，这些颜色会让应聘者看起来比较沉稳。在面试这样的正规场合不要穿格子、条纹或带花纹的正装，会让面试官觉得不正式。买回来的新西装应该先把袖口商标取下，穿着西装时，衬衣袖口应露出 1 厘米左右，衬衫衣领应高出西装衣领约 0.5 厘米，以保护西装衣领，增添美感。西装的口袋不宜放其他的东西，以免影响西装的版型。此外，初入职场的应届毕业生，不必追求高档西服，在价钱和档次上应符合学生身份，衣着太过讲究，不符合学生身份也会让面试官对应聘者的印象大打折扣。

2. 整洁的衬衫

一件合适的衬衫能够为外面的正装加分，男士应根据自己的体型和风格选择合适的衬衫。首先应摒弃正式场合不适用的短袖衬衫和圆领衬衫。在衬衫的颜色选择上，最为保险的颜色就是白色或者浅蓝色，也可以根据自身的肤色来选择。例如，皮肤偏黑的人穿绿、黄、灰色调的衬衫会显得更黑；皮肤较白的人穿浅色和亮色的衬衫能将皮肤衬托得很白皙，但又往往让人觉得缺乏阳刚之气。在衬衫的领口选择上，应该选择硬领材质并符合自己体型的，例如，身材偏胖的人穿小方领型的衬衫会显得有些拘泥、局促，应该选择带尖的大领型衬衫，身材高大的人最好不要选择领子上带有装饰纽扣的衬衫。衬衫下摆要放入西裤裤腰内，不能垂在皮带外面，更不能露出内衣、内裤。

3. 优雅的领带

在面试中，男士如果在衬衣外打领带，会倍增风采，所以选择一条与西装和衬衣颜色相衬的领带非常重要。从材质上来说，纯真丝领带体现出来的优雅感最佳，也可以选择 50% 的羊毛和 50% 的真丝混合织成的领带，打好领结也相对容易，视觉上产生的职业效果最佳。在领带的尺寸选择上，应该使西装和衬衣达到一个整体的平衡，即领带的宽度应大致和西装上衣延及胸前的翻领的宽度一致。在配色方面，以简洁为美，不能过分追求标新立异，以免在面试中弄巧成拙。

4. 配套的鞋袜

一般而言，男士应穿黑色系带的皮鞋，这是最保险、也是最好搭配的选择。款式上尽量不要选择带有攻击性的尖头款式，选择方头系带的皮鞋最好。面试前一天要擦拭灰尘和污痕并上油刷亮，穿时鞋带要系牢。袜子的选择应和衣服相协调，颜色以蓝色、黑色、灰色或棕色为主，袜子的长度应该以落座时不露出胫骨为宜，在移动双脚时也不至于在脚踝部隆起。袜子的颜色也有讲究，穿正装时不要穿白色袜子，以免给人不成熟的感觉，尤其是深色西装，一定要搭配同色系的袜子。皮带的选择也应该和西装、鞋子相匹配。蓝色、黑色或灰色西装以黑色皮带和黑色鞋子搭配，棕色、棕褐色或者米色西装应搭配棕色的皮带和鞋子。皮带的材质和颜色尽量和皮鞋保持统一。

5. 整洁的仪容

男士可以适当用一些清洁类的化妆品来保持面部整洁，给人以干净和阳光的感觉。发型的选择较女士更容易打理，不仅要与脸形配合，还要和年龄、体型、衣着、职业要求相匹配，才能体现出整体美感。男士头发不宜过长，长度以前不及额、侧不掩耳、后不及衬衫领为宜，最好提前几天理发，避免在面试前一天理发，以免看上去不自然。要避免颜色夸张怪异的染发、长发或光头。有的男士觉得胡须是个性的体现，但是在面试时还是要将胡须剃干净，给人以整洁的感觉。此外，在香水的使用上要谨慎，避免使用味道浓烈或者怪异的香水，淡淡的清香容易让别人产生愉快的感觉。

6. 适当的装饰

面试时搭配适当的装饰可以起到意想不到的效果。应该摒弃双肩包等学生气浓厚的装饰，文件包则是一个不错的选择，既是实用品又是装饰品，颜色选择上尽量与西装一致。戴眼镜的同学，镜框的佩戴最好能使人感觉稳重和调和。眼镜的上镜框高度以眉头和眼睛之间的 1/2 最为合适，外边框跟脸部最宽处平行为宜。切不可戴墨镜或比较花哨的眼镜，这样会画蛇添足，让人反感。手表的佩戴应该朴素大方，避免戴看似廉价的伪劣金质表带。选择装饰要遵循"三一定律"，即西装、鞋子、皮带三个部位要保持一个颜色，一般以黑色为宜。

第三节 面试礼仪

面试也是人际交往的重要方面。面试能否取得成功，除了取决于你的学业成绩、综合素质和工作能力以外，得体的言谈举止也是十分重要的。因此，在面试的各个环节应注意基本的面试礼仪。

一、面试前的礼仪

面试前应聘者应该做好充分的准备，初次与面试官见面，应该给他留下一个好的印象，在时间观念、自我介绍、握手、递交材料和入座等细节方面要十分注意。

1. 增强时间观念

应聘者初次与面试官见面，一定要增强时间观念。一方面，无论在什么情况下，都不能让面试官等你，因此提前到达面试地点是非常必要的。最好是在面试前 10 分钟左右到达面试地点，以示应聘者的诚意，给对方信任感，同时也有利于稳定一下心神，做一些简单的准备，以免仓促上阵，手忙脚乱。另一方面，过早到达也是不必要的，这会使人认为你过分着急，接待人员或面试官还没有做好准备工作，也会因此而感到不自在。

2. 主动自我介绍

到了面试地点，如果没有人通知，即使前面一个人已经面试结束，也应该在门外耐心等待，切忌直接推门而入。应先轻声敲门，得到允许再进去，并向在场的各位面试官主动打招呼、问好，然后自我介绍，说明来意。在面试过程中，虽然面试官可能已经阅读过你的求职材料，并了解了一些你的情况，但面对面的自我介绍也是必要的，它可以缓解紧张的气氛，加深面试官的印象，给对方以立体的感觉。

3. 专业化的握手

握手是最重要的一种身体语言，专业化的握手能给双方彼此信任的感觉，这也是创造好的第一印象的最佳途径。面试官出现时，要自然面带微笑，友善地望着面试官的眼睛。如果面试官主动地伸出手来，应聘者应该握住面试官的手，双目注视对方，保持整个手臂呈 L 形，有力地摇两下，然后把手自然放下，握手时不要看着第三者，更不能东张西望，这都是不尊重对方的表现。通常来说，伸手的顺序也有讲究，应聘者要等主考官首先伸手，但是如果应聘者是女士，女士应首先伸手。如果应聘者主动行事，则会显得有些热情过头、不够稳重。

4. 递交材料

向面试官自我介绍、握手以后，应聘者应该主动拿出随身携带的求职材料，双手递呈对方，再加一句"谢谢"或"请多关照"。如果这时面试官拿出自己的名片以示交换，应聘者应该起立，双手接过名片，并认真看一看名片上的内容，重复一下面试官的名字和职位，有不懂的可以当面请教，然后将名片放在自己的笔记本或名片夹里以示重视，切忌直接将名片装进裤兜，这样的行为会显得比较粗俗无礼和不尊重面试官。

5. 入座

面试一般是坐着进行，在面试官没有示意应聘者坐下来前，不要急于坐下。面试官提示坐下时，应表示谢意，在指定的位置入座，保持良好的坐姿。坐姿的原则是"坐如钟"，给人以端正、自然、稳重之感。

面试时，上身略微前倾，不要靠着椅背，一般坐满椅子的 2/3 为宜，这个姿势可以使背脊挺直最直，而且应聘者站起来发言也比较方便。女士穿裙子入座时，背脊要挺立，双手放在腹部，双腿并拢或交叉成丁字形或以前伸后曲式。男士就座时，背脊要挺立，双手可放在大腿上，双腿并拢。离座时候，注意动作要轻，落座无声，在同样的方向离开，并将椅子复位。

二、面试中的礼仪

良好的礼仪还要优雅的谈吐来配合，在面试过程中，言语、行动必须一致。面试官从应聘者的谈吐中，不仅可以看出一个人的品德修养，也可以看出他的专业水平和基本素质，并可能依此决定是否录用该应聘者。因此，应聘者还要掌握一些面试的交谈技巧，帮助自己求职成功。

1. 仔细聆听

面试是双向的对话和交流，学会倾听也是交流能力的一种体现。应聘者只有听清楚了面试官的讲话，才能有的放矢地做出相应的回答。如果交谈时心不在焉，或答非所问，那么这一次面试是失败的。许多初次参加面试的应聘者往往容易忽视了这一点，过多地把注意力集中在给面试官留下美好的印象上，过于注重表面的礼仪，却不注意聆听面试官的讲话，以至于回答的时候不能令人满意，显得十分被动。应聘者去面试的时候，最好带上笔记本和笔，这样就便于把面试官问的问题记录下来，在记录问题时，大脑也在组织相应回答，这样有利于应聘者更好地表现自己。

2. 文雅大方

在听面试官提问时，应聘者要面带微笑，不时予以点头，表示自己听明白了，或正在注意听，同时要在自己的笔记本上时不时记上几笔，以表示自己很关注要点，从而获得面试官的好感。回答问题时要从容镇定，不慌不忙，温文尔雅，有问必答。碰到不会的问题不宜直接拒绝或说不会，也不能保持沉默，最好的办法是用几句过渡性话语缓冲一下："这个问题我过去没有遇到过，不过我个人的观点是……"然后在脑海里迅速归纳出几条观点，要是还想不出答案，可以坦率承认，千万不能不懂装懂。在面试中，面试官提出问题并不一定要得到一个准确的答案，主要还是考查应聘者思考问题的方式。

3. 三思而后答

回答面试官提出的问题之前，应聘者应在脑海中将自己的思绪梳理一下，想好了什么是可以说的，什么是不可以说的，还没有想清楚的时候就不说或少说，切勿信口开河、文不对题，这样会给面试官一种缺乏涵养的感觉。有些应聘者虽然知识很丰富，但是一到关键时刻就"短路"，这是紧张所致，在表达的时候可以适当放慢语速，让自己的思路能跟得上语言的表达，也让对方听懂并且理解你的思路、想法和意思，同时，要时刻观察面试官的表情变化，调整自己的思路和表达内容。

4. 认真有礼

从交谈的礼节来说，应聘者在面试中要讲究礼仪。当面试官发问时，应聘者应开动脑筋，先弄清对方问题的关键。回答面试官的提问要突出重点，简单的问题随提随答，复杂的问题边想边答。回答问题尽力做到有礼有节，说话可以慢，但不能乱，不可随意答复或敷衍了事。同时还应将目光放在面试官身上，但不要一直盯着对方的眼睛，这样会让人觉得你咄咄逼人，会被认为在向主考官挑战，正确的方法是把目光放在对方额头或鼻梁上方，必要时要点头应和，切不可注意力分散、左顾右盼，更不能打哈欠、看手机、跷腿，这些都是比较失礼的表现。

三、面试告别时的礼仪

面试结束了并不代表求职应聘过程的结束，为了给自己的面试画上一个圆满的句号，有些细节应聘者应当注意。

1. 适时告辞

面试虽然没有规定时间，但是都会在合适的时间结束。一般来说，面试的时间太短了不行，双方无法进行深入的了解和交流，时间长了更不行，交流时间越长，应聘者失误的概率就越大，尤其是面试官觉得应聘者不合适的时候，会觉得面试过程乏味。所以把握好面试的节奏很重要，应聘者要先想好话题，察觉会谈的高潮已过后，便要准备结束离开。站起身来，露出微笑，表示感谢然后离开，给对方留下一个积极、良好的印象。一般来说，许多用人单位要经过两三轮面试之后才能确定候选人，每一个面试官不会直接告诉应聘者面试结果，他们会寻找相对友善的方式来结束面试，所以一个通情达理的应聘者既要知道如何开始，更要知道如何结束，应聘者主动把结束面试的权力接过来，于己于人都有利，也会让面试官对应聘者留下一个好印象。

2. 向面试官致谢

面试是一面镜子，通过面试，求职者能更清楚地了解自己的优点和缺点、长处与不足、适合什么岗位和什么类型公司。所以说，面试也是一个成长的过程，不论面试结果如何，有没有被录取，都应该感谢面试官对自己的指导。所以，恰当的致谢形式不仅是礼貌，也会使面试官在作决定之时对你更有印象。常见的致谢方式有信函致谢、邮件致谢、电话致谢、短信致谢等。

3. 做好总结

面试的尾声，还有一些必须做到的事，收拾好桌上的物品，把自己使用过的纸杯、材料清理好，离开时带走；轻轻地把椅子归回原位；离开时保持正确的行姿和速度，出门后轻轻把门关上，这时，面试才真正圆满结束。面试结束后，在结果还未出来之前，应该及时做好回顾和总结，认真回忆面试的过程和细节，找出自己存在的失误和不足，以便在后期的面试中改进。每一次面试都是一次成长，应聘者应该收拾好心情，全身心地投入到下一场招聘面试中去。

◎ 拓展阅读

【材料一】小细节决定求职成败

刘玉大学毕业后在一家外企工作，这也是她应聘的第一份工作。和求职中屡屡受挫的同学相比，她的应聘过程很顺利，几乎一次成功。当别人向她讨教成功经验时，她说，"细节决定成败"这句话在找工作时也适用。

刘玉应聘的第一家单位是一家医药外资企业。那时，公司只招聘市场专员一人。为顺利进入面试，刘玉开始认真准备简历。她说，现在很多大学生从网上下载简历，或者直接复制其他人的简历，没有新意，容易被企业冷落。为此，她写简历时，结合招聘职位对沟通能力要求很高的特点，强调自己医学专业出身，专业对口，性格开朗，在实习经历中重点突出了在学校担任就业指导中心助理和学生会副主席职位等诸多细节，表明自己沟通能力和组织能力强，适合做市场工作。

两周后，刘玉和20多名应聘者一道顺利过关。复试时，刘玉特意找了件整洁的正装穿上，穿衣问题虽是小节，却体现了对他人的尊重。她还特地提前半小时到达，守约不是大事，却能给人严谨的好印象。复试由市场总监亲自主持，是一对一的交流，刘玉刚开始也很紧张，因为与她一起前来的应聘同学比，她的优势并不是特别突出。当面试官要求她介绍下自己时，刘玉冷静下来。她拿实例回答考官：大三上学期，一边准备英语六级和期末考试，每天还要抽两小时到就业指导中心和学生会工作，合理安排工作和学习时间，在完成工作的同时，英语六级考试也顺利通过。

在学校担任就业指导中心助理期间，她负责联系用人单位来学校举办宣讲和招聘活动，这对没有任何人脉关系的她来说是一种挑战。她经常从网上挑选、联系、邀请用人单位，在这个过程中，虽遭遇过很多挫折，却在很大程度上锻炼了她较强的抗挫折能力。

面试完毕时，她把椅子轻轻搬回原位。这时，主持面试的市场总监脸上产生了微妙的变化，并热情地对她说再见。

因为这个细节，她成为唯一被录用的应届毕业生。招聘经理后来告诉她，面试时，考官都会观察应聘者是否迟到以及其他求职礼仪。那天刘玉不但没有迟到，还是应聘人员中第一个把椅子搬回原位的应聘者。这个小小的举动决定了她最后的胜利。

资料来源：湖北中医药大学中药学专业毕业生就业经历

【材料二】一封求职面试感谢信

尊敬的冯磊总监：

您好！我是 4 月 19 日下午到贵公司面试销售专员的彭倩。非常感谢您给了我这次面试机会！很高兴认识您，面试时跟您的谈话是一次愉快的经历，我感觉收获颇丰！

通过这次面试和您深入的交流，我更加深刻地认识了公司，尤其是公司的企业文化，感受到这是一家有深厚文化底蕴和社会责任感的公司。同时感谢您对我"应届毕业生要多出去闯一闯"的认同和赞许。在面谈中，您对公司的真挚情感溢于言表，资深的专业学识、和谐的人际关系、细致入微的洞察力、良好亲和力以及您的谈吐，都令我敬佩不已，也是我今后学习的榜样！

能够与您认识是我的荣幸，若能有幸进入公司协助您一起工作，得到您的指点，共同为实现企业目标而努力，将是我职业生涯中的一件幸事！

面试中，我也了解到销售专员岗位的职责与要求，纵观自己的学习和实践经历，再加上以后不断地学习和努力，我完全有信心胜任此工作岗位，真诚希望能有机会和您共同工作，继续向您学习，期待能为公司的发展贡献一份力量，期待贵公司是我职业生涯开始的地方。

　　此致
敬礼!

您的学生：彭倩

2019 年 4 月 22 日

资料来源：湖北中医药大学市场营销专业毕业求职感谢信

【材料三】求职中易导致失败的礼仪细节

　　(1)穿着好多天没洗的衣服去面试

　　(2)坐在座位上不断地抖动双腿

　　(3)随身带的几支笔刚好都写不出字来

　　(4)手表慢了

　　(5)由家人陪同前往面试

　　(6)带着女朋友(或男朋友)来参加面试

　　(7)带着其他同学一起来面试

　　(8)头发蓬乱不整齐

　　(9)递上皱巴巴的自荐信和简历

　　(10)不诚实，老讲"大话"和"套话"

　　(11)迟到，并且原因是堵车

　　(12)带上礼品送给面试官

　　(13)说找了几个月没有找到工作

　　(14)说老家发展不好，不想回去工作

　　(15)说上一家就职的公司很差

　　(16)讲话时口水落在面试官面前

　　(17)急着递上你的自荐信

　　(18)把求职材料扔在面试官面前

（19）裤脚边一高一低

（20）穿着牛仔裤配皮鞋和领带

（21）口袋塞着满满的东西，看起来鼓鼓的

（22）手指甲很脏

（23）胡子拉碴

（24）讲话露出黄牙

（25）当着面试官的面接电话

（26）不请自来

（27）不请自坐

（28）未经允许擅自进入面试室

（29）刚下火车，浑身很脏

（30）鞋带没系好

（31）黑皮鞋配白色袜子

（32）正装配运动鞋

（33）把大包小包的行李带到面试地点

（34）面试时喧宾夺主

资料来源：应届生求职网

【思考练习题】

1. 请为自己未来的求职面试设计一套面试的着装。

2. 面试过程中应该注意哪些求职礼仪？

3. 面试结束后应该注意哪些求职礼仪？

第八章　就业权益与法律保障

随着我国法制化进程的加快，毕业生就业工作也逐步走向法制化之路。高校毕业生在就业过程中享有多方面的权益，清楚了解自己在就业过程中享有的权益，更好地维护好自己的权益是实现顺利就业的重要保障。因此，毕业生必须清楚掌握与就业相关的法律法规、政策制度等，并且通过学习这些法律法规，培养法制思维，进而能在这种思维的指导下，真正做到懂法、守法、用法。

第一节　就业权益的维护

毕业生要顺利毕业和就业，需要很多毕业程序，在此过程中，毕业生或多或少地都存在就业权益被侵犯的现象。因此，毕业生要明确自己所享有的权益，并在求职择业的过程中善于维护自己的权益不受侵害，强化维权意识。

一、毕业生就业中的侵权现状

在当前大学毕业生的就业过程中，由于就业相关法律法规的不完善和用人单位的观念等原因，大学毕业生就业权益被侵犯的现象还时有发生，主要表现在以下几个方面。

1. 供求双方地位不平等

由于近年来毕业生人数猛增，就业市场供过于求，用人单位在招聘的时候有较多的选择权,所以毕业生在与用人单位签订就业协议或劳动合同的时候,是处于弱势地位的。首先,招聘的条件、就业协议书的补充条款、合同条款大部分是由用人单位单方面确定,毕业生没有决定权。其次,双方在签订了就业协议或劳动合同后,属于管理与被管理的关系。最后,毕业生入职后,用人单位在合同的执行和实施上会与之前所约定的内容有所出入,例如变相降低毕业生的福利待遇,或是延长试用期等。

2. 就业歧视

毕业生在求职择业过程中,就业歧视现象也比较常见,主要表现在两个方面:一是外貌歧视。许多用人单位在招聘时,对应聘者的长相、身高、体重等列出明确要求,这些做法违反了我国《劳动法》的相关规定。二是性别歧视。由于女性的身体素质不如男性,工作期间还面临生育和照顾家庭的重担,所以很多用人单位在招聘简章中制定了严格的男女录用比例的问题,或者以其他理由拒绝招收女性。

3. 侵犯个人隐私

随着信息技术的飞速发展,网络和电信诈骗成为大学毕业生隐私泄露的集中地。大学毕业生利用互联网参加求职面试的比例越来越高,在互联网会留下各类信息资料(如姓名、年龄、学历、电话、身份证号等),这些信息属于个人隐私。这些信息可能会被不法分子通过不正当渠道获取,从而被用为谋求商业利益的工具。

4. 合同欺诈

有些用人单位违反国家规定,在招聘和用人环节提供不实信息,待签订合同后不予执行。例如,虚构招聘岗位,在招聘信息中夸大工作头衔,待毕业生入职后无法兑现。再就是延长大学毕业生的试用期,不兑现约定的工资报酬,额外收取押金或培训费。更有一些毫无资质的公司打着招聘的幌子招聘大学生从事传销等非法活动。

5. 用人单位违约

由于毕业生就业压力增大，就业市场上用人单位处于买方市场，导致经常出现用人单位随意更改就业协议书或劳动合同的条款，或不履行协议书或劳动合同条款，甚至无故解除协议等现象，毕业生为了保全工作而忍气吞声。例如，有些用人单位给毕业生承诺优厚待遇和晋升机会，在毕业生到岗后不兑现。还有的用人单位违反国家规定，不给大学毕业生办理五险一金、恶意拖欠薪酬等，使大学毕业生的就业权益受到侵害。

二、毕业生就业权益的内容

毕业生作为劳动就业的主体，在就业过程中享受一定的权益，同时也要履行相应的义务，每个大学毕业生都应当明确自身的权益和义务。

1. 平等就业权

根据《劳动法》规定，"劳动者享有平等就业和选择职业的权利"，"劳动者就业不因民族、种族、性别、宗教信仰不同而受到歧视"。因此，毕业生在求职过程中，应当享有平等就业权。主要包括及时、全面有效地获取就业信息，能被公平、公正对待，参加"双选"时与用人单位自主洽谈协商、自主择业，在受用人单位录用方面能被一视同仁。由于目前在就业方面的法规和措施还不够完善，完全开放、公平的就业市场尚未形成，毕业生在求职就业过程中还存在不同程度的不公平现象，这一权益也是目前毕业生最迫切需要得到维护的权益。

2. 获取就业信息权

就业信息是毕业生择业成功的前提和关键。毕业生只有在充分占有就业信息的基础上，才能结合实际情况选择合适的用人单位。国家和地方的就业管理部门应及时向毕业生提供最新的就业信息。一是所有的用人信息要向全体毕业生公开，二是信息的发布和传递必须及时有效，三是要多角度、多渠道全面发布就业信息。

3. 接受就业指导权

接受就业指导与服务是每个毕业生应有的权利，就业指导质量的好坏直接影响着毕业生的就业质量高低。我国《高等教育法》规定，"高等学校应当为毕业生、结业生提供就业指导和服务"。高校成立专门机构，安排专门人员对毕业生进行就业指导，包括向毕业生宣传国家关于毕业生就业的有关就业方针、政策、法规，并对学生进行择业观念、择业技巧等方面的指导，引导毕业生根据国家、社会需要，结合个人实际情况进行择业。随着毕业生就业市场化的推进，毕业生也将由从学校接受就业指导扩大到主动到市场寻求就业指导。

4. 被推荐就业权

高校掌握了大量的就业信息，能够快速匹配相应专业的毕业生去相应的用人单位应聘。因此，向用人单位推荐毕业生是高校就业指导工作的一项重要内容，高校不仅对供需双方的情况比较清楚，而且在学校的推荐下能够很大程度上影响用人单位对毕业生的取舍，毕业生享有被学校公平、公正、如实推荐的权利。

5. 就业选择自主权

根据《中华人民共和国劳动法》第三条规定："劳动者享有选择职业的权利。"在国家就业政策的指导下，高校毕业生可按照"双向选择，自主择业"的原则自由选择职业。即毕业生可按照自己的意愿自主选择用人单位，有权决定自己将来从事何种工作、是否就业、何时何地就业。学校及用人单位和个人均不得对毕业生的选择进行干涉，任何将个人意志强加给毕业生，让毕业生到某单位就业的行为都是侵犯毕业生就业选择自主权的行为。

6. 违约求偿权

毕业生的就业协议书一经签订，毕业生、用人单位、学校三方中任何一方都应严格履行协议规定的义务，不得擅自毁约。任何一方提出解除就业协议，均须得到另外两方的同意，并应承担相应的违约责任。如用人单位一方违约，毕业生有权要求用人单位承担违约责任并进行补偿。如毕业生出于谋求更好的职业发展等原因，主动向用人单位和学校提出解除就业协议，毕业生也要承担相应的违约责任。

除了享受权益，毕业生也应该履行自己的义务。包括认真学习、正确理解并执行国家的就业方针政策；接受毕业生就业指导和教育；服从就业工作的安排和管理，完成与就业工作相关的任务，如实向学校通报自己的就业单位和联系方式；如实向用人单位反映自己的情况；遵守求职择业的道德和工作纪律；履行就业协议和劳动合同规定的内容等。

三、毕业生就业权益的维护

大学毕业生享有就业权益，但在就业过程中往往会出现一些侵害大学毕业生权益的行为。毕业生要熟悉和掌握毕业的流程和有关就业的法律、法规，强化自己的维权意识。一旦自己的就业权益受到侵害，可以通过以下途径对自身权益实施保护。

1. 寻求帮助

（1）就业主管部门

就业主管部门除了为大学毕业生就业提供相应的指导和服务外，还有为毕业生就业保驾护航的职责，一般可通过制定相应的规范来确定大学生的权益，并对侵犯毕业生权益的行为加以限制和处理。还可以根据《劳动争议处理条例》及各省市人力资源部门相关规定，到对口部门进行权益的维护。

（2）学校

高校是大学生维护就业权益最直接、最有力的助手，可以在早期进行干预，以维护就业工作的平稳运行。例如，可通过制定各项措施来规范毕业生求职择业工作和用人单位的招聘工作，对用人单位在招聘过程中不合理的行为进行引导和规范，对侵害毕业生权益的行为予以打击。如果用人单位与毕业生签订的就业协议不符合规范，学校有权不予批准，在编制就业派遣计划时进行变更，以维护毕业生的权益。

2. 自我保护

（1）增强法律意识，依法维护权益

毕业生要了解目前国家关于毕业生就业的有关政策、法律、法规，以及毕业生在就业过程中的权利和义务。如果毕业生在求职择业过程中，发现用人单位的行为和国家政策、法律、法规相抵触，侵犯了自己的权益，应勇于用法律手段维护自己的合法权益。主要的法律、法规有：《劳动法》《劳动合同法》《劳动争议调解仲裁法》《中华人民共和国就业促进法》《普通高等学校毕业生就业工作暂行规定》等。例如，为了维护劳动者的平等就业权，反对就业歧视，我国有关法律对公平就业作出了明确规定：劳动者依法享有平等就业的权利，就业不因民族、种族、性别、宗教信仰等不同而受歧视。用人单位在招录人员时，除国家规定的不适合妇女从事的工种或者岗位外，不得以性别为由拒绝录用妇女或者提高对妇女的录用标准。用人单位录用女职工，不得在劳动合同中规定限制女职工结婚、生育的内容。因此，增强法律意识、依法就业是大学毕业生求职择业应当具有的基本观念。

（2）增强风险意识，防范求职风险

应届毕业生的就业多为初次就业，缺乏社会经验。由于就业信息不对称、国家政策的调整及就业形势变化等因素的影响，大学毕业生在就业中充满了许多不确定因素。例如，在当前劳动力市场中有些用人单位发布虚假信息，欺骗或非法招用应聘者。一些用人单位为防止员工在工作中给单位造成损失后不赔偿就不辞而别的情况，在录用员工时扣押劳动者身份证件或者其他证件，如暂住证、资格证书和其他证明个人身份的证件，或是以担保名义非法向劳动者收取财物，以变相获取风险抵押金，这些都会给毕业生带来就业风险。因此，大学毕业生应该树立风险意识，尽量拓宽就业面，灵活选择职业，从而有效规避求职风险，尤其是在签订就业协议书或劳动合同时，应谨防用人单位的虚假招聘。我国《劳动合同法》对当事人在订立劳动合同前的如实告知义务做了明确规定，即无论劳动者是否提出要求，用人单位都应当主动将有关情况如实向应聘者说明，对于任何一方采取欺诈的手段，提供虚假信息，都有可能导致所订立劳动合同自始无效。

（3）增强契约意识，依规签约

诚实守信是市场经济运行的一个重要原则，大学生要树立契约意识，即要求当事人尊重平等、信守契约。因此在就业择业时，签订书面的协议对于约束双方的行为有重要作用，就业协议在明确单位和毕业生权利义务等方面扮演着重要角色。契约意识在就业过程中主要体现在两个方面，一是要求毕业生充分重视和深刻理解就业协议的重要性，牢固树立通过就业协议来保护自己合法权益的意识；二是就业协议一旦签订即具有法律效力，还要树立严格遵守、履行就业协议条款的意识。因此，谨慎签约、积极履约有助于毕业生通过协议书的约定保护自己的合法权益。协议一旦订立，双方都必须遵守，任何一方不得无故毁约、违约等，否则将受到经济和法律的制裁。如果毕业生遇到用人单位不遵守协议约定，侵害权益的行为，一定要坚持原则，根据国家政策和法律规定，据理力争，避免陷入劳动合同陷阱。

第二节　就业的法律保障

如果顺利通过面试考核，获得了自己心仪的工作岗位，毕业生就将开始自己的职业生涯。在这之前，毕业生还需要签订就业协议书和劳动合同，以确保今后的职业生涯能够顺利地进行。本节内容主要介绍签订就业协议的程序及注意事项、就业协议的解约及改签、劳动合同的签订、就业协议书与劳动合同的区别等相关知识。

一、就业协议

"全国普通高等学校毕业生就业协议书"是明确毕业生、用人单位和学校三方在毕业生就业中的权利和义务的书面表现形式。毕业生就业协议书一般由国家教育部或各省、市、自治区就业主管部门统一制定。作为学校毕业生就业派遣计划依据的毕业生就业协议书，一般一式四份，由学校发放、毕业生签字、用人单位和学校盖章，毕业生将其作为办理报到、接转档案和户口关系的依据。

1. 就业协议的主要内容

当毕业生与用人单位之间通过双向选择而达成一致的意愿之后，需通过书面协议的方式将这种关系确定下来。毕业生与用人单位签订协议后，经学校就业主管部门签字盖章，即为签约。从毕业生的角度而言，签订该协议即意味着就业，所以该协议就称为就业协议。就业协议书一般应包括以下内容：毕业生的基本情况；用人单位的情况；学校意见；工作期限；工作岗位和工作内容；劳动保护和工作条件；工资报酬和福利待遇；就业协议的终止条件；毕业生和用人单位双方约定的其他补充条款。

2. 就业协议的签订程序

毕业生持学校下发的推荐表，参与双向选择活动。确定接收单位后，毕业生凭借推荐表回执或单位接收函换取毕业生就业协议书。毕业生就业协议书一律以原件为准，复印件无效。签订毕业生就业协议书的程序如下：

（1）毕业生填写信息

毕业生先要到学校就业指导中心领取一式四份的就业协议书，本人在协议书上明确表达自己同意到某用人单位应聘工作的意愿，同时签署本人姓名。如实填写个人信息如姓名、学制、学历等，专业名称、家庭地址要详细填写，避免造成不必要的麻烦，联系电话一定要填写清楚，以便后期保持联系通畅。

（2）用人单位填写情况和意见

由用人单位人事部门负责人签署同意接收毕业生的意见，并签字盖章。如果该单位没有人事自主权，则还需要报送其上级主管部门签字盖章，予以批准认可。单位联系人、电话、通信地址及性质要写清楚；档案转寄地址一栏，要将人事关系档案保管单位的全称和地址填写清楚，有人事档案保管权的单位可填写单位地址，无人事档案保管权的单位应填写其委托保管毕业生档案的地址。

（3）毕业生所在学校签署意见

主要包括院系意见和学校毕业生就业指导中心的意见。院系意见主要是对毕业生的就业去向进行初审，学校的毕业生就业指导中心代表学校的最终审核，确认列入就业计划的信息，完成上述程序后就业协议正式生效。随着毕业生就业制度改革力度的加大，国家和高校的审批权力将日益弱化，或许在不久的将来，在签订就业协议中，毕业生和用人单位可拥有完全的自主选择权，学校和上级主管部门将不再需要审批就业协议，只需要掌握毕业生的就业情况即可。毕业生就业协议书一式四份，协议签订后，一份由学生自己保管；两份交学校就业指导中心，作为列入就业建议方案的依据；一份由用人单留存，作为接收毕业生的凭据，并依此做相应的人事安排。

3. 就业协议的解除

毕业生在与用人单位签订协议后到用人单位报到之前改变就业决定、用人单位不能按照协议要求接收毕业生或不能兑现协议约定的承诺，均属于对签订就业协议破坏，构成违约，应当解除就业协议。根据

《合同法》规定，无论违约方是否在主观上存有过错，只要不存在不可抗力或其他法定免责事由，义务人就应该承担违约责任。就业协议的解除分为单方解除和三方解除。

（1）单方解除

单方解除包括单方擅自解除和单方依法或依协议解除。单方擅自解除协议属违约行为，解除协议方应对另两方承担违约责任。单方依法或依协议解除是指用人单位或毕业生其中一方解除就业协议具有法律或协议上的依据，如毕业生未取得毕业资格，未通过用人单位组织的考试等，用人单位有权单方解除就业协议；毕业生被录取为研究生后，用人单位依协议规定可解除就业协议。此类单方解除就业协议情况，解除方无须对另两方承担法律责任。

（2）三方解除

三方解除是指毕业生、用人单位、学校三方经协商一致，解除原签订的协议，使协议不发生法律效力。此类协议的解除需要三方当事人一致同意，三方均不承担法律责任。三方解除协议应在就业计划上报就业主管部门之前进行，如发生在就业派遣计划下达之后，还涉及改派，须经上级主管部门批准。

4. 就业协议违约的后果

就业协议书一经签署即具有法律效力，任何一方不得擅自解除，否则违约方应承担违约责任，向权利受损方支付协议条款所规定的违约金。从实际情况来看，就业协议违约多为毕业生违约，除本人应承担违约责任、支付违约金外，还会造成其他一些不良的后果。

（1）对用人单位而言

用人单位在招聘过程中为录用到合适的毕业生需要做大量的工作，比如制订招聘计划、开展招聘、组织培训等。同时毕业生就业工作时间相对比较集中，一旦毕业生因自身原因违约，势必使用人单位的这一录用岗位空缺。用人单位若重新组织招聘，选择其他毕业生，一是时间上不允许，二是会耗费大量人力物力，给用人单位造成工作上的被动。

（2）对学校而言

有些毕业生因违约给用人单位造成一定的损失，而用人单位也往往将毕业生的违约行为与学校行为联系在一起，用人单位由于毕业生存在违约现象而对学校的就业推荐工作表示怀疑，影响双方长期合作的关系。有的用人单位在毕业生违约造成损失后，几年之内都不愿意再到学校来挑选毕业生，影响学校的声誉和后面毕业生的就业。长此以往，必定影响学校整体毕业生就业工作和发展。此外，毕业生的违约也影响学校就业计划方案的制订和上报，影响学校的正常派遣工作。

（3）对毕业生而言

用人单位按照招聘计划到校招聘毕业生，一旦与某毕业生签订就业协议，就不可能再录用其他毕业生。若日后该毕业生发生违约行为，有些当初希望到该用人单位工作的毕业生由于录用时间等原因，也无法补缺，不仅造成就业信息和资源的浪费，也延误了其他毕业生就业的机会。频繁违约的毕业生不仅今后无法找到合适的工作，而且会因诚信问题被很多用人单位拒之门外，影响自己的前途。因此，毕业生在就业过程中应慎重决策，诚信履约。

二、劳动合同

毕业生经过努力确定了工作或与用人单位确定了工作意向，并不意味着就业过程就此完成了。对于初入职场的毕业生来说，就业之前还有一个关键环节，就是与用人单位签订劳动合同，它是保障劳动者合法权益的重要举措之一。

1. 劳动合同的含义

《劳动法》第十六条规定："劳动合同是劳动者与用人单位确立劳动关系、明确双方权利和义务的协议。"劳动合同也可称为劳动契约、劳动协议。劳动合同按照标准可划分为不同的类别，以合同的目的为标准，可分为聘用合同、录用合同、借调合同、停薪留职合同；按照有效期限的不同，可分为固定期限合同、无固定期限合同和短期劳动合同；按照劳动者人数不同，可分为个人劳动合同和集体劳动合同。按照劳动合同，劳动者加入企业、事业、机关团体等单位，从事一定种类的工作或担任一定的职务，用人单位给录用者分配工作，按照劳动的数量和质量给予相应的报酬，并按照劳动法律法规和双方协议约定提供劳动条件。

2. 劳动合同的相关程序

劳动合同的相关程序，就是指劳动合同的订立、履行、变更、解除和终止。我国《劳动法》规定，劳动合同应当以书面形式订立。毕业生要维护自己的合法权益，首先应该对劳动合同的程序比较清楚。

(1)劳动合同的订立原则

《劳动法》第十七条规定："订立和变更劳动合同，应当遵循平等自愿、协商一致的原则，不得违反法律、行政法规的规定。"根据这一规定，订立劳动合同必须遵循两个原则。一是劳动合同的订立必须遵守国家的宪法和法律法规，不得违反法律、行政法规的规定；二是遵循平等自愿、协商一致的原则，毕业生和用人单位在自愿的基础上订立劳动合同，任何一方不得将自己的意志强加于对方，也不允许第三者非法干涉。

(2)劳动合同的必备条款

必备条款又称法定条款，是指由国家劳动法规定、双方当事人签订劳动合同时必须具备的条款。根据《劳动法》的规定，必备条款应当包括以下内容

第一，劳动合同的期限。劳动合同的期限也就是合同有效期，是指所签订的劳动合同是有固定期限、无固定期限和以完成一定工作为期限的劳动合同。如果是有固定期限的劳动合同，则应约定期限是一年或几年。

第二，工作内容。工作内容是指用人单位安排劳动者从事什么工作，是劳动合同中确定的应当履行的劳动义务的主要内容。包括劳动者从事劳动的岗位、工作性质、工作职责以及劳动生产任务所要达到的数量指标和质量指标等。

第三，劳动保护和劳动条件。劳动保护和劳动条件是指在劳动合同中约定的用人单位对劳动者所从事的劳动必须提供的生产、工作和劳动安全卫生保护措施。即用人单位保证劳动者完成劳动任务和劳动过程中安全健康保护的基本要求。包括劳动场所和设备、劳动安全卫生设施、劳动防护用品等。

第四，劳动报酬。劳动报酬是指用人单位根据劳动者的岗位及工作数量、质量，以货币形式支付给劳动者的工资。包括工资的数额、支付日期以及其他福利(社会保险、奖金、津贴等)待遇。

第五，劳动纪律。劳动纪律是指劳动者在劳动过程中必须遵守的行为规范。劳动合同的劳动纪律包括国家法律、行政法规、用人单位内部规定和对劳动者的个人纪律要求等。如上下班制度、工作制度、岗位纪律、加班制度、奖惩规则等。

第六，劳动合同的终止条件。劳动合同的终止条件是指劳动合同终止的事实理由。劳动合同中约定的劳动合同终止条件，一般是指国家法律、行政法规规定的劳动合同终止条件以及劳动者和用人单位双方确定的劳动合同终止的条件。

第七，违反劳动合同的责任。违反劳动合同的责任是指劳动合同履行过程中，当事人一方因故违反劳动合同，致使劳动合同不能正常履行，给对方造成损失时应承担的法律后果。

(3)劳动合同的履行

劳动合同的履行是指劳动合同的双方当事人按照合同规定，履行各自承担义务的行为。依法订立的劳动合同具有法律约束力，当事人必须履行合同约定的义务，任何个人或第三方不得非法干涉劳动合同的履行。

（4）劳动合同的变更

劳动合同的变更是指双方当事人对尚未履行的合同，按照法律规定的条件和程序，对原劳动合同进行修改或增减的法律行为。劳动合同变更应遵循平等自愿、协商一致的原则，不得违反法律、行政法规的规定。任何一方不得随意变更或更改劳动合同，否则要承担相应的法律责任。

（5）劳动合同的解除

劳动合同的解除是指劳动合同当事人在劳动合同期限届满之前依法提前终止劳动合同关系的法律行为。劳动合同的解除可分为协商解除、用人单位单方面解除、劳动者单方面解除以及自行解除等。

（6）劳动合同的终止

劳动合同的终止是指符合法律规定或当事人约定的情形时，劳动合同的效力终止。我国《劳动法》规定："劳动合同期满或者当事人约定的劳动合同终止条件出现，劳动合同即行终止。"《劳动合同法》规定："有下列情形之一的，劳动合同终止：（一）劳动合同期满的；（二）劳动者开始依法享受基本养老保险待遇的；（三）劳动者死亡，或者被人民法院宣告死亡或者宣告失踪的；（四）用人单位依法宣告破产的；（五）用人单位被吊销营业执照、责令关闭、撤销或者用人单位决定提前解散的；（六）法律、行政法规规定的其他情形。"

3. 签订劳动合同的必要性

根据《劳动法》规定，建立劳动关系应当订立劳动合同。一般用人单位在毕业生报到后，都会及时与毕业生签订劳动合同，但也有一些用人单位为了节省用工成本，做出侵害毕业生权益的行为，大学毕业生应当学会依法维护自身合法权益，明确签订劳动合同的必要性。

（1）是劳动者实现劳动权的保障

劳动权是法律赋予劳动者最基本的权利，它是劳动者一切劳动权益的基础。劳动者没有工作，就不可能享受劳动报酬权，不可能享受休息休假权，也不可能获得劳动卫生安全保护，甚至劳动权不能实现，会影响到劳动者的正常生活乃至生存。毕业生作为刚参加工作的劳动者，也享有与其他劳动者同样的权利。

（2）是合理使用劳动力、提高劳动生产率的重要手段

劳动合同签订以后具有稳定性，用人单位在日常工作安排上能够依据合同条款给员工安排合适的工作，有利于实现"人职匹配"，为用人单位提高劳动生产率，实现经济效益最大化。对毕业生来说，也能在劳动合同条款的保护之下安心从事自己喜欢的工作，实现快速成长。

（3）防止劳动争议的发生

毕业生在与用人单位通过签订劳动合同明确双方的权利和义务，用人单位和毕业生也都必须尽量履行义务，防止因违约而导致争议的发生。即使在后期发生争议，由于劳动合同明确约定了权利和义务，相关部门能够迅速地依据合同判断劳动争议的责任主体，其争议也容易得到解决，从而降低了解决劳动争议的成本，是保护劳动关系双方合法权益的法律文书。

三、劳动合同与就业协议的区别

就业协议和劳动合同在主体、内容、性质和争议处理办法上存在本质区别。就业协议书是教育部或省级教育主管部门统一印制的，由毕业生、用人单位和毕业生所在高校三方签订的协议书；劳动合同则是规定用工单位和劳动者之间权利义务的法律文书，受《劳动合同法》的约束和调整，并且是在毕业生到用人单位报到以后才签订的。就业协议书一般是毕业生在毕业派遣之前签订，一般认为是劳动合同的预约性合同，相关条款可以纳入到劳动合同中去，具体而言有四个方面。

1. 主体不同

劳动合同是劳动者与用人单位之间确立劳动关系的协议，只要双方当事人协商一致，符合国家的法律、法规，无欺诈、胁迫等手段，经双

方签字盖章，合同即生效。就业协议书主体有三方，学校、用人单位、毕业生。用人单位和毕业生是人才市场上平等的主体，双方经过供需见面会，双向选择达成就业协议。

2. 内容不同

劳动合同明确供需双方的权利和义务，包括劳动合同期限、工作内容、劳动保护和劳动条件、劳动报酬、社会保险和福利、劳动纪律、劳动合同终止的条件、违反劳动合同的责任等。而就业协议是毕业生与用人单位签订的一个初次工作协议，毕业生的义务是向用人单位如实介绍自己的情况，并按时到用人单位报到，用人单位的义务是如实向毕业生介绍自己的情况，负责办理毕业生的相关手续，其主要意义在于将毕业生与用人单位双方相互选择的关系确定下来，一般并没有详细规定双方具体的权利及义务。因此，毕业生与用人单位签订了就业协议后，还必须签订劳动合同，以保护自己的合法权益。

3. 性质不同

毕业生就业协议适用的人群相对单一，只适用于高校毕业生，属于无名合同，适用《民法通则》《合同法》、国家有关毕业生就业分配的法律法规和其他相关政策规定。而劳动合同可以适用于各类人员，属于有名合同。凡是中华人民共和国公民，只要有劳动能力并符合法律规定的条件，经过供需见面，双向选择，一经录用都可以与用人单位签订劳动合同，适用《劳动法》《劳动合同法》《劳动争议调解仲裁法》等法律规范。

4. 发生争议问题处理的部门不同

在毕业生就业协议发生问题需要处理时，一般首先由毕业生和用人单位双方协商解决，如果取得一致意见，则报送毕业生所属学校主管部门，由学校主管部门审查后报送上级主管部门批准，予以调整。而当劳动合同发生问题需要处理时，毕业生和用人单位需要向劳动争议调解委员会或劳动仲裁机构报送，请求处理。

◎ 拓展阅读

【材料一】骑驴找马、盲目签约的小王

　　小王是武汉一名普通本科高校护理专业的本科毕业生，经过四年刻苦学习，成绩优异，即将毕业。在一次学校组织的医院专场招聘双选会上，经过老师的强力推荐和自己的努力，小王从激烈的竞争中脱颖而出，被某三甲医院录取。通过面试以后，医院通知小王去签订就业协议书，此时的小王发现还有一家发展前景更好的医院也在招聘护士，信心满满的小王决心去试试，但是她又不想失去已经到手的工作机会，于是匆匆和录用她的医院签订了就业协议书，又去了那一家更有前景的医院投递简历参加应聘。在她看来，反正只是签订就业协议，也不是签劳动合同，对自己没有多大约束力。

　　小王很幸运又被她心仪的医院录取了，当小王兴冲冲地跑到原来签订就业协议的医院请求解除就业协议时，医院人事部门告知小王，解除就业协议可以，但小王必须按照就业协议的约定向医院赔付违约金2000元。面对不菲的违约金，初出校门的小王真为自己法律意识的缺乏懊悔不已。

　　就业协议与劳动合同有些区别，但这并不意味着就业协议就没有约束力，仍属于《民法通则》的调整范围。在平等、自愿等基础上建立起来的毕业生就业协议受法律保护，任何一方无正当理由任意违反都要承担相应的违约责任。因此，毕业生在决定签署就业协议前，要认真对待就业协议的约定，特别是其中的违约条款，以免给自己造成损失。

资料来源：湖北中医药大学护理专业毕业生求职经历

【材料二】什么是"五险一金"？

五险一金，是指用人单位给予劳动者的保障性待遇的合称，"五险"包括养老保险、医疗保险、失业保险、工伤保险和生育保险；"一金"指的是住房公积金。其中养老保险、医疗保险和失业保险这三种险是由单位和个人共同缴纳的保费，工伤保险和生育保险完全是由单位承担的，个人不需要缴纳。尽管劳动合同法中没有涉及住房公积金的条款，但根据国务院《住房公积金管理条例》，录用单位应自录用之日起30日内为职工办理住房公积金缴存登记。

养老保险，又称老年保险，是指国家立法强制征集社会保险费（税），并形成养老基金，当劳动者退休后支付退休金，以保证其基本生活需要的社会保障制度，它是社会保障制度的最重要内容之一。

医疗保险，是指为被保险人治疗疾病时发生的医疗费用提供保险保障的保险，用于职工因疾病、负伤时，由社会或企业提供必要的医疗服务或物质帮助的社会保险。

失业保险，是指劳动者由于非本人原因暂时失去工作，致使工资收入中断而失去维持生计来源，并在重新寻找新的就业机会时，从国家或社会获得物质帮助以保障其基本生活的一种社会保险制度。

工伤保险，是指劳动者在工作中或在规定的特殊情况下，遭受意外伤害或患职业病导致暂时或永久丧失劳动能力以及死亡时，劳动者或其遗属从国家和社会获得物质帮助的一种社会保险制度。工伤保险是通过社会统筹的办法，集中用人单位缴纳的工伤保险费，建立工作保险基金，对劳动者在生产经营活动中遭受意外伤害或职业病，并由此造成死亡、暂时或永久丧失劳动能力时，给予劳动者及其实用性法定的医疗救治以及必要的经济补偿的一种社会保障制度。补偿内容既包括医疗、康复所需费用，也包括保障基本生活的费用。

生育保险，是国家通过社会保险立法，对生育职工给予经济、物质等方面帮助的一项社会政策。其宗旨在于通过向生育女职工提供生育津贴、产假以及医疗服务等方面的待遇，保障她们因生育而暂时丧失劳动能力时的基本经济收入和医疗保健，帮助生育女职工恢复劳动能力，重返工作岗位，从而体现国家和社会对妇女在这一特殊时期给予的支持和爱护。

住房公积金，是单位及其在职职工缴存的长期住房储金，是住房分配货币化、社会化和法制化的主要形式。住房公积金主要用于公积金贷款，可以享受低于商业贷款的利率。

2019年3月6日，国务院办公厅发布《关于全面推进生育保险和职工基本医疗保险合并实施的意见》，规定生育保险基金并入职工基本医疗保险基金，统一征缴，统筹层次一致。按照用人单位参加生育保险和职工基本医疗保险的缴费比例之和确定新的用人单位职工基本医疗保险费率，个人不缴纳生育保险费。两项保险合并实施是党中央、国务院作出的一项重要部署，也是推动建立更加公平、更可持续社会保障制度的重要内容。

资料来源：根据前程无忧网和《国务院办公厅关于全面推进生育保险和职工基本医疗保险合并实施的意见》内容整理

【材料三】签订劳动合同的必备条款

根据《中华人民共和国劳动合同法》规定，劳动合同可以分为两部分构成，即必备条款和备选条款。必备条款的含义就是合同中必须具备的条款，如果缺少其中之一，这个合同都将被视为无效合同。劳动合同的必备条款有：

第一，用人单位的名称、住所和法定代表人或者主要负责人。

第二，劳动者的姓名、住址和居民身份证或者其他有效身份证件号码。

第三，劳动合同的期限。合同期限主要分为固定期限、无固定期限以及完成一定工作的期限，劳动合同中必须明确。如果没有明确期限应该视为无固定期限，不论签一年、两年或三年，都必须有起止日期。

第四，工作内容和工作地点。工作内容应该体现在劳动合同中，比如什么岗位，具体负责的工作内容。工作地点也很重要，劳动合同中必须规定劳动地点，否则很容易产生纠纷。比如，劳动合同中约定了工作地点在北京，有一天单位要把你调到深圳，劳动者可以不接受，因为合同中已经约定好工作地点，用人单位变更了工作地点属于用人单位违约。

第五，工作时间和休息休假。一般来说，正常的工作时间是每天 8 小时，每周不超过 40 小时。但是有些单位特殊一些，不一定是按规律的 8 小时，周一到周五上班，这些都应在劳动合同中约定。

第六，劳动报酬。这对每个劳动者都是非常重要的也是比较关心的，劳动报酬应该明确地写在劳动合同中。值得注意的是，有些用人单位在劳动合同上写的劳动报酬是：不低于当地的最低工资，这对于劳动者是很不公平的，有可能会给劳动者带来潜在的麻烦。

第七，社会保险。国家规定用人单位必须为员工缴纳社会保险，也就是我们通常说的"五险一金"，其中包括养老保险、失业保险、医疗保险、工伤保险、生育保险和住房公积金。住房公积金也是一个强制缴纳的项目，如果不缴纳用人单位属违法。现在有些用人单位会在社会保险上做文章，作为大学毕业生签订合同也是一个注意事项。

第八，劳动保护、劳动条件和职业危害防护。劳动保护对于普通工作来讲并不显得很重要，但是对于特殊行业，比如有毒有害、高温高压等行业，像机械类的、海上作业、航空等比较危险的职业，这一点尤为重要。

第九，法律、法规规定应当纳入劳动合同的其他事项。另一方面是备选条款,其中包括以下几点。

一是试用期。试用期必须在劳动合同里约定,同时试用期单独约定只允许在劳动合同中约定试用期,在试用期内签订试用期合同,转正之后再签订正式合同属于违法行为。如果单独签订一个试用期合同,法律把它视为劳动合同。劳动合同期限三个月以上不满一年的,试用期不得超过一个月;劳动合同期限一年以上三年以下的,试用期不得超过二个月;三年以上固定期限和无固定期限的劳动合同试用期不得超过六个月。即不管签订多长期限的劳动合同,试用期都不能超过 6 个月,超过 6 个月也是一个违法合同。

二是培训。有些单位会对新招聘的大学毕业生进行培训,培训分为两种:一种是单位内部培训,也就是通常所说的上岗培训,学习了解公司的环境、文化及理念,这些都是不收费的必备培训。还有一种培训是约定把你送到专业培训地点进行培训,这种培训是由单位出资,就有可能牵涉到跳槽的违约金。上岗培训是不得约定违约金的,如果单位以劳动者参加了上岗培训为由收取违约金,属于违法行为。而后者的专项培训是可以约定培训合同及违约金的。

三是商业秘密和竞业禁止。两者有一定区别,不论签不签订条款或商业秘密保密协议,劳动者都必须保守商业秘密,商业秘密保守是每个劳动者的义务。竞业禁止则是指劳动者在公司从事很重要的岗位,如果离职后去同行业其他公司工作很可能会给公司带来损失,因此,有的公司会针对内部某些职位以及特定岗位的员工进行竞业禁止约定,要求离开公司后两年内不能在同行业任职。竞业禁止协议可以签订,签订之后用人单位有义务给该员工支付竞业禁止补偿,简而言之就是公司让离职的员工两年内不在同行业工作,就必须给他补偿,否则该员工是不受竞业禁止条例的约束的。协定竞业禁止最长时间不得超过两年,关于竞业禁止补偿金也是由双方在劳动合同中进行约定。

资料来源:《中华人民共和国劳动合同法》

【材料四】毕业生办理就业手续常见问题

1. 什么是派遣？

答："派遣"指毕业生在毕业时，学校依照毕业生升学、就业以及待就业等各种去向为依据编定就业方案，经省级主管部门批准，按照规定程序把毕业生的报到手续、档案、户口、组织关系等转迁到相关单位，完成毕业生的关系转接，这一过程称为"派遣"。"派遣"中最主要的手续是报到证。

2. 派遣的依据和过程是什么？

答：(1)毕业生于 5 月 30 日前向学院上交相关就业材料(就业协议书、劳动合同、用人单位接收函、调档函、录用通知等)；学校就业中心根据毕业生提交的就业材料编入派遣方案，确定毕业派遣去向；6 月初学校向省教育厅上报派遣方案，教育厅审核后委托省就业指导中心签发报到证；毕业生办理完毕离校手续后领取报到证(6 月下旬学校通过机要通信局，根据派遣方案发送档案至报到单位)；学生凭报到证、户口迁移证、学位证、毕业证在规定时间内到单位报到。

(2)考上研究生的毕业生，学校根据录取学校下发的调档函在 6 月下旬开始将档案寄往录取毕业生的学校。

3. 我的派遣信息为何是派遣回原籍的？

答：毕业生签署了就业协议书，但单位不负责管理户口、档案的，派遣回原籍。报到证、档案、户口按回原籍办理。

4. 我如何能修改自己的派遣信息？

答：一般是在报到证打印出来以前，毕业生可向学校就业指导中心提交相关就业材料，就业指导中心根据材料修改派遣信息。如果报到证已经打印，要修改派遣信息就属于"改派"。

5. 我上学时没迁户口到学校，毕业派遣时会不会影响户口？

答：上学时户口没迁到学校的毕业生，毕业派遣时不会影响户口的状态。

6. 我的生源地接收部门是什么部门？

答：报到证的左上角的抬头处会写明生源地的毕业生主管部门。

7. 什么是报到证？它有什么作用？

答：报到证的全称是"普通高等学校毕业生就业报到证"，是由教育部直接印制，省级高校毕业生就业主管部门签发，列入国家就业方案的毕业生才能持有的有效报到证。

报到证的作用主要有：

(1)是接收单位报到的有效凭证；

(2)证明持证的毕业生是纳入国家统一招生方案的学生；

(3)凭报到证及其他有关材料办理人事档案、户口迁移手续等；

(4)具有毕业资格；

(5)人才服务机构存档的证明。

毕业生对报到证要妥善保管，不论什么原因，凡自行涂改、撕毁的报到证一律作废。报到证对毕业生而言非常重要，关系到毕业生今后的转正定级、工龄计算、干部身份、工作调动、职称评定手续的办理，因此一定要妥善保管，在规定的期限内到报到证所写单位报到。

8. 报到证何时发放？

答：报到证在毕业生毕业离校时发放。

9. 我要出国，我该如何处理我的档案？

答：如果取得了出国的文件或签证，可以将档案委托给原籍人才中心，档案到达人才中心，可以按参加工作处理，保管档案和户口，缴纳社会保险、工龄计算、转正定级、保留国家干部身份等，回国后就业已经有了工龄了。

10. 用人单位不能解决毕业生户口和档案关系怎么办？

答：不能解决毕业生户口和档案关系的一般是外企和民营企

业，毕业生可采取如下办法：

一是派遣回原籍。毕业生在上交就业材料后，如用人单位无法接收户口和档案，就业办将派遣回原籍；

二是联系本地的人才中心，将户口和档案做人事代理，由人才中心代为保管档案和户口，代缴社会保险、做工龄计算、转正定级、保留国家干部身份等。

三是报到证开到本省大中专学校就业指导中心。

11. 用人单位解决户口、档案，我可以就不用管了吗？

答：用人单位解决户口、档案的话，在就业协议书上有详细的信息。报到证抬头会开到该单位、档案，按协议书的信息寄往单位人事部门。

12. 我可以将户口档案分离么？单位只接收档案，不接收户口，怎么办？

答：应届毕业生的户口和档案在派遣时的唯一凭据是报到证，报到证只有一份，并且落户时需要向公安机关出示报到证，因此，户口档案原则上不能分离，必须去同一个地方。如单位只接收档案，不接收户口，建议先派遣回原籍，在原籍落户档后，由用人单位出具调档函从原籍将档案转出落入单位。部分地区的人才机构接受档案，提交该机构接收档案证明（商调函、调档函），或就业协议书上有明确要求的，按协议书条款寄往该人才机构。

13. 毕业后，毕业生需要做什么？

答：毕业生毕业离校时，学校会将每人的毕业证、学位证、报到证、户口迁移证或户口底页发到本人手中，毕业生需要持报到证和户口迁移证，在报到证上规定的时间内到单位或部门报到落户。

14. 毕业生应如何对待自己的档案？

答：目前，毕业生中有一种比较普遍的现象：对档案不了解，也不关心；甚至有的毕业几年了，可不知档案在何处；还有的将档案放在家里，更有甚者早已不知将档案丢在何处，似乎"档案没什么用了"。其实不然，现在考研录取，国有企业、事业单位招聘员工，国家公务员的考试等都要进行审查档案，并以其记载的相关信息作为甄选人才的重要证据，另外，如办理社会保险、职称评定、出具各种相关证明等也都需要你的人事档案。总之，现实生活中，人事档案仍具有不可替代的作用，毕业生应给予足够的重视，以免在日后的学习生活中造成不必要的烦恼和损失。按国家政策规定，硕士毕业生毕业工作三个月(以报到日期计)、本科毕业生毕业工作一年(以报到日期计)、大中专毕业生毕业工作满三年(以报到日期计)可申报初级职称，由所在单位人事部门或委托的人才交流机构负责办理。

15. 档案和户口是一回事吗?

答：不是。两者的管理部门不同，档案是有档案保管权的人事部门或人才交流中心保管，档案属机密材料，一般情况下不能由本人携带。而户口不同，户口是由公安机关管理，必须由本人或委托人到迁往地落户，是个人行为。

16. 档案我能自己带走吗? 我能不能把档案放在家里? 我自己能看看档案吗?

答：档案属于国家机密材料，原则上个人不允许携带，更不允许私自拆封，否则用人单位可拒收档案；档案一定要放在有档案保管权的单位。

17. 学校不是说到时候户口给我们打回原籍吗，我是不是不用管了?

答：这是一个误解。所谓户口"打回原籍"也就是派遣回原籍，毕业时户口迁移证的迁往地址栏里写上毕业生的原籍，而并不是直接给你寄回去。户口迁移证必须是本人或委托人来办理带回原籍落户。

18. 我毕业后落实了工作单位(或更换单位)，该怎么办?

答：按照相关规定，毕业生在毕业之日起两年内落实了工作单位(或更换单位)的，可以向学校申请重新派遣(即改派)，然后凭改派后的报到证去办理户口和档案转移手续。

19. 什么是改派？

答：改派即改变或变更派遣去向，即毕业生毕业后，找到单位或调整单位，重新来学校办理派遣手续(即重新办理报到证)。

(1)派遣时未落实单位的毕业生办理改派：毕业生需持原报到证、用人单位就业协议书(或接收函、录取通知书等)交至学校就业指导中心，由学校就业指导中心开介绍信到本省就业指导中心审核办理，发放新报到证，后凭新报到证自行转移户口和档案。

(2)派遣时已落实单位(包括人事代理)的毕业生办理改派：毕业生需填写毕业生改派申请表，持原单位解约函、新用人单位就业协议书(或接收函、劳动合同、录取通知书等)、原报到证等材料上交学校就业指导中心，由就业指导中心开介绍信到本省就业指导中心审核办理，发放新报到证，然后凭新报到证自行转移户口和档案。

20. 从什么时间开始可以办理改派？

答：离校时领到报到证即可办理改派，以学校就业指导中心通知的办理时间为准。

21. 改派的期限是多长？能否办理多次改派？

答：毕业生办理改派手续原则上自签发之日起一年内办理，只能办理一次，逾期不再办理有关改派手续。超过改派期限的按国家的在职人员流动的有关规定办理。

22. 我毕业超过两年了，找到单位(或更换单位)该怎么办？

答：按照相关规定应届毕业生的改派有效期限为两年，过后按在职的社会人员工作调动、流动处理。

23. 什么是人事代理？

答：人事代理是指由政府人事部门所属的人才服务中心，按照国家有关人事政策法规要求，接受单位或个人委托，在其服务项目范围内，为多种所有制经济尤其是非公有制经济单位及各类人才提供人事档案管理、职称评定、社会养老保险金收缴、出国政审等全方位服务，是实现人员使用与人事关系管理分离的一项人事改革新举措。人事代理的方式有委托人事代理，可由单位委托，也可由个人委托。

24. 毕业生办理人事代理的好处有哪些？

答：首先解决了落户的问题，其次保证了毕业生不论在何种性质单位（包括私营企业）工作，其本人的合法权益，应有的社会、政治待遇和人事服务都能得到保障，例如保留干部身份、转正定级、工龄连续、国家规定的档案工资调升、职称评定、出国政策、党团管理、代办社会保险、住房公积金、各种证件年审等，如果将来考取研究生还可以计算工龄。

25. 我办理了人事代理，报考明年的公务员是不是就不是应届毕业生了？

答：应届毕业生的理解有两种，一种指当年毕业的毕业生为应届毕业生（例如部队、国家涉密、涉外机构每年招考时所指应届毕业生就是当年毕业的毕业生），另外一种是指毕业后两年内未就业毕业生（如户口档案派遣回原籍，派遣在各级人才交流服务机构、各级公共就业服务机构或就业主管部门的毕业生），按应届高校毕业生对待。一般国家公务员考试中除少数岗位外，应届毕业生都是按第二种理解，即办理了人事代理，两年内还可按应届毕业生身份对待，考上公务员后可办理改派（重新向学校申请派遣），派遣至公务员录取单位。

资料来源：湖北中医药大学毕业生离校指南

【思考练习题】

1. 毕业生有哪些就业权益？

2. 毕业生如何保障自己的就业权益？

3. 就业协议书和劳动合同有什么区别？

第九章　健康中国视野下中医药院校就业服务成效分析

——以湖北中医药大学 2019 届毕业生为例

中医药院校是健康产业就业的主力军，其毕业生的就业情况能比较客观地反映当前社会就业的供需情况。本章以湖北中医药大学为例，分析健康中国视野下中医药院校的就业服务成效。为贯彻落实《教育部关于做好 2019 届全国普通高等学校毕业生就业创业工作的通知》（教学〔2018〕8 号）文件精神，湖北中医药大学科学调整人才培养模式，将招生计划安排与就业密切挂钩，并以社会和市场需求为导向，不断加大专业结构调整力度，合理设置专业，加大教育教学改革。学校每年发布的毕业生就业质量年度报告已经成为人才培养的重要参考。随着中央新医改政策和健康中国战略计划的推进，学校也进一步深化毕业生就业与招生计划、人才培养的联动机制。

第一节　毕业生就业基本情况

毕业生就业基本情况反映了毕业生毕业后的基本去向。本节主要从毕业生的就业率及去向、职业和行业流向、毕业生升学和自主创业情况来展现毕业生就业的基本情况。

一、毕业生规模和结构

湖北中医药大学以中医药教育为主要特色，涵盖医学、理学、工学、管理学、文学、教育学、经济学 7 个学科门类，2019 届毕业生总人数为 3396 人。从性别及生源结构来看：女生占比(67.2%)，高于男生占比(32.8%)；生源主要来源地为湖北(65.9%)、贵州(3.6%)、浙江(3.5%)等省份。2019 届毕业生分布在药学院、针灸骨伤学院、检验学院等 12 个学院，包括中医学(中医临床学院)、针灸推拿学、中西医临床医学等 26 个专业。

1. 总毕业生人数和性别结构

学校 2019 届本科毕业生总人数为 3396 人。学校 2019 届毕业生中，男生占 32.8%，女生占 67.2%。如图 9-1 所示。

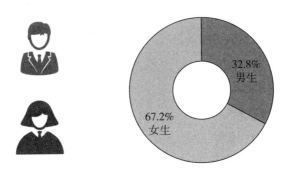

图 9-1 学校 2019 届毕业生的性别结构

2. 毕业生的生源结构及专业人数

学校 2019 届多数毕业生(65.9%)为湖北省生源，省外生源以贵州、浙江为主，覆盖了 28 个省市。毕业生分布于药学院、针灸骨伤学院、检验学院等 12 个学院和中医学(中医临床学院)、针灸推拿学、中西医临床医学等 26 个专业。如表 9-1 所示。

表 9-1　　　　　　　　　　**学校 2019 届各专业毕业生人数**

专业名称	毕业生人数(人)
中医学(中医临床学院)	365
针灸推拿学	290
中西医临床医学	277
药学	250
护理学	226
医学检验技术	174
市场营销	149
英语	145
中药制药	145
公共事业管理(管理学院)	127
中医学(针灸骨伤学院)	121
中药学	107
食品质量与安全	102
医学信息工程	99
制药工程	93
药物制剂	83
中药资源与开发	83
应用心理学	81
物流管理	77
护理学(中外合办)	75
公共事业管理(人文学院)	66
康复治疗学	62
生物技术	62
信息管理与信息系统	56
卫生检验与检疫	44
运动康复	37

二、毕业生就业率

就业率反映了毕业生的就业情况，按照教育部公布的高校毕业生就业率的计算公式，就业率的统计方法为：毕业生就业率＝(已就业毕业生人数÷毕业生总人数)×100%，其中毕业生总人数＝已就业毕业生人数＋待就业毕业生人数＋暂时不就业毕业生人数。已就业毕业生包括：就业、升学(包括国内读研和留学)。根据统计，学校2019届毕业生就业率如下。

1. 毕业生的总体就业率

截至2019年9月3日，学校2019届毕业生的初次就业率为93.1%。截至2019年11月25日，学校2019届毕业生的总就业率为93.6%。其中城镇生源毕业生的就业率为92.6%，农村生源毕业生的就业率为94.2%；非贫困毕业生的就业率为93.4%，贫困毕业生的就业率为95.7%。

2. 各专业的就业率

学校2019届就业率较高的专业是护理学(100%)、信息管理与信息系统(98%)、食品质量与安全(98%)、卫生检验与检疫(98%)，就业率较低的专业是中药学(74%)、药学(83%)。如表9-2所示。

表9-2　　　　　　　　　　**各专业毕业生的就业率**

专业名称	就业率(%)	毕业生人数(人)
护理学	100	226
信息管理与信息系统	98	56
食品质量与安全	98	102
卫生检验与检疫	98	44

续表

专业名称	就业率(%)	毕业生人数(人)
物流管理	97	77
市场营销	97	149
运动康复	97	37
康复治疗学	97	62
生物技术	97	62
公共事业管理(管理学院)	96	127
护理学(中外合办)	96	75
医学信息工程	96	99
中医学(针灸骨伤学院)	96	121
中西医临床医学	96	277
公共事业管理(人文学院)	95	66
医学检验技术	95	174
药物制剂	95	83
应用心理学	95	81
英语	94	145
中医学(中医临床学院)	94	365
中药制药	92	145
制药工程	91	93
针灸推拿学	90	290
中药资源与开发	89	83
药学	83	250
中药学	74	107

三、毕业去向分布

毕业生去向分布是指毕业生就业的具体方式，主要包含协议就业、自主创业、升学、出国/出境、自由职业、灵活就业和待就业几个大类。

1. 全校毕业去向分布总体情况

学校 2019 届毕业生最主要的去向是"协议就业"（62.5%），其次是"升学"（20.8%）。其中城镇生源毕业生协议就业的比例为 59.6%，农村生源毕业生协议就业的比例为 64.4%；非贫困毕业生协议就业的比例为 62.0%，贫困毕业生协议就业的比例为 70.0%。如图 9-2 所示。

截至统计日期，仍有 6.4% 的毕业生处于待就业状态中，这一部分毕业生处于继续求职状态。为了提升就业创业服务工作的精准化水平，学校切实把有就业意愿尚未就业毕业生、暂不就业毕业生作为统计和精准帮扶服务工作重点，依据有就业意愿尚未就业毕业生的实际情况开展了有针对性的指导、服务、关心和帮扶工作，重点对这部分毕业生做好信息服务、求职指导、招聘推荐等服务，确保就业帮扶有的放矢、精准到位，帮助未就业毕业生尽快实现就业创业。

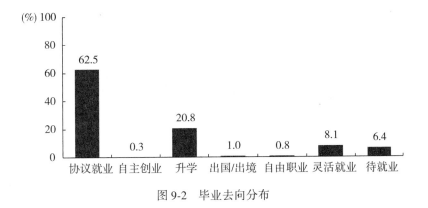

图 9-2 毕业去向分布

2. 各专业的毕业去向分布

学校各专业 2019 届毕业生中协议就业比例较高的专业是护理学（中外合办）（90.7%）、护理学（88.1%），协议就业比例较低的专业是中药学（41.1%）、中医学（针灸骨伤学院）（42.1%）、针灸推拿学（43.4%）。

另外,中西医临床医学、生物技术专业毕业生的升学比例(分别为37.2%、37.1%)也较高。如表9-3所示。

表9-3　　　　　　　各专业的毕业去向分布　　　　(单位:%)

专业名称	协议就业	自主创业	升学	出国/出境	自由职业	灵活就业	待就业
护理学(中外合办)	90.7	0.0	0.0	5.3	0.0	0.0	4.0
护理学	88.1	0.0	4.0	0.0	0.0	8.0	0.0
运动康复	86.5	0.0	8.1	2.7	0.0	0.0	2.7
康复治疗学	85.5	0.0	3.2	0.0	0.0	8.1	3.2
物流管理	80.5	0.0	7.8	1.3	0.0	7.8	2.6
医学信息工程	77.8	0.0	8.1	1.0	0.0	9.1	4.0
公共事业管理(人文学院)	77.3	0.0	7.6	1.5	0.0	9.1	4.5
应用心理学	72.8	0.0	12.3	4.9	0.0	4.9	4.9
医学检验技术	72.4	0.0	17.8	1.1	0.0	4.0	4.6
药物制剂	72.3	0.0	19.3	2.4	0.0	1.2	4.8
公共事业管理(管理学院)	70.1	0.0	11.8	1.6	0.0	12.6	3.9
市场营销	68.5	0.0	2.7	0.0	0.0	26.2	2.7
卫生检验与检疫	68.2	0.0	27.3	2.3	0.0	0.0	2.3
信息管理与信息系统	66.1	0.0	16.1	0.0	0.0	16.1	1.8
中药制药	64.1	0.0	24.8	0.0	2.1	1.4	7.6
中药资源与开发	63.9	0.0	20.5	0.0	0.0	4.8	10.8
食品质量与安全	62.7	0.0	26.5	2.9	0.0	5.9	2.0
制药工程	58.1	0.0	25.8	1.1	2.2	4.3	8.6
中医学(中医临床学院)	57.3	0.5	29.9	0.3	0.3	6.0	5.8
中西医临床医学	56.7	0.0	37.2	0.4	0.0	1.4	4.3
生物技术	51.6	8.1	37.1	0.0	0.0	0.0	3.2
药学	51.2	0.4	18.8	1.2	3.6	8.0	16.8

续表

专业名称	协议就业	自主创业	升学	出国/出境	自由职业	灵活就业	待就业
英语	46.9	0.7	21.4	2.1	5.5	17.9	5.5
针灸推拿学	43.4	0.0	34.1	0.3	0.0	12.4	9.7
中医学(针灸骨伤学院)	42.1	0.8	29.8	0.0	2.5	20.7	4.1
中药学	41.1	0.0	24.3	0.9	0.9	6.5	26.2

四、毕业生就业的行业及职业情况

毕业生就业以后所在的具体职业和行业也是统计的重要指标之一，体现出毕业生就业与专业的相关度。就业职业主要包括医疗保健/紧急救助、销售、行政/后勤、生物/化工、计算机与数据处理、职业/教育培训、中小学教育等；就业行业主要包括医疗和社会护理服务业、医药及设备制造业、教育业、信息传输、软件和信息技术服务业、政府及公共管理等。

1. 毕业生的总体职业流向

学校 2019 届毕业生从事的主要职业如表 9-4 所示。就业人数较多的职业类为医疗保健/紧急救助(41.6%)、销售(13.1%)。

表9-4 **毕业生从事的主要职业类**

职业类名称	占学校就业毕业生的人数百分比(%)
医疗保健/紧急救助	41.6
销售	13.1
行政/后勤	6.7
生物/化工	6.1
计算机与数据处理	4.1

续表

职业类名称	占学校就业毕业生的人数百分比(%)
职业/教育培训	4.1
中小学教育	4.0

2. 各学院及专业的职业流向

学校各学院、各专业 2019 届毕业生实际从事的主要职业如表 9-5 所示，毕业生的就业岗位选择符合学院、专业的培养特色。例如，第一临床学院毕业生从事的主要职业是内科医师、外科医师、医生助理、儿科医师；管理学院毕业生从事的主要职业是销售代表(医疗用品)、文员、小学教师；中西医临床医学专业毕业生从事的主要职业是内科医师；市场营销专业毕业生从事的主要职业是销售代表(医疗用品)。

表 9-5　　　　　　　　**各专业毕业生实际从事的主要职业**

学院名称	专业名称	学校该专业毕业生从事的主要职业
第一临床学院	中西医临床医学	内科医师
管理学院	市场营销	销售代表(医疗用品)
管理学院	物流管理	文员
护理学院	护理学	护士
检验学院	生物技术	生物医学工程技术人员
检验学院	食品质量与安全	食品检验人员
检验学院	卫生检验与检疫	医学和临床实验室技术人员
检验学院	医学检验技术	医学和临床实验室技术人员
人文学院	应用心理学	学前教育、幼儿园和小学等特殊教育教师
体育健康学院	运动康复	康复治疗师
外国语学院	英语	翻译人员

续表

学院名称	专业名称	学校该专业毕业生从事的主要职业
信息工程学院	信息管理与信息系统	互联网开发人员
信息工程学院	医学信息工程	互联网开发人员
药学院	药物制剂	销售代表(医疗用品)
药学院	药学	药剂师
药学院	制药工程	化学技术人员
药学院	中药学	药剂师
药学院	中药制药	化学技术人员
药学院	中药资源与开发	销售代表(医疗用品)
针灸骨伤学院	康复治疗学	康复治疗师
针灸骨伤学院	针灸推拿学	针灸师

3. 毕业生的行业流向

学校 2019 届毕业生就业的主要行业如表 9-6 所示。就业人数较多的行业类为医疗和社会护理服务业(42.4%)、医药及设备制造业(21.9%)、教育业(9.4%)。

表 9-6　　　　　　　毕业生就业的主要行业类

行业类名称	占学校就业毕业生的人数百分比(%)
医疗和社会护理服务业	42.4
医药及设备制造业	21.9
教育业	9.4
信息传输、软件和信息技术服务业	5.3
政府及公共管理	3.0

4. 各学院及专业的行业流向

学校 2019 届各学院、各专业毕业生实际就业的主要行业如表 9-7、表 9-8 所示，毕业生的就业领域与学院、专业的行业定位相吻合。例如，第一临床学院毕业生就业的主要行业是中医医院、综合医院、中西医结合医院；管理学院毕业生就业的主要行业是药品和医药制造业、中小学教育机构、教育辅助服务业；中西医临床医学专业毕业生就业的主要行业是中医医院；市场营销专业毕业生就业的主要行业是药品和医药制造业。

表 9-7　　　　　　　　**各学院毕业生实际就业的主要行业**

院系名称	学校该院系毕业生就业的主要行业
第一临床学院	中医医院；综合医院；中西医结合医院
管理学院	药品和医药制造业；中小学教育机构；教育辅助服务业
国际教育学院	综合医院；中医医院；中西医结合医院；专科医院
护理学院	综合医院；专科医院；中西医结合医院
检验学院	综合医院；药品和医药制造业；专业公共卫生服务机构
人文学院	中小学教育机构；教育辅助服务业；幼儿园与学前教育机构
体育健康学院	职业康复服务业；综合医院
外国语学院	中小学教育机构；教育辅助服务业；综合性餐饮业；医疗设备及用品制造业
信息工程学院	软件开发业；药品和医药制造业；中小学教育机构
药学院	药品和医药制造业；综合医院；医疗设备及用品制造业；基层医疗卫生服务机构
针灸骨伤学院	中医医院；综合医院；基层医疗卫生服务机构
中医临床学院	中医医院；基层医疗卫生服务机构；综合医院

表 9-8　　　　　　　　　各专业毕业生实际就业的主要行业

学院名称	专业名称	学校该专业毕业生就业的主要行业
第一临床学院	中西医临床医学	中医医院
管理学院	市场营销	药品和医药制造业
管理学院	物流管理	物流仓储业
护理学院	护理学	综合医院
检验学院	生物技术	药品和医药制造业
检验学院	食品质量与安全	药品和医药制造业
检验学院	卫生检验与检疫	专业公共卫生服务机构
检验学院	医学检验技术	综合医院
人文学院	应用心理学	中小学教育机构
体育健康学院	运动康复	职业康复服务业
外国语学院	英语	中小学教育机构
信息工程学院	信息管理与信息系统	软件开发业
信息工程学院	医学信息工程	软件开发业
药学院	药物制剂	药品和医药制造业
药学院	药学	药品和医药制造业
药学院	制药工程	药品和医药制造业
药学院	中药学	药品和医药制造业
药学院	中药制药	药品和医药制造业
药学院	中药资源与开发	药品和医药制造业
针灸骨伤学院	康复治疗学	综合医院
针灸骨伤学院	针灸推拿学	基层医疗卫生服务机构

5. 毕业生的用人单位流向

学校 2019 届毕业生主要就业的用人单位类型是民营企业/个体
（45%），政府机构/科研或其他事业单位的比例为 31%；毕业生在 1000
人以上规模的大型用人单位就业的比例较高（45%）。如图 9-3 所示。

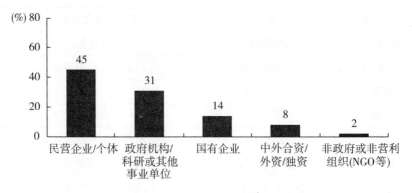

图 9-3　不同类型用人单位需求

6. 各学院及专业的用人单位流向

学校各学院、各专业 2019 届毕业生的用人单位类型分布如表 9-9、表 9-10 所示。从表中数据可知，各学院、各专业主要就业的用人单位类型均是民营企业/个体或政府机构/科研或其他事业单位。例如，信息工程学院、体育健康学院毕业生主要就业于民营企业/个体（分别为 68%、66%）；护理学院、国际教育学院毕业生主要就业于政府机构/科研或其他事业单位（均为 64%）；物流管理专业毕业生主要就业于民营企业/个体（79%）；护理学专业毕业生主要就业于政府机构/科研或其他事业单位（63%）。

从用人单位规模上来说，大部分学院、专业主要用人单位规模均是中小型用人单位，个别学院、专业有所差异。例如，人文学院毕业生主要就业的用人单位规模是 300 人及以下（57%）；护理学院、国际教育学院毕业生主要就业的用人单位规模是 1000 人以上（分别为 77%、74%）；应用心理学专业毕业生中有 58% 的人就业于 300 人及以下规模的用人单位；护理专业毕业生主要就业的用人单位规模是 1000 人以上（77%）。

表 9-9   各学院毕业生的用人单位类型分布

类别\学院	民营企业	政府机构/科研或其他事业单位	国有企业	非政府或非营利组织（NGO 等）	中外合资/外资/独资
信息工程学院	68%	10%	11%	2%	9%
体育健康学院	66%	17%	11%	0%	6%
外国语学院	59%	8%	12%	6%	15%
管理学院	57%	13%	8%	1%	21%
药学院	55%	16%	14%	1%	14%
人文学院	55%	21%	10%	4%	10%
检验学院	39%	38%	15%	2%	6%
针灸骨伤学院	33%	43%	21%	2%	1%
中医临床学院	32%	55%	12%	1%	0%
第一临床学院	25%	59%	15%	1%	0%
国际教育学院	14%	64%	22%	0%	0%
护理学院	13%	64%	21%	1%	1%

表 9-10   各专业毕业生的用人单位类型分布

类别\专业	民营企业	政府机构/科研或其他事业单位	国有企业	非政府或非营利组织（NGO 等）	中外合资/外资/独资
物流管理	79%	10%	3%	8%	0%
食品质量与安全	72%	14%	7%	7%	0%
医学信息工程	69%	11%	11%	8%	1%
信息管理与信息系统	67%	9%	11%	11%	2%
运动康复	66%	17%	11%	6%	0%
中药制药	64%	14%	10%	12%	0%
中药资源与开发	62%	10%	15%	13%	0%
制药工程	60%	12%	15%	13%	0%
应用心理学	60%	17%	2%	15%	6%

专业＼类别	民营企业	政府机构/科研或其他事业单位	国有企业	非政府或非营利组织（NGO 等）	中外合资/外资/独资
英语	59%	8%	12%	15%	6%
中药学	55%	15%	16%	14%	0%
生物技术	54%	23%	13%	10%	0%
市场营销	53%	6%	9%	31%	1%
药物制剂	51%	13%	13%	21%	2%
公共事业管理	49%	24%	9%	18%	0%
药学	47%	24%	12%	15%	2%
针灸推拿学	36%	47%	13%	2%	2%
中医学	31%	55%	13%	0%	1%
康复治疗学	31%	31%	34%	0%	4%
卫生检验与检疫	30%	48%	11%	11%	0%
中西医临床医学	23%	61%	14%	0%	2%
医学检验技术	22%	51%	21%	2%	4%
护理学	13%	63%	22%	1%	1%

7. 就业毕业生的地区流向

根据毕业生就业的地区流向数据来看，学校 2019 届毕业生中，有 67.0%的人在湖北省就业；毕业生就业人数最多的城市分别为武汉（43.9%）、宜昌（3.8%）、荆州（3.2%）。如表 9-11 所示。

表 9-11　　　　　　主要就业城市需求

就业城市	占学校就业毕业生的人数百分比（%）
武汉	43.9
宜昌	3.8

续表

就业城市	占学校就业毕业生的人数百分比（%）
荆州	3.2
襄阳	2.9
上海	2.7

五、毕业生的升学情况

升学继续深造也是毕业生就业的一种重要途径，有利于提高人才质量，更好地为社会服务。根据统计数据来看，不同学院、不同专业的毕业生升学的情况有所不同。

1. 毕业生的升学比例

学校 2019 届毕业生的升学比例为 20.8%。升学比例较高的学院是第一临床学院（37.2%）；升学比例较低的学院是国际教育学院（0.0%）；从专业角度来看，学校 2019 届毕业生升学比例较高的专业是中西医临床医学（37.2%）、生物技术（37.1%）；升学比例较低的专业是护理学（中外合办）（0%）、市场营销（2.7%）。如表 9-12、表 9-13 所示。

表 9-12 各学院毕业生的升学比例

学院	升学比例
第一临床学院	37.2%
中医临床学院	29.9%
针灸骨伤学院	29%
检验学院	24.3%
药学院	21.8%
外国语学院	21.4%

续表

学院	升学比例
信息工程学院	11%
人文学院	10.2%
体育健康学院	8.1%
管理学院	7.1%
护理学院	4%
国际教育学院	0%
学校平均水平	20.8%

表 9-13　　　　　　　　**各专业毕业生的升学比例**

专业	升学比例
中西医临床医学	37.2%
生物技术	37.1%
针灸推拿学	34.1%
中医学(中医临床学院)	29.9%
中医学(针灸骨伤学院)	29.8%
卫生检验与检疫	27.3%
食品质量与安全	26.5%
制药工程	25.8%
中药制药	24.8%
中药学	24.3%
英语	21.4%
中药资源与开发	20.5%
药物制剂	19.3%
药学	18.8%
医学检验技术	17.8%
信息管理与信息系统	16.1%

专业	升学比例
应用心理学	12.3%
公共事业管理(管理学院)	11.8%
运动康复	8.1%
医学信息工程	8.1%
物流管理	7.8%
公共事业管理(人文学院)	7.6%
护理学	4%
康复治疗学	3.2%
市场营销	2.7%
护理学(中外合办)	0%
学校平均水平	20.08%

2. 毕业生读研院校类型分布

通过对毕业生升学录取学校类型的统计,学校 2019 届毕业生读研院校为"一流学科建设高校""一流大学建设高校"的比例分别为 35%、12%。如图 9-4 所示。

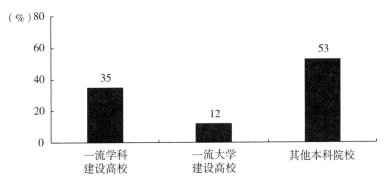

图 9-4 毕业生读研院校的主要类型

六、毕业生的创业情况

创业是解决毕业生就业的一个重要途径，随着社会经济的发展，越来越多的毕业生选择自主创业，学校 2019 届毕业生的自主创业比例为 0.3%。

1. 毕业生创业的主要原因

学校毕业生选择自主创业的最主要原因是"理想就是成为创业者"（25%）、"有好的创业项目"（23%）；选择自主创业的毕业生中，多数（74%）属于"机会型创业"，即为了抓住和充分利用市场机会而进行的创业，只有 13% 是创业者因找不到合适的工作而进行的创业，属于"生存型创业"。如图 9-5 所示。

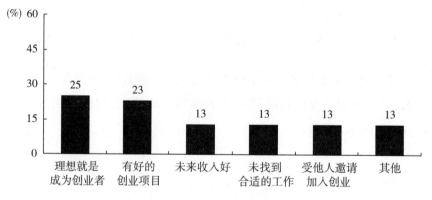

图 9-5 毕业生自主创业的原因分布

2. 毕业生自主创业的行业类

学校 2019 届自主创业的毕业生主要集中的行业如表 9-14 所示。从表中可知，自主创业的毕业生主要集中的领域是零售业。这一类行业门槛低，不需要太多的技术含量，比较适合应届毕业生。

表 9-14　　　　　　　毕业生实际创业的行业类

行业类名称	就业于该行业类的比例(%)
零售业	19.0
住宿和餐饮业	14.3
医疗和社会护理服务业	11.9
教育业	11.9
信息传输、软件和信息技术服务业	9.5

第二节　毕业生的就业质量

　　高校毕业生的就业质量实质上是对其就业情况进行的综合评价。其中，月收入是毕业生市场竞争力的客观反映；工作与专业相关度是反映毕业生的工作是否与所学专业相关，也是反映学校培养目标达成情况的重要指标；就业现状满意度、职业期待吻合度是学生对就业情况的自我评价指标；离职率是反映毕业生就业稳定情况的指标；职业发展和职位变化体现了毕业生的发展成长情况。本节主要从月收入、工作与专业相关度、就业现状满意度、职业期待吻合度、离职率、职业发展和职位变化来展现学校毕业生的就业质量。

一、毕业生的月收入情况

　　学校 2019 届毕业生的人均月收入为 4945 元。其中城镇生源毕业生的月收入为 4997 元，与农村生源毕业生的 4923 元基本持平；非贫困毕业生的月收入为 4945 元，与贫困毕业生的 4952 元基本持平。学校 2019 届毕业生月收入较高的学院是国际教育学院（5929 元），月收入较低的学院是第一临床学院（3561 元）。如表 9-15 所示。

表 9-15　　　　　　　　　各学院毕业生的月收入

学　　　院	月收入（元）
国际教育学院	5929
信息工程学院	5666
管理学院	5263
护理学院	5152
药学院	4910
针灸骨伤学院	4894
检验学院	4889
外国语学院	4770
人文学院	4547
体育健康学院	4439
中医临床学院	4046
第一临床学院	3561
学校平均水平	4945

　　从专业角度来看，学校 2019 届毕业生月收入较高的专业是市场营销（6014 元）、信息管理与信息系统（5974 元），月收入较低的专业是中西医临床医学（3561 元）、中医学（4422 元）、运动康复（4439 元）。如表 9-16 所示。

表 9-16　　　　　　　　　各专业毕业生的月收入

专　　　业	月收入（元）
市场营销	6014
信息管理与信息系统	5974
医学信息工程	5472
中药资源与开发	5379
护理学	5346

专　　业	月收入(元)
药物制剂	5238
食品质量与安全	5186
制药工程	5113
中药学	5020
生物技术	4922
公共事业管理	4777
英语	4770
中药制药	4756
医学检验技术	4755
针灸推拿学	4742
康复治疗学	4692
卫生检验与检疫	4624
药学	4619
应用心理学	4575
物流管理	4500
运动康复	4439
中医学	4422
中西医临床医学	3561
学校平均水平	4945

二、毕业生工作与专业相关度

学校 2019 届毕业生的工作与专业相关度为 80%，其中城镇生源毕业生的工作与专业相关度为 79%，略低于农村生源毕业生的 81%；非贫困毕业生的工作与专业相关度为 80%，低于贫困毕业生的 85%。2019 届毕业生工作与专业相关度较高的学院是国际教育学院（97%）、护理学院（95%）；工作与专业相关度较低的学院是人文学院（52%）、管理学院(57%)、外国语学院(62%)。如表 9-17 所示。

表 9-17　　　　　各学院毕业生的工作与专业相关度

学院	工作与专业相关度
国际教育学院	97%
护理学院	95%
中医临床学院	91%
第一临床学院	89%
药学院	87%
针灸骨伤学院	85%
检验学院	79%
体育健康学院	78%
信息工程学院	77%
外国语学院	62%
管理学院	57%
人文学院	52%
学校平均水平	80%

　　从专业角度来看,学校 2019 届工作与专业相关度较高的专业是护理学(96%)、药物制剂(93%)、中药制药(93%)、医学检验技术(92%);工作与专业相关度较低的专业是公共事业管理(43%)、食品质量与安全(53%)、应用心理学(55%)。如表 9-18 所示。

表 9-18　　　　　各专业毕业生的工作与专业相关度

专　业	工作与专业相关度
护理学	96%
药物制剂	93%
中药制药	93%

续表

专 业	工作与专业相关度
医学检验技术	92%
康复治疗学	89%
中西医临床医学	89%
中医学	89%
药学	88%
针灸推拿学	82%
中药学	82%
中药资源与开发	79%
医学信息工程	78%
运动康复	78%
信息管理与信息系统	77%
制药工程	77%
生物技术	74%
市场营销	68%
英语	62%
物流管理	61%
应用心理学	55%
食品质量与安全	53%
公共事业管理	43%
学校平均水平	80%

三、其他数据

1. 毕业生就业现状满意度

学校 2019 届毕业生的就业现状满意度为 68%。其中城镇生源毕业生的就业现状满意度(63%)低于农村生源毕业生(68%);非贫困毕业生的就业现状满意度(66%)低于贫困毕业生(74%);2019届毕业生就业现状满意度较高的学院是国际教育学院(86%),就业现状满意度较低的学院是人文学院(52%)、管理学院(55%);就业现状满意度较高的专业是护理学、医学检验技术、制药工程、中药资源与开发(均为78%),就业现状满意度较低的专业是物流管理(43%)、市场营销(55%)、公共事业管理(56%)、应用心理学(57%)。

2. 毕业生的职业期待吻合度

学校2019届毕业生的职业期待吻合度为51%。其中城镇生源毕业生的职业期待吻合度(50%)基本持平于农村生源毕业生(51%);非贫困毕业生的职业期待吻合度(51%)略低于贫困毕业生(53%);2019届职业期待吻合度较高的专业是医学信息工程、中医学(均为70%);职业期待吻合度较低的专业是中药学(29%)、公共事业管理(31%)、应用心理学(33%)。

3. 毕业生离职率

学校2019届毕业生从毕业到目前的离职率为26%,多数毕业生就业较为稳定。城镇生源毕业生的离职率(24%)略低于农村生源毕业生(26%);非贫困毕业生的离职率(26%)与贫困毕业生(27%)基本持平;2019届从毕业到目前离职率较低的学院是护理学院(11%),离职率较高的专业是外国语学院(48%)、人文学院(41%);2019届毕业到目前离职率较低的专业是医学检验技术(5%)、信息管理与信息系统(10%)、护理学(12%)、运动康复(13%),离职率较高的专业是英语(48%)、公共事业管理(41%)、物流管理(41%)。

4. 毕业生薪资或职位提升情况

学校2019届从毕业到目前有27%的毕业生在薪资或职位上有过提升。城镇生源毕业生有过薪资或职位提升的比例(31%)高于农村生源毕业生（26%）；2019届非贫困毕业生有过薪资或职位提升的比例（27%）低于贫困毕业生（30%）；2019届从毕业到目前有过薪资或职位提升的比例较高的学院是国际教育学院（48%），有过薪资或职位提升的比例较低的学院是中医临床学院（18%）、第一临床学院（19%）、药学院（19%）；2019届从毕业到目前有过薪资或职位提升的比例较高的专业是护理学（中外合办）（48%）、公共事业管理（管理学院）（41%）、物流管理（40%），有过薪资或职位提升的比例较低的专业是中药学（10%）、药物制剂（11%）。

第三节 毕业生就业趋势分析和评价

毕业生高质量就业需要学校和毕业生双方共同努力，就业工作的评价反映了学校就业工作的落实效果，高质量的就业工作能有效促进毕业生就业的落实。本节主要从近几年学校毕业生的就业趋势和毕业生对就业指导服务情况、创新创业教育情况的反馈等几个方面来总结毕业生就业特点，全面展现学校就业工作落实情况和落实效果。

一、就业指导服务情况

对全校毕业生进行的问卷调查显示，学校2019届毕业生接受"大学组织的招聘会"求职服务的比例（59%）最大，其有效性为83%；接受"辅导简历写作"求职服务的比例为28%，其有效性（91%）较高。学校2019届毕业生中，有16%的人表示"没有接受任何求职辅导服务"。如图9-6所示。

二、创新创业教育情况

1. 创新创业教育开展效果评价

对全校毕业生进行的问卷调查显示，学校2019届毕业生接受的创

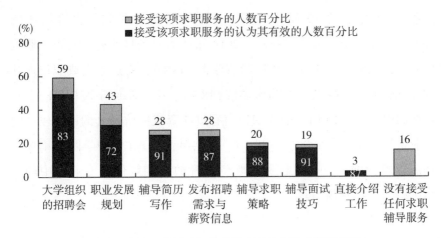

图 9-6 毕业生接受就业指导服务的比例及有效性评价

新创业教育主要是"创业教学课程"（36%），其有效性为 52%；其次是"创业辅导活动"（34%），其有效性为 56%。如图 9-7 所示。

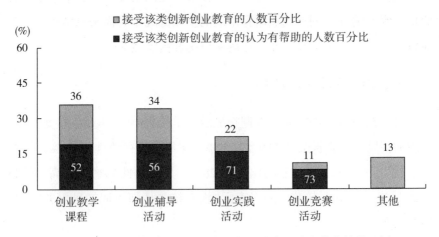

图 9-7 毕业生接受母校提供的创新创业教育及认为其有效的比例

学校 2019 届毕业生认为创新创业教育最需要改进的地方是"创新创业实践类活动不足"（53%），其次是"创新创业教育课程缺乏"（44%）。如图 9-8 所示。

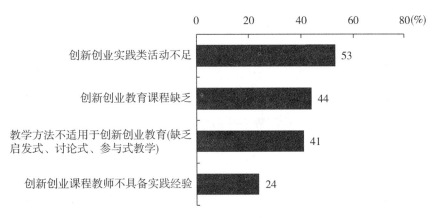

图 9-8　创新创业教育改进需求（多选）

2. 创业教育对毕业生创业能力、知识和素养方面的影响

学校 2019 届毕业生中分别有 49%、41%、39% 的人认为创业教育对"树立科学的创业观（如：创新意识、职业操守、意志品质及社会责任等）""掌握开展创业活动所需要的基本知识""掌握创业必备的能力（如：创业资源整合、商业计划书撰写、企业管理方法等）"方面"非常有帮助"或"有帮助"。如图 9-9 所示。

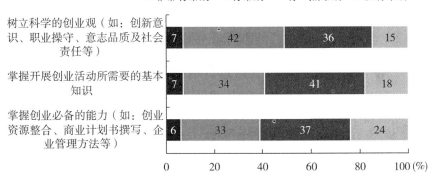

图 9-9　创业教育对毕业生创业能力、知识和素养方面的影响

235

三、学校整体就业趋势

随着我国经济形势逐渐向好，健康理念逐步深入人心，国家推出的一系列保障人民健康的新战略的实施，中医药院校的发展也迎来了历史上最好的时期。毕业生就业情况是反映学校办学水平的一个重要指标，近几年来，学校整体就业趋势不断向好。

1. 九成以上毕业生顺利就业

学校 2016—2019 届毕业生的初次就业率和年底就业率均在 90% 以上，保持在较高水平，且升学比例均保持在两成左右。2019 届毕业生的初次就业率为 93.1%，年底就业率为 93.6%，绝大多数毕业生已落实就业。具体从毕业去向来看，毕业生就业形式以"协议就业"（62.5%）为主，可见多数毕业生选择直接就业。还有部分毕业生（20.8%）选择"升学"，可见学校毕业生升学继续深造的意愿较强。此外，仍有部分毕业生处于待就业状态中，待就业的毕业生基本处于求职状态。学校对这一部分学生予以一定帮助，例如继续提供有针对性的求职指导服务等。

2. 省内就业比例持续上升

从就业地区来看，学校 2016—2019 届毕业生的就业地区均以湖北省为主，近四年省内就业的比例分别为 58.7%、60.4%、61.6%、67.0%，呈逐年上升趋势。从具体就业城市来看，武汉成为学校近三届毕业生就业的热门城市，三年的数据分别为 39.2%、37.3%、43.9%。可见，越来越多的毕业生在本地就业，为本省经济发展和卫生健康事业的进步提供了较多智力支持。

3. 助力医疗卫生事业发展

从就业领域来看，学校近三届毕业生的就职行业主要是医疗和社会护理服务业、医药及设备制造业。同时有四成以上毕业生从事"医疗保健/紧急救助"相关职业。此外，学校毕业生在教育业、信息传输/软件和信息技术服务业、政府及公共管理等领域也有所涉及。可见，学校为医疗卫生事业贡献了较多专业人才，就业特点符合学校办学和人才培养定位。

4. 毕业生整体就业感受较好

从毕业生的就业质量看，学校近四届毕业生的就业现状满意度保持在七成左右，职业期待吻合度稳定在五成左右，反映出毕业生的就业感受整体较好。另外，有八成左右的毕业生从事专业相关工作。整体来看，毕业生在毕业短期的就业情况趋势较好，为其中长期的职业生涯发展奠定了一定的基础。

四、用人单位和毕业生反馈

用人单位评价信息可反映学校培养与实际市场需求的适应情况，帮助高校优化和调整培养内容和方式，提高毕业生的就业能力。以下从用人单位的聘用情况以及对学校毕业生的使用评价来展现用人单位评价信息。

1. 用人单位的招聘渠道和因素

用人单位聘用学校毕业生的主要渠道是校园招聘会或通过学校发布招聘信息（75%）。用人单位最看重的因素是专业对口（71%），其次是能力和知识结构合格（67%）。如图 9-10 所示。

2. 用人单位对学校就业工作的总体满意度

用人单位对学校就业工作的满意度为 99%。对学校毕业生的总体满意度达到 100%，其中非常满意的比例达到 27%。为了更好地聘用学校毕业生，用人单位希望学校提供的主要工作支持是"提前主动向贵单

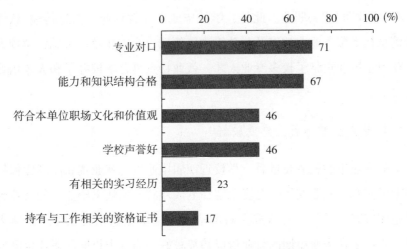

图 9-10　用人单位聘用学校毕业生最看重的因素

位推荐毕业生"（67%），其后依次为"提前在学校发布贵单位的用人信息"（60%）、"提前安排毕业生在贵单位实习"（54%）等。学校可在未来就业工作开展的过程中有所侧重。如图 9-11 所示。

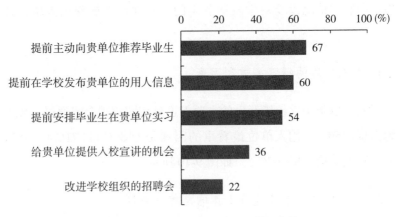

图 9-11　用人单位希望学校提供的支持

3. 毕业生就业反馈

毕业生对母校的评价、对教学的满意程度反映了学校的教育教学工作现状以及学生对学校的认可程度。从具体数据来看，学校 2019 届毕业生对母校的总体满意度为 89%，毕业生对母校的整体满意度评价较高；同时，48% 的毕业生表示愿意推荐亲戚朋友去母校就读，毕业生对学校具有一定的认可。在教学工作方面，学校 2019 届毕业生对母校教学工作的评价较高，教学满意度为 90%，体现出学校教学工作开展情况较好，得到了毕业生的认可。在能力方面，医学类专业毕业生认为重要程度较高的能力是沟通能力（60%），其满足度为 79%；非医学类毕业生认为工作中重要的通用能力是"沟通与交流能力"（89%）、"持续学习能力"（86%）、"解决问题能力"（81%），且持续学习能力受母校学习经历影响明显的比例较高（45%），在校培养取得一定成效。

第四节　学校就业工作举措

近年来，学校在就业工作中注重总结提高、创新发展，逐步形成了具有学校特色的就业工作体系，使学校就业质量及就业率保持稳步增长。

一、学校促进毕业生就业的政策措施

2019 年，学校深入贯彻落实中央和湖北省关于高校毕业生就业方针政策，切实提高新时代高校毕业生就业创业工作的政治站位，把就业创业工作放在更加突出的位置，进一步创新就业工作机制，深化就业市场调研，拓宽就业领域，强化就业指导服务，全力促进毕业生更高质量和更充分就业。

1. 明确责任主体，建立和完善新时代就业工作新体制

学校坚持毕业生就业工作党政"一把手"工程，坚决贯彻执行"学

校—学院—班级"三级管理体制，形成学校、就业指导中心、学院和班主任四级就业工作总格局，围绕"全程育人、全员育人、全方位育人"工作思路，不断健全学校主管、学院主抓、部门协同、全员参与的就业工作机制。书记、校长是学校就业工作的第一负责人，分管就业工作的校领导是学校就业工作的具体负责人，学生工作处就业指导中心统筹负责全校全日制本科生、全日制研究生就业工作。学院书记、院长为本单位就业工作的第一负责人，统筹负责本单位毕业生就业工作。毕业年级辅导员和研究生导师同为就业工作的直接责任人，明确他们在就业工作中的职责，强化导师就业育人的职责。充分发挥校院两级就业工作领导小组的作用，真正落实好单位主要领导负总责，学工书记亲自抓、辅导员老师天天抓、专业教师积极参与的工作机制，充分调动各方力量，形成就业工作的强大合力。

2. 加强招就联动，创建新时代人才培养新机制

贯彻落实《教育部关于推动高校形成就业与招生计划人才培养联动机制的指导意见》（教高〔2017〕8号），推动制定招生计划动态调整、专业动态调整的相关办法，完善专业人才预警预测机制。开展了2019年暑期、2019年冬季和2016—2019届研究生毕业生专项就业调研，在开拓就业市场的同时，建设以市场人才需求为导向的数据挖掘系统，通过数据分析预测市场对各专业人才的需求变化趋势。健全毕业生就业状况反馈机制。引入第三方麦可思数据有限公司开展就业质量跟踪专业化调查及评估，为人才培养各环节提供反馈信息，为学校人才培养决策提供依据。

3. 深化教育改革，推进新时代毕业生就业创业能力新提升

深化教育教学改革，不断提升人才培养质量。树立招生、培养、就业工作系统化、整体性理念，将毕业生就业创业教育融入人才培养全过程，将价值引领贯穿学生生涯发展教育和就业指导活动始终，引导学生

树立正确的择业观。

落实就业精准帮扶。依据就业困难学生类别分别制订帮扶方案、落实"一生一策"，做好精准帮扶服务工作。学校在全面摸排后，为贫困毕业生建档立卡。除发放实习补贴、求职补贴、交通补贴外，还为他们提供勤工俭学岗位，以减轻贫困毕业生的经济压力；为每一位缓就业、难就业、不就业的毕业生建档立卡，采取切实措施做好教育、引导和帮扶工作；对未就业毕业生开展一对一谈心，对离校未就业毕业生开展跟踪推荐就业服务，确保未就业毕业生离校服务不断线。高度重视心理健康辅导，及时疏导毕业生求职焦虑等心理问题，帮助毕业生调整就业预期，科学规划职业生涯，积极主动就业创业。

注重文化育人、实践育人，巩固并拓展生涯辅导与就业指导校园文化平台，提高就业指导实效性。积极探索，为大学生提供生涯发展与就业指导的模拟体验环境，发挥文化引领作用。2019 年连续开展第八届、第九届"金领人才"校园模拟招聘大赛，企业全程参与，给予专业指导，为全校学生提供了宝贵的求职实战经验。邀请了多家校企合作单位深入学生中开展就业指导，聘请了一批优秀校友担任学生职业导师，开展更符合需求的职业规划和就业指导服务，如开展"感恩、分享、成长"国医大师讲座、"学长有约"就业创业微讲座等，提升学生就业能力。

4. 深入市场调研，构建新时代校企合作新平台

巩固就业市场，定期开展调研。毕业生就业指导中心分类设立了用人单位信息库，建立了校企沟通信息平台，制定了用人单位及毕业生质量跟踪调查制度。2019 年，毕业生就业指导中心开展了两次用人单位满意度跟踪调查和毕业生就业状况跟踪调研，组织了 3 次全校性就业市场开拓与调研活动，建立了我校就业市场的台账，总结出我校优质就业市场地图，为进一步拓展优质就业市场打好基础。

提高服务水平，办好校园招聘会。进一步发挥学校在毕业生就业市场中的主渠道作用，全力组织好校内大型系列综合性供需洽谈会和大型

企事业单位来校宣讲招聘活动，加强招聘场所建设，为所有来校招聘单位提供优质服务。同时，学校立足湖北，面向全国重点地域，通过"走出去、请进来"等方式，拓展相关行业人才市场，积极主办或承办行业专场招聘会，促进校园招聘活动热度不减、数量提高。2019年全年举办了6场综合类大型招聘会、400余场专场宣讲会，提供岗位需求数4万余个，供需比达1∶11.97，同比提高6个百分点。

建立就业联盟，深化校企、校地合作。充分发挥各学院产学研合作资源、校友资源、教师人脉资源等，多渠道加强校企、校地合作。2019年学校与武汉市洪山区、仙桃市、丽水市等建立了就业联盟，与湖北未来家园高科技农业股份有限公司等多家用人单位建立校企合作关系。

5. 拓展就业领域，构建新时代毕业生就业去向新格局

多方开拓基层就业市场。学校大力宣传国家基层就业项目，积极引导毕业生参加"大学生村官""三支一扶""西部计划"等国家基层就业项目，配合毕业生申报手续，积极推荐他们到基层、艰苦边远地区、中小微企业就业创业。今年我校有3名毕业生参加"西部计划"项目，7名毕业生成为选调生，5名学生参加"三支一扶"和地方基层项目。

认真落实教育部、湖北省关于征兵工作的要求。学校深入学习贯彻党中央关于加强国防和军队建设系列指示，坚决落实国务院、中央军委决策部署，加强组织领导，深入宣传动员，层层落实责任，以奖励支持为主，积极引导毕业生应征入伍。

服务国家战略拓展就业区域。围绕"一带一路"、雄安新区、长江经济带、粤港澳大湾区、海南自贸试验区、"我选湖北""百万大学生留汉"等国家重点发展战略和区域，依托武汉独特的地理位置，主动对接人才需求，积极宣传、引导毕业生响应国家号召，组织毕业生参加相关招聘会。通过按学院、划片区开拓就业市场的方式加大对重点地区、重大工程、重大项目、重要领域等就业市场的开拓力度，努力构建"立足长江经济带，辐射全国"的就业大格局。

6. 强化就业服务体系建设，形成新时代就业工作新气象

细化服务体系，拓展服务领域。主动为自主创业和灵活就业的毕业生提供政策咨询服务，协助解决毕业生创业就业过程中的实际困难。把毕业离校后两年内仍未落实去向的毕业生纳入服务对象范围，主动关心他们的学习、生活和求职就业、升学出国等。

延伸服务空间，强化后续服务。发挥各地校友会作用，积极组织企业来校招聘毕业生，统筹相关资源帮助年轻校友解决实际困难，提升就业质量。依据学生就业状况分类处理学生改派，按政策做好相关咨询、接转等后续服务工作。

推进信息技术与就业服务的深度融合。完善信息化背景下的就业支撑体系，全面启用电子网签系统，提高就业工作效率，搭建更加便利的就业服务信息化平台，通过校园网、APP、微信、微博、短信平台等新媒体工具进行及时发布，实现招聘信息全覆盖，彻底消除信息孤岛，实现就业信息资源共享。准确掌握就业信息，完善毕业生求职意愿信息数据库和用人单位岗位需求信息数据库，搭建精准对接服务平台，充分利用好 QQ 群、微信等新媒体工具，与所有学生干部、毕业生进行"点对点"的信息沟通。

7. 以创业园区建设和创业竞赛为平台，着力培养学生创新意识和实践能力

继续加大创业园区创业项目扶持力度，拓新创业教育方式途径，不断提高创业指导水平。选拔优质项目(企业)20 家入驻大学生创业基地。办好大学生创新创业俱乐部沙龙活动，精心设计主题、精心组织实施，按照省教育厅的要求做到"每月有主题，周周有活动"。按照洪山区区委组织部、科经局的要求，每季度上报绩效指标，确保创业服务工作落到实处。推动工作重心下移，基础医学院、药学院、管理学院、中医临床学院、护理学院等举办多场创业沙龙及创业项目成果汇报会。

2019 年 11 月 6 日，我校大学生创业基地作为优秀基地代表，在洪山区委组织部、区科经局举办大学之城众创孵化联盟会上作现场交流报告，按照"要素集聚、政策对接、资源共享、协同发展"的原则，分享众创平台资源优势，助力大学之城创业生态圈，实现协同共创共赢发展。

在第五届"互联网+"大学生创新创业大赛湖北省赛中，管理学院黄亚军同学的项目"药艺坊——中医文创品牌开拓者"获得银奖，针灸骨伤学院李含章同学的"武汉濒湖汉方科技有限责任公司"、李金骁同学的"基于互联网 VR 的线上线下中医教学培训系统"、中医临床学院金路同学的"本草实验室——中医药元素手工造物空间"三个项目获得铜奖。2019 年入选国家级大学生创新创业训练计划项目 21 项，入选湖北省大学生创新创业训练计划项目 56 项。

二、进一步细化就业服务工作的措施

1. 重视就业指导服务，提升就业工作服务成效

数据显示，我校 2019 届毕业生对就业指导服务的整体开展情况评价较高（就业指导服务满意度为 84%），但从具体服务的开展情况来看，仍有 16% 的人表示没有接受过母校提供的任何求职服务，学校就业指导/求职辅导服务仍有提升空间。其中，毕业生接受过"大学组织的招聘会""职业发展规划"的比例（分别为 59%、43%）相对较高，而毕业生认为有效的比例（分别为 83%、72%）相对于其他类型的就业指导服务较低，我校将重点关注这两项服务的开展成效。

对此，我校将结合实际，从求职辅导服务的类别和数量上着手，扩大覆盖面，提高学生参与积极性。同时，进一步关注校园招聘活动、职业发展规划的开展质量，提升相关辅导人员的能力与素质，让学生获得更有效的就业指导服务，促进毕业生更加充分、合理地就业。

2. 坚持能力本位，重视毕业生能力培养

从医学类毕业生对学校能力培养的评价来看，学校 2019 届医学类专业毕业生认为重要度较高的能力是沟通能力（60%），其满足度为 79%；非医学类毕业生认为工作中较为重要的通用能力是沟通与交流能力（89%）、持续学习能力（86%）、解决问题能力（81%）等。对此，我校将依据毕业生的反馈，针对我校人才培养理念，结合我校办学特点，在培养方案、课程体系、教学方法和管理制度等方面将改革持续向纵深推进，进一步促进毕业生各项能力的培养，并将其贯穿人才培养全过程。另一方面，学校将积极组织各类丰富的校园文化活动，着力培养身心健康、各项能力突出、适应当代经济社会发展的高水平人才。

附录一：高校毕业生就业创业政策百问（2018 年版）

一、鼓励企业特别是中小企业吸纳高校毕业生就业

1. 国家对鼓励中小企业吸纳高校毕业生有哪些政策措施？

按照《国务院关于进一步做好新形势下就业创业工作的意见》（国发〔2015〕23 号）、《国务院办公厅关于做好 2014 年全国普通高等学校毕业生就业创业工作的通知》（国发〔2014〕22 号）、《国务院办公厅关于做好 2013 年全国普通高等学校毕业生就业工作的通知》（国办发〔2013〕35 号）、《国务院关于进一步支持小型微型企业健康发展的意见》（国发〔2012〕14 号）和《国务院关于进一步做好普通高等学校毕业生就业工作的通知》（国发〔2011〕16 号）等文件规定：

（1）对招收高校毕业生达到一定数量的中小企业，地方财政应优先考虑安排扶持中小企业发展资金，并优先提供技术改造贷款贴息。

（2）对劳动密集型小企业当年新招收登记失业高校毕业生，达到企业现有在职职工总数 30%（超过 100 人的企业达 15%）以上，并与其签订 1 年以上劳动合同的劳动密集型小企业，可按规定申请最高不超过 200 万元的小额担保贷款，并享受 50% 的财政贴息。

（3）高校毕业生到中小企业就业的，在专业技术职称评定、科研项目经费申请、科研成果或荣誉称号申报等方面，享受与国有企事业单位同类人员同等待遇。

(4)对小微企业新招用毕业年度高校毕业生，签订1年以上劳动合同并缴纳社会保险费的，给予1年社会保险补贴。

2. 国家对引导国有企业吸纳高校毕业生就业有哪些政策措施？

按照《国务院关于进一步做好新形势下就业创业工作的意见》(国发〔2015〕23号)、《国务院办公厅关于做好2014年全国普通高等学校毕业生就业创业工作的通知》(国发〔2014〕22号)、《国务院办公厅关于做好2013年全国普通高等学校毕业生就业工作的通知》(国办发〔2013〕35号)和《关于做好2013—2014年国有企业招收高校毕业生工作有关事项的通知》(国资厅发分配〔2013〕37号)等文件规定：

(1)承担对口支援西藏、青海、新疆任务的中央企业要结合援助项目建设，积极吸纳当地高校毕业生就业。

(2)建立国有企事业单位公开招聘制度，推动实现招聘信息公开、过程公开和结果公开。

(3)国有企业招聘应届高校毕业生，除涉密等特殊岗位外，要实行公开招聘，招聘应届高校毕业生信息要在政府网站公开发布，报名时间不少于7天；对拟聘人员应进行公示，明确监督渠道，公示期不少于7天。

3. 企业招收就业困难高校毕业生享受什么优惠政策？

按照《财政部、人力资源社会保障部关于进一步加强就业专项资金管理有关问题的通知》(财社〔2011〕64号)规定，对各类企业(单位)招用符合条件的就业困难高校毕业生，与之签订劳动合同并缴纳社会保险费的，按其为就业困难高校毕业生实际缴纳的基本养老保险费、基本医疗保险费和失业保险费给予补贴，不包括企业(单位)和个人应缴纳的其他社会保险费。

根据《就业促进法》有关规定，就业困难人员是指因身体状况、技能水平、家庭因素、失去土地等原因难以实现就业，以及连续失业一定时间仍未能实现就业的人员。就业困难人员的具体范围由省、自治区、直辖市人民政府根据本行政区域的实际情况规定。

企业(单位)按季将符合享受社会保险补贴条件人员的缴费情况单独列出，向当地人力资源社会保障部门申请补贴。社会保险补贴申请材料应附：符合享受社会保险补贴条件的人员名单及身份证复印件、就业创业证复印件、劳动合同等就业证明材料复印件、社会保险征缴机构出具的社会保险费明细账(单)、企业(单位)在银行开立的基本账户等凭证材料，经人力资源社会保障部门审核后，财政部门将补贴资金支付到企业(单位)在银行开立的基本账户。

4. 企业为高校毕业生开展岗前培训享受什么优惠政策?

按照《国务院关于进一步做好新形势下就业创业工作的意见》(国发〔2015〕23号)、《国务院办公厅关于做好2014年全国普通高等学校毕业生就业创业工作的通知》(国发〔2014〕22号)、《财政部、人力资源社会保障部关于进一步加强就业专项资金管理有关问题的通知》(财社〔2011〕64号)等文件规定，企业新录用毕业年度高校毕业生与其签订6个月以上期限劳动合同，在劳动合同签订之日起6个月内由企业依托所属培训机构或政府认定的培训机构开展岗前就业技能培训的，根据培训后继续履行劳动合同情况，按照当地确定的职业培训补贴标准的一定比例，对企业给予定额职业培训补贴。

企业开展岗前培训前，需将培训计划大纲、培训人员花名册及身份证复印件、劳动合同复印件等材料报当地人力资源社会保障部门备案，培训后根据劳动者继续履行劳动合同情况，向人力资源社会保障部门申请职业培训补贴。申请材料经人力资源社会保障部门审核后，财政部门按规定将补贴资金直接拨入企业在银行开立的基本账户。企业申请职业培训补贴应附：培训人员花名册、培训人员身份证复印件、就业创业证复印件、劳动合同复印件、职业培训合格证书等凭证材料。

对小型微型企业新招用高校毕业生按规定开展岗前培训的，各地要根据当地物价水平，适当提高培训费补贴标准。

5. 高校毕业生从企业到机关事业单位就业后工龄如何计算？

按照《国务院关于进一步做好普通高等学校毕业生就业工作的通知》(国发〔2011〕16 号)等文件规定，高校毕业生从企业、社会团体到机关事业单位就业的，其按规定参加企业职工基本养老保险的缴费年限合并为连续工龄。

6. 高校毕业生到企业特别是中小企业就业可否在当地落户？

按照《国务院办公厅关于做好 2014 年全国普通高等学校毕业生就业创业工作的通知》(国发〔2014〕22 号)、《国务院办公厅关于做好 2013 年全国普通高等学校毕业生就业工作的通知》(国办发〔2013〕35 号)文件规定，要简化高校毕业生就业程序，消除其在不同地区、不同类型单位之间流动就业的制度性障碍。切实落实允许包括专科生在内的高校毕业生在就(创)业地办理落户手续的政策(直辖市按有关规定执行)。

省会及以下城市要放开对吸收高校毕业生落户的限制，简化有关手续，应届毕业生凭普通高等学校毕业证书、全国普通高等学校毕业生就业报到证、与用人单位签订的就业协议书或劳动(聘用)合同办理落户手续；非应届毕业生凭与用人单位签订的劳动(聘用)合同和普通高等学校毕业证书办理落户手续。高校毕业生到小型微型企业就业、自主创业的，其档案可由当地市、县一级的公共就业人才服务机构免费保管。办理高校毕业生档案转递手续，转正定级表、调整改派手续不再作为接收审核档案的必备材料。

7. 流动人员人事档案如何保管？

按照《关于进一步加强流动人员人事档案管理服务工作的通知》(人社部发〔2014〕90 号)、《流动人员人事档案管理暂行规定》文件规定，流动人员档案具体包括：非公有制企业和社会组织聘用人员的档案；辞职辞退、取消录(聘)用或被开除的机关事业单位工作人员档案；与企事业单位解除或终止劳动(聘用)关系人员的档案；未就业的高校毕业生及中专毕业生的档案；自费出国留学及其他因私出国(境)人员的档案；外国企业常驻代表机构的中方雇员的档案；自由职业或灵活就业人员的档案；其他实行社会管理人员的档案。

流动人员人事档案管理实行集中统一、归口管理的管理体制，主管部门为政府人力资源社会保障部门，接受同级党委组织部门的监督和指导。流动人员人事档案具体由县级以上(含县级)公共就业和人才服务机构以及经人力资源社会保障部门授权的单位管理，其他单位未经授权不得管理流动人员人事档案。严禁个人保管本人或他人的档案。跨地区流动人员的人事档案，可由其户籍所在地或现工作单位所在地的公共就业和人才服务机构管理。

高校毕业生到具有档案管理权限的机关、事业单位、国有企业就业的，由单位直接接收、管理档案。到无档案管理权限的单位(私营企业、外资企业等)就业的，可由各地公共就业和人才服务机构负责提供档案管理等人事代理服务。高校毕业生离校时没有就业的，档案可由学校统一发回原户籍所在地公共就业和人才服务机构保管。档案不允许个人保存。

2015 年 1 月 1 日起，取消收取人事关系及档案保管费、查阅费、证明费、档案转递费等名目的费用。各级公共就业和人才服务机构应提供免费的流动人员人事档案基本公共服务。

8. 什么是人事代理？

公共就业和人才服务机构可在规定业务范围内接受用人单位和个人委托，从事下列人事代理服务：

(1)流动人员人事档案管理。

(2)因私出国政审。

(3)在规定的范围内申报或组织评审专业技术职务任职资格。

(4)转正定级和工龄核定。

(5)大中专毕业生接收手续。

(6)其他人事代理事项。

9. 高校毕业生怎样办理人事代理?

按照《人才市场管理规定》有关规定，人事代理方式可由单位集体委托代理，也可由个人委托代理;可多项委托代理，也可单项委托代理;可单位全员委托代理，也可部分人员委托代理。

单位办理委托人事代理，须向代理机构提交有效证件以及委托书，确定委托代理项目。经代理机构审定后，由代理机构与委托单位签订人事代理合同书，明确双方的权利和义务，确立人事代理关系。

10. 高校毕业生如何与用人单位订立劳动合同?

《劳动合同法》第七条规定，用人单位自用工之日起即与劳动者建立劳动关系。第十条规定，建立劳动关系，应当订立书面劳动合同。已建立劳动关系，未同时订立书面劳动合同的，应当自用工之日起一个月内订立书面劳动合同。用人单位与劳动者在用工前订立劳动合同的，劳动关系自用工之日起建立。

第八条规定，用人单位(企业、个体经济组织、民办非企业单位等组织)招用劳动者时，应当如实告知劳动者工作内容、工作条件、工作地点、职业危害、安全生产状况、劳动报酬，以及劳动者要求了解的其他情况;用人单位有权了解劳动者与劳动合同直接相关的基本情况，劳动者应当如实说明。

第九条规定，用人单位招用劳动者，不得扣押劳动者的居民身份证和其他证件，不得要求劳动者提供担保或者以其他名义向劳动者收取财物。

11. 什么是社会保险？我国建立了哪些社会保险制度？

社会保险是指国家通过立法，按照权利与义务相对应原则，多渠道筹集资金，对参保者在遭遇年老、疾病、工伤、失业、生育等风险情况下提供物质帮助(包括现金补贴和服务)，使其享有基本生活保障、免除或减少经济损失的制度安排。

《社会保险法》第二条规定，我国建立基本养老保险、基本医疗保险、工伤保险、失业保险、生育保险等社会保险制度，保障公民在年老、疾病、工伤、失业、生育等情况下依法从国家和社会获得物质帮助的权利。其中，基本养老保险制度包括职工基本养老保险制度、新型农村社会保险制度和城镇居民社会养老保险制度；基本医疗保险制度包括职工基本医疗保险制度、新型农村合作医疗制度和城镇居民医疗保险制度。

12. 用人单位应该履行哪些社会保险义务？享有哪些社会保险权利？

(1)社会保险义务：一是申请办理社会保险登记的义务；二是申报和缴纳社会保险费的义务；三是代扣代缴职工社会保险的义务；四是向职工告知缴纳社会保险费明细的义务。

(2)社会保险权利：一是有权免费查询、核对其缴费记录；二是有权要求社会保险经办机构提供社会保险咨询等相关服务；三是可以参加社会保险监督委员会，对社会保险工作提出咨询意见和建议，实施社会监督；四是对侵害自身权益和不依法办理社会保险事务的行为，有权依法申请行政复议或者提起行政诉讼。此外，还有权对违反社会保险法律、法规的行为进行举报、投诉。

13. 参加社会保险的个人享有哪些权利？

高校毕业生依法缴纳社会保险费后，享有以下权利：

（1）有权依法享受社会保险待遇。

（2）有权监督本单位为其缴费情况。

（3）有权免费向社会保险经办机构查询、核对其缴费和享受社会保险待遇权益记录。

（4）有权要求社会保险经办机构提供社会保险咨询等相关服务。

（5）对侵害自身权益和不依法办理社会保险事务的行为，有权依法申请行政复议或者提起行政诉讼。

此外，还有权对违反社会保险法律、法规的行为进行举报、投诉。

14. 目前国家对用人单位及其职工和参保个人缴纳社会保险费的费率是如何规定的？

（1）用人单位及其职工缴纳社会保险费的费率。根据《国务院关于完善企业职工基本养老保险制度的决定》（国发〔2005〕38 号）、《国务院关于建立城镇职工基本医疗保险制度的决定》（国发〔1998〕44 号）、《失业保险条例》（国务院令第 258 号）规定，用人单位缴纳基本养老保险、基本医疗保险和失业保险的费率，原则上分别为本单位工资总额的20%、6%左右和2%；用人单位缴纳工伤保险费按照《工伤保险条例》（国务院令第 586 号）规定实行行业差别费率和浮动费率，有关费率确定按照国家相应规定执行；用人单位缴纳生育保险费的费率按照《企业职工生育保险试行办法》（劳部发〔1994〕504 号）规定执行，由统筹地区政府根据实际情况自行确定，但不得超过用人单位工资总额的1%。职工本人缴纳基本养老保险、基本医疗保险和失业保险的费率，分别为本人工资的8%、2%和1%。

（2）参保个人缴纳社会保险费的费率。根据《国务院关于完善企业职工基本养老保险制度的决定》（国发〔2005〕38 号）规定，无雇工的个体工商户和灵活就业人员参加职工基本养老保险的缴费费率为20%，其中8%计入个人账户；无雇工的个体工商户和灵活就业人员参加职工基本医疗保险的缴费费率，按国家有关规定，统筹地区可以参照当地基本医疗保险建立统筹基金的缴费水平确定。

(3)城镇居民参加居民医疗保险和农村居民参加新型农村社会养老保险及新型农村合作医疗，主要采取定额方式缴纳社会保险费。

16. 高校毕业生如何处理劳动人事纠纷？

发生劳动人事争议，可以通过协商解决。当事人不愿协商或协商不成的，可以向调解组织申请调解；不愿调解、调解不成或者达成调解协议后不履行的，可以向劳动人事争议仲裁委员会申请仲裁；对仲裁裁决不服的，除法律另有规定的外，可以向人民法院提起诉讼。

对用人单位违反劳动保障法律、法规和规章的情况，高校毕业生可向人力资源社会保障部门举报、投诉。劳动保障监察机构将依法受理，纠正和查处有关违法行为。

16. 什么是服务外包和服务外包企业？

服务外包是指企业将其非核心的业务外包出去，利用外部最优秀的专业化团队来承接该业务，从而使其专注核心业务，达到降低成本、提高效率、增强企业核心竞争力和对环境应变能力的一种管理模式。

服务外包企业是指其与服务外包发包商签订中长期服务合同，承接服务外包业务的企业。

17. 目前服务外包产业主要涉及哪些领域及地区？

服务外包分为信息技术外包服务(ITO)、技术性业务流程外包服务(BPO)和技术性知识流程外包服务(KPO)等。ITO 包括软件研发服务、信息技术研发服务、信息系统运营维护服务等领域。BPO 包括企业业务流程设计服务、企业内容管理数据库服务、企业运营数据库服务、企业供应链管理数据库服务等领域。KPO 包括知识产权研究、医药和生物技术研发和测试、产品技术研发、工业设计、分析学和数据挖掘、动漫及网游设计研发、教育课件研发、工程设计等领域。

我国目前有服务外包示范城市 21 个，分别是北京、天津、上海、重庆、大连、深圳、广州、武汉、哈尔滨、成都、南京、西安、济南、杭州、合肥、南昌、长沙、大庆、苏州、无锡、厦门。

18. 服务外包企业吸纳高校毕业生有哪些财政支持？

按照《国务院办公厅关于鼓励服务外包产业加快发展的复函》（国办函〔2010〕69 号）、《人力资源社会保障部、商务部关于加快服务外包产业发展促进高校毕业生就业的若干意见》（人社部发〔2009〕123 号）等文件规定，对符合条件的服务外包企业，每新录用 1 名大学以上学历员工从事服务外包工作并签订 1 年期以上劳动合同的，给予企业每人不超过 4500 元的培训支持；对符合条件的培训机构培训的从事服务外包业务人才（大学以上学历），通过服务外包业务专业知识和技能培训考核，并与服务外包企业签订 1 年期以上劳动合同的，给予培训机构每人不超过 500 元的培训支持。

服务外包企业吸纳高校毕业生参加就业见习的，享受相关财政补助政策。服务外包企业吸纳就业困难高校毕业生就业，享受社会保险补贴等扶持政策。就业困难高校毕业生参加服务外包培训，可按规定享受职业培训补贴和职业技能鉴定补贴。

鼓励引导高校毕业生面向城乡基层、中西部地区以及民族地区、贫困地区和艰苦边远地区就业。

19. 什么是基层就业？

基层就业就是到城乡基层工作。国家近几年出台了一系列优惠政策鼓励高校毕业生积极参加社会主义新农村建设、城市社区建设和应征入伍。一般来讲，"基层"既包括广大农村，也包括城市街道社区；既涵盖县级以下党政机关、企事业单位，也包括社会团体、非公有制组织和中小企业；既包含单位就业，也包括自主创业、自谋职业。

20. 国家鼓励毕业生到基层就业的主要优惠政策包括哪些?

按照《国务院关于进一步做好新形势下就业创业工作的意见》(国发〔2015〕23 号)、《国务院办公厅关于做好 2014 年全国普通高等学校毕业生就业创业工作的通知》(国发〔2014〕22 号)、《国务院办公厅关于做好 2013 年全国普通高等学校毕业生就业工作的通知》(国办发〔2013〕35 号)和《国务院关于进一步做好普通高等学校毕业生就业工作的通知》(国发〔2011〕16 号)等文件规定:

(1)完善工资待遇进一步向基层倾斜的办法,健全高校毕业生到基层工作的服务保障机制,鼓励毕业生到乡镇特别是困难乡镇机关事业单位工作。

(2)对高校毕业生到中西部地区、艰苦边远地区和老工业基地县以下基层单位就业,履行一定服务期限的,按规定给予学费补偿和国家助学贷款代偿(本专科学生每人每年最高不超过 8000 元、研究生每人每年最高不超过 12000 元)。

(3)结合政府购买服务工作的推进,在基层特别是街道(乡镇)、社区(村)购买一批公共管理和社会服务岗位,优先用于吸纳高校毕业生就业。

(4)落实完善见习补贴政策,对见习期满留用率达到 50% 以上的见习单位,适当提高见习补贴标准。

(5)将求职补贴调整为求职创业补贴,对象范围扩展到已获得国家助学贷款的毕业年度高校毕业生。

各地区要结合城镇化进程和公共服务均等化要求,充分挖掘教育、劳动就业、社会保障、医疗卫生、住房保障、社会工作、文化体育及残疾人服务、农技推广等基层公共管理和服务领域的就业潜力,吸纳高校毕业生就业。要结合推进农业科技创新、健全农业社会化服务体系等,引导更多高校毕业生投身现代农业。

高校毕业生在中西部地区和艰苦边远地区县以下基层单位从事专业

技术工作，申报相应职称时，可不参加职称外语考试或放宽外语成绩要求。充分挖掘社会组织吸纳高校毕业生就业潜力，对到省会及省会以下城市的社会团体、基金会、民办非企业单位就业的高校毕业生，所在地的公共就业人才服务机构要协助办理落户手续，在专业技术职称评定方面享受与国有企事业单位同类人员同等待遇。

对到农村基层和城市社区从事社会管理和公共服务工作的高校毕业生，符合公益性岗位就业条件并在公益性岗位就业的，按照国家现行促进就业政策的规定，给予社会保险补贴和公益性岗位补贴。

对到农村基层和城市社区其他社会管理和公共服务岗位就业的，给予薪酬或生活补贴，同时按规定参加有关社会保险。

自 2012 年起，省级以上机关录用公务员，除部分特殊职位外，均应从具有 2 年以上基层工作经历的人员中录用。市（地）级以下机关特别是县乡机关招录公务员，应采取有效措施积极吸引优秀应届高校毕业生报考，录用计划应主要用于招收应届高校毕业生。

对具有基层工作经历的高校毕业生，在研究生招录和事业单位选聘时实行优先。

21. 什么是基层社会管理和公共服务岗位？

所谓基层社会管理和公共服务岗位，包括大学生村官、支教、支农、支医、乡村扶贫，以及城市社区的法律援助、就业援助、社会保障协理、文化科技服务、养老服务、残疾人居家服务、廉租房配套服务等岗位。

2009 年 4 月，人力资源社会保障部下发《关于公布第一批基层社会管理和公共服务岗位目录的通知》（人社部函〔2009〕135 号），向社会公布第一批基层社会管理和公共服务岗位目录，以指导各地做好鼓励和引导高校毕业生到基层就业的工作。这批发布的岗位目录共分为基层人力资源和社会保障管理、基层农业服务、基层医疗卫生服务、基层文化科技服务、基层法律服务、基层民政、托老托幼、助残服务、基层市政管理、基层公共环境与设施管理维护以及其他9大类领域，包括在街道(乡镇)、社区(村)等基层单位从事公共就业服务、社会保障、劳动关系协调、劳动监察、农业、扶贫开发、医疗、卫生、保健、防疫、文化、科技、体育、普法宣传、民事调解、托老、养老、托幼、助残、公共设施设备管理养护等相关事务管理服务工作的50种岗位。

22. 什么是其他基层社会管理和公共服务岗位?

其他基层社会管理和公共服务岗位指在街道社区、乡镇等基层开发或设立的相应的社会管理和公共服务岗位。部分由政府出资，或由相关组织和单位出资。所安排使用的人员按规定享受相关补贴。

23. 什么是公益性岗位?

公益性岗位指由政府开发、以满足社区及居民公共利益为目的的管理和服务岗位。对符合条件在公益性岗位安置就业的就业困难人员，按规定给予社会保险补贴和岗位补贴。符合公益性岗位安置条件的就业困难高校毕业生，可按规定享受公益性岗位就业援助政策。

24. 什么是公益性岗位社会保险补贴?

按照《财政部、人力资源社会保障部关于进一步加强就业专项资金管理有关问题的通知》(财社〔2011〕64号)规定，对就业困难人员的社会保险补贴实行"先缴后补"的办法。在公益性岗位安排就业困难人员，并缴纳社会保险费的，按其为就业困难人员实际缴纳的基本养老保险费、基本医疗保险费和失业保险费给予补贴，不包括就业困难人员个人应缴纳的基本养老保险费、基本医疗保险费和失业保险费，以及企业(单位)和个人应缴纳的其他社会保险费。社会保险补贴期限，一般最长不超过3年。

25. 什么是公益性岗位补贴？

对在公益性岗位安排就业困难人员就业的单位，按其实际安排就业困难人员人数给予岗位补贴。公益性岗位补贴期限，一般最长不超过 3 年。

在公益性岗位安排就业困难人员就业的单位，可按季向当地人力资源社会保障部门申请公益性岗位补贴。公益性岗位补贴申请材料应附：符合享受公益性岗位补贴条件的人员名单及身份证复印件、就业创业证复印件、发放工资明细账（单）、单位在银行开立的基本账户等凭证材料，经人力资源社会保障部门审核后，财政部门将补贴资金支付到单位在银行开立的基本账户。

26. 为鼓励高校毕业生面向基层就业，实施学费补偿和助学贷款代偿政策的主要内容是什么？

按照《国务院关于进一步做好新形势下就业创业工作的意见》（国发〔2015〕23 号）、《关于调整完善国家助学贷款相关政策措施的通知》（财教〔2014〕180 号）、《财政部、教育部关于印发〈高等学校毕业生学费和国家助学贷款代偿暂行办法〉的通知》（财教〔2009〕15 号）等文件规定，高校毕业生（全日制本专科、高职生、研究生、第二学士学位毕业生）到中西部地区、艰苦边远地区和老工业基地县以下基层单位就业、履行一定服务期限的，按规定给予学费补偿和国家助学贷款代偿。在校学习期间获得国家助学贷款（含高校国家助学贷款和生源地信用助学贷款，下同）的，补偿的学费优先用于偿还国家助学贷款本金及其全部偿还之前产生的利息。定向、委培以及在校期间已享受免除全部学费政策的学生除外。

目前，国家助学贷款资助标准已经调整为，全日制普通本专科学生（含第二学士学位、高职学生，下同）每人每年申请贷款额度不超过 8000 元；年度学费和住宿费标准总和低于 8000 元的，贷款额度可按照学费和住宿费标准总和确定。全日制研究生每人每年申请贷款额度不超过12000元；年度学费和住宿费标准总和低于12000元的，贷款额度可按照学费和住宿费标准总和确定。

国家助学贷款资助标准调整后，《财政部教育部　总参谋部关于印发〈高等学校学生应征入伍服义务兵役国家资助办法〉的通知》（财教〔2013〕236号）、《财政部 教育部 民政部 总参谋部总政治部关于实施退役士兵教育资助政策的意见》（财教〔2011〕538号）和《财政部 教育部关于印发〈高等学校毕业生学费和国家助学贷款代偿暂行办法〉的通知》（财教〔2009〕15号）中有关学费补偿、国家助学贷款代偿和学费资助的标准，相应调整为本专科学生每人每年最高不超过8000元、研究生每人每年最高不超过12000元。学费补偿、国家助学贷款代偿和学费资助的其他事项，仍按原规定执行。

27. 国家实施补偿学费和代偿助学贷款的就业地域范围包括哪些？

国家对到中西部地区和艰苦边远地区基层单位就业，并履行一定服务期限的中央部门所属高校毕业生，按规定实施相应的学费补偿和助学贷款代偿。这里涉及的地域范围主要包括：

（1）西部地区：西藏、内蒙古、广西、重庆、四川、贵州、云南、陕西、甘肃、青海、宁夏、新疆12个省（自治区、直辖市）。

（2）中部地区：河北、山西、吉林、黑龙江、安徽、江西、河南、湖北、湖南、海南10个省。

（3）艰苦边远地区：由国务院确定的经济水平、条件较差的一些州、县和少数民族地区（详情可登录中国政府网查询：http://www.gov.cn）。

（4）基层单位：

中西部地区和艰苦边远地区县以下机关、企事业单位，包括乡（镇）政府机关、农村中小学、国有农（牧、林）场、农业技术推广站、畜牧兽医站、乡镇卫生院、计划生育服务站、乡镇文化站、乡镇劳动就业服务站等。

工作现场地处以上地区县以下的气象、地震、地质、水电施工、煤炭、石油、航海、核工业等中央单位艰苦行业生产第一线。

28. 学费补偿和助学贷款代偿的标准和年限是多少？

学费补偿、国家助学贷款代偿及学费减免标准，本专科生每人每年最高不超过 8000 元，研究生每人每年最高不超过 12000 元。

本科、专科（高职）、研究生和第二学士学位毕业生补偿学费或代偿国家助学贷款的年限，分别按照国家规定的相应学制计算。在校学习的时间低于相应学制规定年限的，按照实际学习时间计算补偿学费或代偿助学贷款年限。在校学习时间高于相应学制年限的，按照学制规定年限计算。

每年代偿学费或国家助学贷款总额的 1/3，三年代偿完毕。

29. 中央部门所属高校毕业生如何申请学费补偿和助学贷款代偿？

（1）在办理离校手续时向学校递交学费和国家助学贷款代偿申请表和毕业生本人、就业单位与学校三方签署的到中西部地区、艰苦边远地区和老工业基地县以下基层单位服务 3 年以上的就业协议。

（2）在校学习期间获得国家助学贷款的，在与国家助学贷款经办银行签订毕业后还款计划时，注明已申请国家助学贷款代偿，如获得国家助学贷款代偿资格，不需自行向银行还款。

（3）高校负责审查申请资格并上报全国学生资助管理中心。

30. 地方所属高校毕业生到基层就业如何获得学费补偿和助学贷款代偿？

按照《财政部、教育部关于印发〈高等学校毕业生学费和国家助学贷款代偿暂行办法〉的通知》（财教〔2009〕15 号）要求，各地要抓紧研究制定本地所属高校毕业生面向本辖区艰苦边远地区基层单位就业的学费补偿和助学贷款代偿办法。地方所属高校毕业生到基层就业是否可以获得学费补偿或国家助学贷款代偿，以及如何申请办理补偿或代偿等，请向学校所在地政府有关部门查询。

31. 到基层就业如何办理户口、档案、党团关系等手续？

对到中西部地区、艰苦边远地区和老工业基地县以下基层单位就业的高校毕业生，实行来去自由的政策，户口可留在原籍或根据本人意愿迁往就业地区；人事档案原则上统一转至就业单位所在地的县级政府人力资源社会保障部门，由公共就业和人才服务机构提供免费人事代理服务；党团组织关系转至就业单位，在工作期间积极要求入党的，由乡镇一级党组织按规定程序办理。

32. 中央有关部门实施了哪些基层就业项目？

近年来，中央各有关部门主要组织实施了 5 个引导高校毕业生到基层就业的专门项目，包括：团中央、教育部、财政部、人力资源社会保障部四部门从 2003 年起组织实施的"大学生志愿服务西部计划"；中组部、人力资源社会保障部、教育部等八部门从 2006 年开始组织实施的"三支一扶"（支教、支农、支医和扶贫）计划；教育部、财政部、人力资源社会保障部、中央编办四部门从 2006 年开始组织实施的"农村义务教育阶段学校教师特设岗位计划"；中组部、教育部、财政部、人力资源社会保障部等部门从 2008 年起组织实施的"选聘高校毕业生到村任职工作"；农业部、人社部、教育部等部门从 2103 年起组织实施的"农业技术推广服务特设岗位计划"。

33. 什么是农村义务教育阶段学校教师特设岗位计划？

2006 年，教育部、财政部、原人事部、中央编办下发《关于实施农村义务教育阶段学校教师特设岗位计划的通知》(教师〔2006〕2 号)，联合启动实施"特岗计划"，公开招聘高校毕业生到"两基"攻坚县农村义务教育阶段学校任教。特岗教师聘期 3 年。

34. 农村教师特岗计划实施的地区范围包括哪些？

2006—2008 年"特岗计划"的实施范围以国家西部地区"两基"攻坚县为主(含新疆生产建设兵团的部分团场)，包括纳入国家西部开发计划的部分中部省份的少数民族自治州，适当兼顾西部地区一些有特殊困难的边境县、少数民族自治县和少小民族县。2009 年，实施范围扩大到中西部地区国家扶贫开发工作重点县。

35. 农村教师特岗计划招聘对象和条件是什么？

(1)以高等师范院校和其他全日制普通高校应届本科毕业生为主，可招少量应届师范类专业专科毕业生。

(2)取得教师资格，具有一定教育教学实践经验，年龄在 30 岁以下的全日制普通高校往届本科毕业生。

(3)参加过"大学生志愿服务西部计划"、有从教经历的志愿者和参加过半年以上实习支教的师范院校毕业生同等条件下优先。

(4)报名者应同时符合教师资格条件要求和招聘岗位要求。

36. 农村教师特岗计划的招聘程序有哪些？

特岗教师实行公开招聘，合同管理。合同规定用人单位和应聘人员双方的权利和义务。

招聘工作由省级教育、人力资源社会保障、财政、编办等相关部门共同负责，遵循"公开、公平、自愿、择优"和"三定"(定县、定校、定岗)原则，按下列程序进行：①公布需求，②自愿报名，③资格审查，④考试考核，⑤集中培训，⑥资格认定，⑦签订合同，⑧上岗任教。

37. 什么是选聘高校毕业生到村任职？

2008 年，中组部、教育部、财政部、人力资源和社会保障部出台了《关于印发〈关于选聘高校毕业生到村任职工作的意见（试行）〉的通知》（组通字〔2008〕18 号），计划用五年时间选聘 10 万名高校毕业生到农村担任村党支部书记助理、村委会主任助理或团支部书记、副书记等职务。从 2010 年开始，扩大选聘规模，逐步实现"一村一名大学生村官"计划的目标。选聘的高校毕业生在村工作期限一般为 2~3 年。

38. 选聘到村任职的对象是什么？要满足哪些条件？

选聘对象为 30 岁以下应届和往届毕业的全日制普通高校专科以上学历的毕业生，重点是应届毕业和毕业 1~2 年的本科生、研究生，原则上为中共党员（含预备党员），非中共党员的优秀团干部、优秀学生干部也可以选聘。

基本条件是：①思想政治素质好，作风踏实，吃苦耐劳，组织纪律观念强；②学习成绩良好，具备一定的组织协调能力；③自愿到农村基层工作；④身体健康。此外，参加人力资源社会保障部、团中央等部门组织的到农村基层服务的"三支一扶""志愿服务西部计划"等活动期满的高校毕业生，本人自愿且具备选聘条件的，经组织推荐可作为选聘对象。

39. 选聘到村任职的程序是什么？

选聘工作一般通过个人报名、资格审查、组织考察、体检、公示、决定聘用、培训上岗等程序进行。

40. 什么是"三支一扶"计划？

"三支一扶"是支教、支医、支农、扶贫的简称。2006 年，中组部、原人事部等八部门下发《关于组织开展高校毕业生到农村基层从事支教、支农、支医和扶贫工作的通知》（国人部发〔2006〕16 号），以公开招募、自愿报名、组织选拔、统一派遣的方式，从 2006 年开始连续 5 年，每年招募 2 万名高校毕业生，主要安排到乡镇从事支教、支农、支医和扶贫工作。服务期限一般为 2~3 年。招募对象主要为全国普通高校应届毕业生。

2011 年 4 月，人力资源社会保障部下发《关于继续做好高校毕业生三支一扶计划实施工作的通知》（人社部发〔2011〕27 号），决定继续组织开展高校毕业生"三支一扶"计划，从 2011 年起，每年选拔 2 万名，五年内选拔 10 万名高校毕业生到基层从事"三支一扶"服务。

41. 什么是大学生志愿服务西部计划？

大学生志愿服务西部计划由共青团中央牵头，教育部、财政部、人力资源社会保障部共同组织实施。从 2003 年开始，每年招募 1.8 万名普通高等学校应届毕业生，到西部贫困县的乡镇从事为期 1~3 年的教育、卫生、农技、扶贫以及青年中心建设和管理等方面的志愿服务工作。

42. 什么是农业技术推广服务特设岗位计划？

农业技术推广服务特设岗位计划由农业部牵头，人力资源社会保障部、教育部和科技部共同组织实施。从 2013 年开始，每年招募一批普通高等学校应届毕业生，到乡镇或区域性农业技术推广机构从事为期 2~3 年的农业技术推广、动植物疫病防控、农产品质量安全服务等工作。

43. 参加中央部门组织实施的基层就业项目，服务期满后享受哪些优惠政策？

根据中组部、人力资源社会保障部、教育部、财政部、共青团中央《关于统筹实施引导高校毕业生到农村基层服务项目工作的通知》（人社部发〔2009〕42 号）等政策规定，参加中央部门组织实施的基层就业项目、服务期满的毕业生，享受以下优惠政策：

（1）公务员招录优惠：每年拿出公务员考录计划的一定比例，专门用于定向招录服务期满且考核称职（合格）的服务基层项目人员。服务基层项目人员也可报考其他职位。

（2）事业单位招聘优惠：鼓励在项目结束后留在当地就业，其参加的各基层就业项目相对应的自然减员空岗，全部聘用服务期满的高校毕业生。从 2009 年起，到乡镇事业单位服务的高校毕业生服务满 1 年后，在现岗位空缺情况下，经考核合格，即可与所在单位签订不少于 3 年的聘用合同。同时，各省（区、市）县及县以上相关的事业单位公开招聘工作人员，应拿出不低于 40% 的比例，聘用各专门项目服务期满考核合格的高校毕业生。

（3）考学升学优惠：服务期满后 3 年内报考硕士研究生初试总分加 10 分；同等条件下优先录取；高职（高专）学生可免试入读成人本科。

（4）国家补偿学费和代偿助学贷款政策：参加各基层就业项目的毕业生，符合规定条件的，可享受相应的学费补偿和助学贷款代偿政策。

服务期满自主创业的，可享受税收优惠、行政事业性收费减免、小额贷款担保和贴息等有关政策。

其他：按各基层就业项目服务年限计算工龄。服务期满到企业就业的，按照规定转接社会保险关系。

44. 高校毕业生到艰苦边远地区或国家扶贫开发工作重点县就业有什么优惠政策？

根据《国务院关于进一步做好普通高等学校毕业生就业工作的通知》（国发〔2011〕16 号）规定，对到艰苦边远地区或国家扶贫开发工作重点县就业的高校毕业生，在机关工作的，试用期工资可直接按试用期满后工资确定，试用期满后级别工资高定 1~2 档；在事业单位工作的，可提前转正定级，转正定级时薪级工资高定 1~2 级。

二、鼓励大学生应征入伍，报效祖国

1. 国家鼓励大学生应征入伍服义务兵役，这里的"大学生"如何界定？

指根据国家有关规定批准设立、实施高等学历教育的全日制公办普通高等学校、民办普通高等学校和独立学院，按照国家招生规定录取的全日制普通本科、专科（含高职）、研究生、第二学士学位的应（往）届毕业生、在校生和已被普通高校录取但未报到入学的学生。

征集的大学生以男性为主，女性大学生征集根据军队需要确定。

2. 公民应征入伍需要满足哪些政治条件？

征集服现役的公民必须热爱中国共产党，热爱社会主义祖国，热爱人民军队，遵纪守法，品德优良，决心为抵抗侵略、保卫祖国、保卫人民的和平劳动而英勇奋斗。征兵政治审查的内容包括：应征公民的年龄、户籍、职业、政治面貌、宗教信仰、文化程度、现实表现以及家庭主要成员和主要社会关系成员的政治情况等。

3. 公民应征入伍要满足哪些基本身体条件？

公民应征入伍要符合国防部颁布的《应征公民体格检查标准》和有关规定。其中，有几项基本条件：

（1）身高：男性 160cm 以上，女性 158cm 以上。

（2）体重：男性：不超过标准体重的 30%，不低于标准体重的 15%。女性：不超过标准体重的 20%，不低于标准体重的 15%。

（3）标准体重 =（身高−110）kg。

（4）视力：大学生右眼裸眼视力不低于 4.6，左眼裸眼视力不低于 4.5。屈光不正，准分子激光手术后半年以上，无并发症，视力达到相应标准的，合格。

(5)内科：乙型肝炎表面抗原呈阴性，等等。

4. 应征入伍服义务兵役大学生的年龄是如何规定的?

男性普通高等学校在校生为年满 18~22 周岁，高职(专科)毕业生可放宽到 23 周岁，本科及以上学历毕业生可放宽到 24 周岁。

女性普通高等学校在校生为年满 18~20 周岁，应届毕业生放宽到 22 周岁。

5. 高校毕业生应征入伍服义务兵役要经过哪些程序?

(1)网上报名预征：有应征意向的高校毕业生可在夏秋季征兵开始之前登录"大学生应征入伍网上报名平台"(网址为 http：//zbbm. chsi. com. cn 或 http：//zbbm. chsi. cn，下同)进行报名，填写、打印应届毕业生预征对象登记表和高校毕业生应征入伍学费补偿国家助学贷款代偿申请表(以下分别简称为登记表、申请表)，交所在高校征兵工作管理部门。

(2)初审、初检：毕业生离校前，在高校参加身体初检、政治初审，符合条件者确定为预征对象，高校协助兵役机关将登记表和申请表审核盖章发给毕业生本人，并完成网上信息确认。初审、初检工作最晚在 7 月 15 日前完成。

(3)实地应征：高校应届毕业生可在学校所在地应征入伍，也可在入学前户籍所在地应征入伍。

组织高校应届毕业生在学校所在地征集的，结合初审、初检工作同步进行体格检查和政治审查，在毕业生离校前完成预定兵，9 月初学校所在地县(市、区)人民政府征兵办公室为其办理批准入伍手续。政治审查以本人现实表现为主，由其就读学校所在地的县(市、区)公安部门负责，学校分管部门具体承办，原则上不再对其入学前和就读返乡期间的现实表现情况进行调查。

在入学前户籍所在地应征入伍的，高校应届毕业生 7 月 30 日前将户籍迁回入学前户籍地，持登记表和申请表到当地县级兵役机关参加实地应征，经体格检查、政治审查合格的，9月初由当地县(市、区)人民政府征兵办公室办理批准入伍手续。

6. 大学生征集工作由哪个部门牵头负责?

高校所在地兵役机关会同有关部门进入高校开展征集工作，高校由学生管理部门或学校武装部门牵头负责，有意向参军入伍的大学生可向所在学校学工部(处)、就业中心、资助中心或武装部咨询有关政策。

7. 高校毕业生应征入伍服义务兵役享受哪些优惠政策?

高校毕业生应征入伍服义务兵役，除享有优先报名应征、优先体检政审、优先审批定兵、优先安排使用"四个优先"政策，家庭按规定享受军属待遇外，还享受优先选拔使用、学费补偿和国家助学贷款代偿、退役后考学升学优惠、就业服务等政策。

8. 高校毕业生应征入伍"四个优先"政策是怎样规定的?

高校毕业生预征对象参军入伍享受"四优先"政策:

(1)优先报名应征。报名由县级兵役机关直接办理。夏秋季征兵开始前，县级兵役机关通知其报名时间、地点、注意事项等。确定为预征对象的高校毕业生，持应届毕业生预征对象登记表，可以直接到学校所在地或户籍所在地县级兵役机关报名应征。

(2)优先体检政考。体检由县级兵役机关直接办理。夏秋季征兵体检前，县级兵役机关通知其体检时间、地点、注意事项等。确定为预征对象的高校毕业生，未能在规定时间内在学校参加体检的，本人持应届毕业生预征对象登记表，可在征兵体检时间内报名直接参加体检。

(3)优先审批定兵。审批定兵时，应当优先批准体检政审合格的高校毕业生入伍。高职(专科)以上文化程度的合格青年未被批准入伍前，不得批准高中文化程度的青年入伍。

(4)优先安排使用。在安排兵员去向时，根据高校毕业生的学历、专业和个人特长，优先安排到军兵种或专业技术要求高的部队服役；部队对征集入伍的高校毕业生，优先安排到适合的岗位，充分发挥其专长。

9. 大学生应征入伍服义务兵役给予国家资助的内容是什么？

高等学校学生应征入伍服义务兵役国家资助，是指国家对应征入伍服义务兵役的高校学生，在入伍时对其在校期间缴纳的学费实行一次性补偿或获得的国家助学贷款(国家助学贷款包括校园地国家助学贷款和生源地信用助学贷款，下同)实行代偿；应征入伍服义务兵役前正在高等学校就读的学生(含按国家招生规定录取的高等学校新生)，服役期间按国家有关规定保留学籍或入学资格、退役后自愿复学或入学的，国家实行学费减免。

10. 高校学生应征入伍享受学费补偿、国家助学贷款代偿及学费减免的标准是多少？

按照《关于调整完善国家助学贷款相关政策措施的通知》(财教〔2014〕180 号)、《财政部、教育部、总参谋部关于印发〈高等学校学生应征入伍服义务兵役国家资助办法〉的通知》(财教〔2013〕236 号)规定：

(1)学费补偿、国家助学贷款代偿及学费减免标准，本专科生每人每年最高不超过 8000 元，研究生每人每年最高不超过 12000 元。

(2)学费补偿或国家助学贷款代偿金额，按学生实际缴纳的学费或获得的国家助学贷款(国家助学贷款包括本金及其全部偿还之前产生的利息，下同)两者金额较高者执行，据实补偿或者代偿。退役复学后学费减免金额，按学校实际收取学费金额执行。超出标准部分不予补偿、代偿或减免。

(3)获学费补偿学生在校期间获得国家助学贷款的，补偿资金必须首先用于偿还国家助学贷款。如补偿金额高于国家助学贷款金额，高出部分退还学生。

11. 高校学生应征入伍服义务兵役都可以享受国家资助政策吗？

在校期间已免除全部学费的学生，定向生、委培生和国防生，其他不属于服义务兵役到部队参军的学生，均不享受学费补偿和国家助学贷款代偿政策。

12. 高校学生应征入伍服义务兵役享受学费补偿、国家助学贷款代偿和学费减免的年限如何计算？

学费补偿、国家助学贷款代偿和学费减免的年限，按照国家对本科、专科(高职)、研究生和第二学士学位规定的相应修业年限据实计算。以入伍时间为准，入伍前已达到的修业规定年限，即为学费补偿或国家助学贷款代偿的年限；退役复学后应完成的国家规定的修业年限的剩余期限，即为学费减免的年限；复学后攻读更高层次学历不在减免学费范围之内。

专升本、本硕连读、中职高职连读、第二学士学位毕业生补偿学费或代偿国家助学贷款的年限，分别按照完成本科、硕士、高职和第二学士学位阶段学习任务规定的学习时间计算。

专升本、本硕连读学制在校生，在专科或本科学习阶段应征入伍的，以实际学习时间实行学费补偿或国家助学贷款代偿；在本科或硕士学习阶段应征入伍的，以本科已学习时间或硕士已学习时间计算，实行学费补偿或国家助学贷款代偿，其以前专科学习时间或本科学习时间不计入学费补偿或国家助学贷款代偿。中职高职连读学生学费补偿或国家助学贷款代偿的年限，按照高职阶段实际学习时间计算。

13. 高校学生申请应征入伍服义务兵役国家资助的程序是什么？

应征报名的高校学生登录大学生征兵报名系统，按要求在线填写、打印"高校学生应征入伍学费补偿国家助学贷款代偿申请表"（一式两份，以下简称申请表）并提交学校学生资助管理部门。在校期间获得国家助学贷款的学生，需同时提供国家助学贷款借款合同复印件和本人签字的一次性偿还贷款计划书。

学校相关部门对申请表中学生的资助资格、标准、金额（如有生源地信用助学贷款，学校应联系贷款经办银行或贷款经办地县级学生资助管理机构确认贷款金额）等相关信息审核无误后，对申请表加盖公章，一份留存，一份返还学生。

学生在征兵报名时将申请表交至入伍所在地县级人民政府征兵办公室（以下简称"县级征兵办"）。学生通过征兵体检被批准入伍后，县级征兵办对申请表加盖公章并返还学生。

学生将申请表原件和入伍通知书复印，寄送至原就读高校学生资助管理部门。

14. 因个人原因被部队退回，高校学生已获国家资助的经费要被收回吗？

因本人思想原因、故意隐瞒病史或弄虚作假、违法犯罪等行为造成退兵的学生，学校取消其受助资格，并不得申请学费减免。各省（区、市）人民政府征兵办公室应在接收退兵后及时将被退回学生的姓名、就读高校、退兵原因等情况逐级上报至国防部征兵办公室，并按照学生原就读高校的隶属关系，通报同级教育行政部门。

被部队退回并被取消资助资格的学生，如学生返回其原户籍所在地，已补偿的学费或代偿的国家助学贷款资金由学生户籍所在地县级教育行政部门会同同级人民政府征兵办公室收回；如学生返回其原就读高校，已补偿的学费或代偿的国家助学贷款由学生原就读高校会同退役安置地县级人民政府征兵办公室收回。各县级教育行政部门和各高校应在收回资金后十日内，逐级汇总上缴全国学生资助管理中心。收回资金按规定作为下一年度学费补偿或国家助学贷款代偿经费。

15. 高校毕业生入伍服义务兵役年限是多少?

我国现行的义务兵役制度服役年限是两年。

16. 大学生士兵退役后享受哪些就学优惠政策?

(1)高职(专科)学生入伍经历可作为毕业实习经历。

(2)退役大学生士兵入学或复学后免修军事技能训练,直接获得学分。

(3)设立"退役大学生士兵"专项硕士研究生招生计划。根据实际需求,每年安排一定数量专项计划,专门面向退役大学生士兵招生。在全国研究生招生总规模内单列下达,不得挪用。

(4)将高校在校生(含高校新生)服兵役情况纳入推免生遴选指标体系。鼓励开展推荐优秀应届本科毕业生免试攻读研究生工作的高校在制定本校推免生遴选办法时,结合本校具体情况,将在校期间服兵役情况纳入推免生遴选指标体系。在部队荣立二等功及以上的退役人员,符合研究生报名条件的可免试(指初试)攻读硕士研究生。

(5)将考研加分范围扩大至高校在校生(含高校新生)。在继续实行普通高校应届毕业生退役后按规定享受加分政策的基础上,允许普通高校在校生(含高校新生)应征入伍服义务兵役退役,在完成本科学业后3年内参加全国硕士研究生招生考试,初试总分加10分,同等条件下优先录取。

(6)退役大学生士兵专升本实行招生计划单列。高职(专科)学生应征入伍服义务兵役退役,在完成高职学业后参加普通本科专升本考试,实行计划单列,录取比例在现行30%的基础上适度扩大,具体比例由各省份根据本地实际和报名情况确定。

(7)高校新生录取通知书中附寄应征入伍优惠政策。高校向新生寄送录取通知书时,附寄应征入伍宣传单,宣传单主要内容包括优惠政策概要、报名流程指南、学籍注册要求等。

(8)放宽退役大学生士兵复学转专业限制。大学生士兵退役后复学，经学校同意并履行相关程序后，可转入本校其他专业学习。

(9)具有高职(高专)学历的，退役后免试入读成人本科，或经过一定考核入读普通本科；荣立三等功以上奖励的，在完成高职(专科)学业后，免试入读普通本科。

(10)应征入伍的高校毕业生退役后报考政法干警招录培养体制改革试点招生时，教育考试笔试成绩总分加 10 分。

17. 什么是政法干警招录培养体制改革试点考试？

国家为培养政治业务素质高，实战能力强的应用型、复合型政法人才，加强政法机关公务员队伍建设，2008 年开始重点从部队退役士兵和普通高校毕业生中选拔优秀人才，为基层政法机关特别是中西部和其他经济欠发达地区的县(市)级以下基层政法机关提供人才保障和智力支持。

18. 应征入伍的高校应届毕业生离校后户口档案存放在哪里，如何迁转？

被确定为预征对象的高校应届毕业生，回入学前户籍所在地应征的，将户口迁回入学前户籍所在地，档案转到入学前户籍所在地人才交流中心存放。在学校所在地应征的，可将户籍和档案暂时保留在学校。

高校应届毕业生批准入伍后，其户口档案予以注销，档案放入新兵档案。

19. 高校应届毕业生退役后户档迁移有何优惠政策？

高校应届毕业生入伍服义务兵役退出现役后一年内，可视同当年的高校应届毕业生，凭用人单位录(聘)用手续，向原就读高校再次申请办理就业报到手续，户档随迁(直辖市按照有关规定执行)。

20. 什么是士官？与义务兵有什么区别？

我军现役士兵按兵役性质分为义务兵役制士兵和志愿兵役制士兵。义务兵役制士兵称为义务兵，志愿兵役制士兵称为士官。士官属于士兵军衔序列，但不同于义务兵役制士兵，是士兵中的骨干。义务兵实行供给制，发给津贴，士官实行工资制和定期增资制度。

21. 没有参加网上报名预征的大学生是否还可以应征入伍并享受有关优惠政策？

未参加网上报名预征的大学生，在征兵期间需要补办网上预征手续，没有经过网上报名预征的大学生不享受有关优惠政策。

三、积极聘用高校毕业生参与国家和地方重大科研项目

1. 国家和地方重大科研项目包括哪些？

按照《科技部、教育部、财政部、人力资源社会保障部、国家自然科学基金委员会关于鼓励科研项目单位吸纳和稳定高校毕业生就业的若干意见》（国科发财〔2009〕97 号）规定，由高校、科研机构和企业所承担的民口科技重大专项项目、973 计划、863 计划、科技支撑计划项目以及国家自然科学基金会的重大重点项目等，可以聘用高校毕业生作为研究助理或辅助人员参与研究工作。此外的其他项目，承担研究的单位也可聘用高校毕业生。

2. 哪些高校毕业生可以被吸纳为研究助理或辅助人员？

吸纳对象主要以优秀的应届毕业生为主，包括高校以及有学位授予权的科研机构培养的博士研究生、硕士研究生和本科生。

3. 科研项目吸纳的高校毕业生是否为在编职工？

不是项目承担单位的正式在编职工，被吸纳高校毕业生需与项目承担单位签订服务协议，明确双方的权利、责任和义务。

4. 科研项目承担单位与被吸纳高校毕业生签订的服务协议应包含哪些内容？

(1)项目承担单位的名称和地址。

(2)研究助理的姓名、居民身份证号码和住址。

(3)服务协议期限。

(4)工作内容。

(5)劳务性费用数额及支付方式。

(6)社会保险。

(7)双方协商约定的其他内容。

四、服务协议不得约定由毕业生承担违约金

1. 服务协议的期限如何约定？

根据《人力资源社会保障部办公厅关于重大科研项目单位吸纳高校毕业生参与研究工作签订服务协议有关问题的通知》(人社厅发〔2009〕47号)等文件规定，服务协议期限最多可签订3年，3年以下的服务协议期限已满而项目执行期未满的，根据工作需要可以协商续签至3年。

2. 服务协议履行期间可以解除协议吗？

服务协议履行期间，毕业生可以提出解除服务协议，但应提前15天书面通知项目承担单位。

项目承担单位提出解除服务协议的，应当提前30日书面通知毕业生本人。研究助理被解除服务协议或协议期满终止后，符合条件的毕业

生可按规定享受失业保险待遇。

3. 被吸纳高校毕业生如何获取报酬？

由项目承担单位向高校毕业生支付劳务性费用，具体数额按照国家有关规定、参照相应岗位标准，由双方协商确定。

4. 项目承担单位是否给被吸纳的高校毕业生上保险？

项目承担单位应当为毕业生办理社会保险，具体包括基本养老保险、基本医疗保险、失业保险、工伤保险、生育保险，并按时足额缴费。参保、缴费、待遇支付等具体办法参照各项社会保险有关规定执行。

5. 被吸纳的高校毕业生户档如何迁转？

毕业生参与项目研究期间，根据当地情况，其户口、档案可存放在项目承担单位所在地或入学前家庭所在地公共就业和人才服务机构。项目承担单位所在地或入学前家庭所在地公共就业和人才服务机构应当免费为其提供户口、档案托管服务。

6. 服务协议期满后如何就业？

协议期满，如果项目承担单位无意续聘，则毕业生到其他岗位就业。同时，国家鼓励项目承担单位正式聘用（招用）人员时，优先聘用担任过研究助理的人员。项目承担单位或其他用人单位正式聘用（招用）担任过研究助理的人员，应当分别依据《劳动合同法》《国务院办公厅转发人事部关于在事业单位试行人员聘用制度意见的通知》（国办发〔2002〕35 号）等规定执行。

7. 毕业生服务协议期满被用人单位正式录（聘）用后，如何办理落户手续？工龄如何接续？

担任过研究助理的人员被正式聘用（招用）后，按照有关规定，凭用人单位录(聘)用手续、劳动合同和普通高等学校毕业证书办理落户手续；工龄与参与项目研究期间的工作时间合并计算，社会保险缴费年限合并计算。

五、鼓励支持高校毕业生自主创业，稳定灵活就业

1. 高校毕业生自主创业，可以享受哪些优惠政策？

按照《国务院关于进一步做好新形势下就业创业工作的意见》(国发〔2015〕23号)、《国务院办公厅关于深化高等学校创新创业教育改革的实施意见》(国办发〔2015〕36号)等文件规定，高校毕业生自主创业优惠政策主要包括：

(1)税收优惠：持人社部门核发的就业创业证(注明"毕业年度内自主创业税收政策")的高校毕业生在毕业年度内(指毕业所在自然年，即1月1日至12月31日)创办个体工商户、个人独资企业的，3年内按每户每年8000元为限额依次扣减其当年实际应缴纳的营业税、城市维护建设税、教育费附加和个人所得税。对高校毕业生创办的小型微利企业，按国家规定享受相关税收支持政策。

(2)创业担保贷款和贴息支持：对符合条件的高校毕业生自主创业的，可在创业地按规定申请创业担保贷款，贷款额度为10万元。鼓励金融机构参照贷款基础利率，结合风险分担情况，合理确定贷款利率水平，对个人发放的创业担保贷款，在贷款基础利率基础上上浮3个百分点以内的，由财政给予贴息。

(3)免收有关行政事业性收费：毕业2年以内的普通高校毕业生从事个体经营(除国家限制的行业外)的，自其在工商部门首次注册登记之日起3年内，免收管理类、登记类和证照类等有关行政事业性收费。

(4)享受培训补贴：对高校毕业生在毕业学年(即从毕业前一年7月1日起的12个月)内参加创业培训的，根据其获得创业培训合格证书或就业、创业情况，按规定给予培训补贴。

(5)免费创业服务：有创业意愿的高校毕业生，可免费获得公共就业和人才服务机构提供的创业指导服务，包括政策咨询、信息服务、项目开发、风险评估、开业指导、融资服务、跟踪扶持等"一条龙"创业服务。各地在充分发挥各类创业孵化基地作用的基础上，因地制宜建设一批大学生创业孵化基地，并给予相关政策扶持。对基地内大学生创业企业要提供培训和指导服务，落实扶持政策，努力提高创业成功率，延长企业存活期。

(6)取消高校毕业生落户限制，允许高校毕业生在创业地办理落户手续(直辖市按有关规定执行)。

2. 大学生创业工商登记有什么要求？

深化商事制度改革，进一步落实注册资本登记制度改革，坚决推行工商营业执照、组织机构代码证、税务登记证"三证合一"，推进"三证合一"登记制度改革意见和统一社会信用代码方案，实现"一照一码"。放宽新注册企业场所登记条件限制，推动"一址多照"、集群注册等，降低大学生创业门槛。

3. 对大学生自主创业学籍管理有什么要求？

根据《教育部关于做好2016届全国普通高等学校毕业生就业创业工作的通知》(教学〔2015〕12号)文件规定，对有自主创业意愿的大学生，实施弹性学制，放宽学生修业年限，允许调整学业进程、保留学籍休学创新创业。

4. 高校对自主创业大学生可提供什么条件？

根据《教育部关于做好2016届全国普通高等学校毕业生就业创业工作的通知》(教学〔2015〕12号)文件规定，各地各高校建设一批大学生创业示范基地，继续推动大学科技园、创业园、创业孵化基地和实习实践基地建设，高校应开辟专门场地用于学生创新创业实践活动，教育部工程研究中心、各类实验室、教学仪器设备等原则上都要向学生开放。各高校要优化经费支出结构，多渠道统筹安排资金，支持创新创业教育教学，资助学生创新创业项目。

5. 高校毕业生怎样提升自主创业的能力？

各高校要根据人才培养定位和创新创业教育目标要求，促进专业教育与创新创业教育有机融合，调整专业课程设置，挖掘和充实各类专业课程的创新创业教育资源，在传授专业知识过程中加强创新创业教育。面向全体学生开发开设创新创业必修课和选修课，纳入学分管理。

各地人力资源社会保障部门已形成一些成熟的创业培训模式，如"GYB"(产生你的企业想法)、"SYB"(创办你的企业)、"IYB"(改善你的企业)；高校毕业生可选择参加创业培训和实训，并可按规定享受培训补贴，以提高创业能力。

6. 高校如何开展创新创业教育？

健全创新创业教育课程体系。高校要加快创新创业教育优质课程信息化建设，推出一批资源共享的慕课、视频公开课等在线开放课程。建立在线开放课程学习认证和学分认定制度。组织学科带头人、行业企业优秀人才，联合编写具有科学性、先进性、适用性的创新创业教育重点教材。

改革教学方法和考核方法。高校要广泛开展启发式、讨论式、参与式教学，扩大小班化教学覆盖面，推动教师把国际前沿学术发展、最新研究成果和实践经验融入课堂教学，注重培养学生的批判性和创造性思维，激发创新创业灵感。运用大数据技术，掌握不同学生的学习需求和规律，为学生自主学习提供更加丰富多样的教育资源。改革考试考核内容和方式，注重考查学生运用知识分析、解决问题的能力，探索非标准答案考试，破除"高分低能"积弊。

强化创新创业实践。高校要加强专业实验室、虚拟仿真实验室、创业实验室和训练中心建设，促进实验教学平台共享。各地区、各高校科技创新资源原则上向全体在校学生开放，开放情况纳入各类研究基地、重点实验室、科技园评估标准。鼓励各地区、各高校充分利用各种资源建设大学科技园、大学生创业园、创业孵化基地和小微企业创业基地，作为创业教育实践平台，建好一批大学生校外实践教育基地、创业示范基地、科技创业实习基地和职业院校实训基地。完善国家、地方、高校三级创新创业实训教学体系，深入实施大学生创新创业训练计划，扩大覆盖面，促进项目落地转化。举办全国大学生创新创业大赛，办好全国职业院校技能大赛，支持举办各类科技创新、创意设计、创业计划等专题竞赛。支持高校学生成立创新创业协会、创业俱乐部等社团，举办创新创业讲座论坛，开展创新创业实践。

7. 如何向高校毕业生创设的小微企业优先转移科技成果？

国家鼓励利用财政性资金设立的科研机构、普通高校、职业院校，通过合作实施、转让、许可和投资等方式，向高校毕业生创设的小微企业优先转移科技成果。

8. 怎样申请创业担保贷款？在哪些银行可以申请创业担保贷款？

创业担保贷款按照自愿申请、社区推荐、人力资源社会保障部门审查、贷款担保机构审核并承诺担保、商业银行核贷的程序，办理贷款手续。

各国有商业银行、股份制商业银行、城市商业银行和城乡信用社都可以开办创业担保贷款业务，各地区根据实际情况确定具体经办银行。在指定的具体经办银行可以办理创业担保贷款。

9. 哪些项目属于微利项目？

微利项目由各省、自治区、直辖市人民政府结合当地实际情况确定，并报财政部、中国人民银行、人力资源和社会保障部备案。对于从事微利项目的，财政据实全额贴息，展期不贴息。

10. 离校后未就业高校毕业生如何参加就业见习？

人力资源社会保障部门通过媒体、公共就业和人才服务机构以及电视、网络、报纸等多种渠道，发布就业见习信息，公布见习单位名单、岗位数量、期限、人员要求等有关内容，或者组织开展见习单位和高校毕业生的双向选择活动，帮助离校未就业高校毕业生和见习单位对接。离校后未就业回到原籍的高校毕业生可与原籍所在地人力资源社会保障部门及当地团组织联系，主动申请参加就业见习。

11. 就业见习期限有多长？

高校毕业生就业见习期限一般为 3~12 个月。

高校毕业生就业见习活动结束后，见习单位对高校毕业生进行考核鉴定，出具见习证明，作为用人单位招聘和选用见习高校毕业生的依据之一。在见习期间，由见习单位正式录（聘）用的，在该单位的见习期可以作为工龄计算。

12. 离校未就业高校毕业生参加就业见习享受哪些政策和服务？

(1) 获得基本生活补助（基本生活补助费用由见习单位和地方政府分担，各地要根据当地经济发展和物价水平，合理确定和及时调整基本生活补助标准）。

(2) 免费办理人事代理。

(3) 办理人身意外伤害保险。

(4) 见习期满未被录用可继续享受就业指导与服务。

13. 见习单位能享受什么优惠政策？

对企业（单位）吸纳离校未就业高校毕业生参加就业见习的，由见习企业（单位）先行垫付见习人员见习期间基本生活补助，再按规定向当地人力资源社会保障部门申请就业见习补贴。

就业见习补贴申请材料应附：实际参加就业见习的人员名单、就业见习协议书、见习人员身份证、登记证复印件和大学毕业证复印件、企业(单位)发放的基本生活补助明细账(单)、企业(单位)在银行开立的基本账户等凭证材料，经人力资源社会保障部门审核后，财政部门将资金支付到企业(单位)在银行开立的基本账户。

见习单位支出的见习补贴相关费用，不计入社会保险缴费基数，但符合税收法律法规规定的，可以在计算企业所得税应纳税所得额时扣除。

14. 高校毕业生如何申请参加职业培训？

职业培训由各地人力资源社会保障部门负责组织实施。高校毕业生可到当地人力资源社会保障部门咨询了解职业培训开展情况，选择适宜的培训项目参加。

职业培训工作主要由政府认定的培训机构、技工院校或企业所属培训机构承担。

15. 高校毕业生能否享受职业培训补贴政策？如何申请职业培训补贴？

高校毕业生毕业年度内参加就业技能培训或创业培训，可按规定向当地人力资源社会保障部门申请职业培训补贴。毕业后按规定进行了失业登记的高校毕业生参加就业技能培训或创业培训，也可向当地人力资源社会保障部门申请职业培训补贴。

按照《财政部、人力资源社会保障部关于进一步加强就业专项资金管理有关问题的通知》(财社〔2011〕64号)等文件规定，申请材料经人力资源社会保障部门审核后，财政部门按规定将补贴资金直接拨付给申请者本人。职业培训补贴申请材料应附：培训人员身份证复印件、就业创业证复印件、职业资格证书(专项职业能力证书或培训合格证书)复印件、就业或创业证明材料、职业培训机构开具的行政事业性收费票据（或税务发票）等凭证材料。

高校毕业生参加就业技能培训或创业培训后，培训合格并通过职业技能鉴定取得初级以上职业资格证书（未颁布国家职业技能标准的职业应取得专项职业能力证书或创业培训合格证书），6 个月内实现就业的，按职业培训补贴标准的 100%给予补贴。6 个月内没有实现就业的，取得初级以上职业资格证书，按职业培训补贴标准的 80%给予补贴；取得专项职业能力证书或创业培训合格证书，按职业培训补贴标准的 60%给予补贴。

16. 高校毕业生如何获取职业资格证书？

高校毕业生个人可向职业技能鉴定所（站）自主申请职业技能鉴定。职业技能鉴定要参加理论知识考试和操作技能（专业能力）考核。经鉴定合格者，由人力资源社会保障部门核发相应的职业资格证书。

17. 高校毕业生能否享受职业技能鉴定补贴政策，如何申请技能鉴定补贴？

按照《财政部、人力资源社会保障部关于进一步加强就业专项资金管理有关问题的通知》（财社〔2011〕64 号）等文件规定，对高校毕业生在毕业年度内通过初次职业技能鉴定并取得职业资格证书或专项职业能力证书的，按规定给予一次性职业技能鉴定补贴。

通过初次职业技能鉴定并取得职业资格证书或专项职业能力证书的，可向职业技能鉴定所在地人力资源社会保障部门申请一次性职业技能鉴定补贴。职业技能鉴定补贴申请材料应附：申请人身份证复印件、就业创业证复印件、职业资格证书复印件、职业技能鉴定机构开具的行政事业性收费票据（或税务发票）等凭证材料，经人力资源社会保障部门审核后，财政部门按规定将补贴资金支付给申请者本人。

六、为高校毕业生提供就业指导、就业服务和就业援助

1. 主要有哪些机构为高校毕业生提供就业服务？

(1)公共就业和人才服务机构。

由各级人力资源社会保障部门设立的公共就业和人才服务机构，为高校毕业生免费提供政策咨询、就业信息、职业指导、职业介绍、就业援助、就业与失业登记或求职登记等各项公共服务，按规定为登记失业高校毕业生免费提供人事档案管理等服务。此外，还定期开展面向高校毕业生的公共就业和人才服务专项活动，比如每年 5 月的"民营企业招聘周"、每年 9 月的"高校毕业生就业服务月"、每年 11 月的"高校毕业生就业服务周"等，为高校毕业生和用人单位搭建供需对接平台。

(2)高校毕业生就业指导机构。

目前，各省教育部门、各高校普遍建立了高校毕业生就业指导机构，为毕业生提供就业咨询、用人单位招聘及实习实训信息、求职技巧、职业生涯辅导、毕业生推荐、实习实践能力提升和就业手续办理等多项就业指导和服务。

(3)职业中介机构。

主要包括从事人力资源服务的经营性机构，政府鼓励各类职业中介机构为高校毕业生提供就业服务，对为登记失业高校毕业生提供服务并符合条件的职业中介机构按规定给予职业介绍补贴。

2. 职业中介机构如何享受职业介绍补贴？

按照《财政部、人力资源社会保障部关于进一步加强就业专项资金管理有关问题的通知》(财社〔2011〕64 号)等文件规定，在工商行政部门登记注册的职业中介机构，可按经其就业服务后实际就业的登记失业人员人数向当地人力资源社会保障部门申请职业介绍补贴。

职业介绍补贴申请材料应附：经职业中介机构就业服务后已实现就

业的登记失业人员名单、接受就业服务的本人签名及居民身份证复印件、就业创业证复印件、劳动合同等就业证明材料复印件、职业中介机构在银行开立的基本账户等凭证材料。申请材料经人力资源社会保障部门审核后，财政部门按规定将补贴资金支付到职业中介机构在银行开立的基本账户。

3. 高校毕业生获取就业信息的主要渠道有哪些？

(1)浏览各类就业信息网站，包括中央有关部门主办的全国性就业信息网站、地方有关部门主办的就业信息网站、各高校就业信息网站及校内 BBS 求职版面、其他专业性就业网站等。

(2)参加各类招聘和双向选择活动，包括国家有关部门、各地、学校、用人单位等相关机构组织的各类现场或网络招聘活动。

(3)参与校企合作实习，包括社会实践、毕业实习等活动。

(4)查阅媒体广告，如报纸、刊物、电台、电视台、视频媒体等。

(5)他人推荐，如导师、校友、亲友等。

(6)主动到单位求职自荐等。

4. 在校期间高校毕业生可以通过哪些途径提升就业能力？

在学好专业知识技能的同时，根据学校要求或安排，毕业生可以通过选修或必修就业指导课程，参与学校组织的就业实习、技巧辅导、模拟招聘等活动，学习和了解相关职业的资料和信息，充分借助社会实践平台，全面提升就业能力。

高校毕业生还可通过学校实施的毕业证书与职业资格证书"双证书"制度、组织到企业顶岗实习、参加人力资源社会保障部门认定的定点机构开展的职业技能培训等，切实增强自身的岗位适应能力与就业竞争力，促进职业素养的养成。

5. 困难家庭高校毕业生包括哪些毕业生？享受哪些帮扶政策？

困难家庭高校毕业生是指：来自城镇低保家庭、低保边缘户家庭、农村贫困家庭和残疾人家庭的普通高校毕业生。

各级机关考录公务员、事业单位招聘工作人员时，免收困难家庭高校毕业生的报名费和体检费。

为帮助困难家庭的高校毕业生求职就业，高校一般都会安排经费作为困难家庭毕业生的求职补助，或对已成功就业的困难家庭毕业生给予奖励。困难家庭的毕业生可向所在院系书面申请。学校也应根据平时掌握的情况，对困难家庭的毕业生给予主动帮助。

从 2013 年起，对享受城乡居民最低生活保障家庭、获得国家助学贷款的毕业年度内高校毕业生，可给予一次性求职创业补贴，补贴标准由各省级财政、人力资源社会保障部门会同有关部门根据当地实际制定，所需资金按规定列入就业专项资金支出范围。

6. 高校毕业生如何办理就业登记和失业登记？离校后未就业如何获得相应的就业指导和服务？

在法定劳动年龄内、有劳动能力和就业要求、处于无业状态的城镇常住人员，可以到常住地的公共就业服务机构进行失业登记。各地公共就业服务机构要为登记失业的各类人员提供均等化的政策咨询、职业指导、职业介绍等公共就业服务和普惠性就业政策，并逐步使外来劳动者与当地户籍人口享有同等的就业扶持政策。将就业失业登记证调整为就业创业证，免费发放，作为劳动者享受公共就业服务及就业扶持政策的凭证。有条件的地方可积极推动社会保障卡在就业领域的应用。

7. 离校未就业高校毕业生享受哪些服务和政策？

按照《国务院办公厅关于做好 2013 年全国普通高等学校毕业生就业工作的通知》（国办发〔2013〕35 号）和《人力资源社会保障部关于实施离

校未就业高校毕业生就业促进计划的通知》(人社部发〔2013〕41号)要求，为做好离校未就业高校毕业生就业工作，从2013年起实施离校未就业高校毕业生就业促进计划。

(1)地方各级人社部门所属公共就业人才服务机构和基层公共就业服务平台要面向所有离校未就业高校毕业生(包括户籍不在本地的高校毕业生)开放，办理求职登记或失业登记手续，发放就业创业证，摸清就业服务需求。其中，直辖市为非本地户籍高校毕业生办理失业登记办法按现行规定执行。

(2)对实名登记的所有未就业高校毕业生提供更具针对性的职业指导。

(3)对有求职意愿的高校毕业生要及时提供就业信息。

(4)对有创业意愿的高校毕业生，各地要纳入当地创业服务体系，提供政策咨询、项目开发、创业培训、融资服务、跟踪扶持等"一条龙"创业服务。及时提供就业信息。

(5)要将零就业家庭、经济困难家庭、残疾等就业困难的未就业高校毕业生列为重点工作对象，提供"一对一"个性化就业帮扶，确保实现就业。

(6)对有就业见习意愿的高校毕业生，各地要及时纳入就业见习工作对象范围，确保能够随时参加。

(7)对有培训意愿的离校未就业高校毕业生，各地要结合其专业特点，组织参加职业培训和技能鉴定，按规定落实相关补贴政策。

(8)地方各级公共就业人才服务机构要为离校未就业高校毕业生免费提供档案托管、人事代理、社会保险办理和接续等一系列服务，简化服务流程，提高服务效率；有条件的地方可对到小微企业就业的离校未就业高校毕业生，提供免费的人事劳动保障代理服务。

(9)加大人力资源市场监管力度，严厉打击招聘过程中的欺诈行为，及时纠正性别歧视和其他各类就业歧视。加大劳动用工、缴纳社会保险费等方面的劳动保障监察力度，切实维护高校毕业生就业后的合法权益。

附录二：中华人民共和国劳动法

（1994 年 7 月 5 日第八届全国人民代表大会常务委员会第八次会议通过，根据 2009 年 8 月 27 日第十一届全国人民代表大会常务委员会第十次会议《关于修改部分法律的决定》第一次修正，根据 2018 年 12 月 29 日第十三届全国人民代表大会常务委员会第七次会议《关于修改〈中华人民共和国劳动法〉等七部法律的决定》第二次修正。）

目　　录

第一章 总 则

第一条 为了保护劳动者的合法权益，调整劳动关系，建立和维护适应社会主义市场经济的劳动制度，促进经济发展和社会进步，根据宪法，制定本法。

第二条 在中华人民共和国境内的企业、个体经济组织（以下统称用人单位）和与之形成劳动关系的劳动者，适用本法。

国家机关、事业组织、社会团体和与之建立劳动合同关系的劳动者，依照本法执行。

第三条 劳动者享有平等就业和选择职业的权利、取得劳动报酬的权利、休息休假的权利、获得劳动安全卫生保护的权利、接受职业技能培训的权利、享受社会保险和福利的权利、提请劳动争议处理的权利以及法律规定的其他劳动权利。

劳动者应当完成劳动任务，提高职业技能，执行劳动安全卫生规程，遵守劳动纪律和职业道德。

第四条 用人单位应当依法建立和完善规章制度，保障劳动者享有劳动权利和履行劳动义务。

第五条 国家采取各种措施，促进劳动就业，发展职业教育，制定劳动标准，调节社会收入，完善社会保险，协调劳动关系，逐步提高劳动者的生活水平。

第六条 国家提倡劳动者参加社会义务劳动，开展劳动竞赛和合理化建议活动，鼓励和保护劳动者进行科学研究、技术革新和发明创造，表彰和奖励劳动模范和先进工作者。

第七条 劳动者有权依法参加和组织工会。

工会代表和维护劳动者的合法权益，依法独立自主地开展活动。

第八条 劳动者依照法律规定，通过职工大会、职工代表大会或者其他形式，参与民主管理或者就保护劳动者合法权益与用人单位进行平等协商。

第九条 国务院劳动行政部门主管全国劳动工作。

县级以上地方人民政府劳动行政部门主管本行政区域内的劳动工作。

第二章 促进就业

第十条 国家通过促进经济和社会发展，创造就业条件，扩大就业机会。

国家鼓励企业、事业组织、社会团体在法律、行政法规规定的范围内兴办产业或者拓展经营，增加就业。

国家支持劳动者自愿组织起来就业和从事个体经营实现就业。

第十一条 地方各级人民政府应当采取措施，发展多种类型的职业介绍机构，提供就业服务。

第十二条 劳动者就业，不因民族、种族、性别、宗教信仰不同而受歧视。

第十三条 妇女享有与男子平等的就业权利。在录用职工时，除国家规定的不适合妇女的工种或者岗位外，不得以性别为由拒绝录用妇女或者提高对妇女的录用标准。

第十四条 残疾人、少数民族人员、退出现役的军人的就业，法律、法规有特别规定的，从其规定。

第十五条 禁止用人单位招用未满十六周岁的未成年人。

文艺、体育和特种工艺单位招用未满十六周岁的未成年人，必须遵守国家有关规定，并保障其接受义务教育的权利。

第三章 劳动合同和集体合同

第十六条 劳动合同是劳动者与用人单位确立劳动关系、明确双方权利和义务的协议。

建立劳动关系应当订立劳动合同。

第十七条 订立和变更劳动合同，应当遵循平等自愿、协商一致的原则，不得违反法律、行政法规的规定。

劳动合同依法订立即具有法律约束力，当事人必须履行劳动合同规定的义务。

第十八条 下列劳动合同无效：

(一)违反法律、行政法规的劳动合同；

(二)采取欺诈、威胁等手段订立的劳动合同。

无效的劳动合同，从订立的时候起，就没有法律约束力。确认劳动合同部分无效的，如果不影响其余部分的效力，其余部分仍然有效。

劳动合同的无效，由劳动争议仲裁委员会或者人民法院确认。

第十九条 劳动合同应当以书面形式订立，并具备以下条款：

(一)劳动合同期限；

(二)工作内容；

(三)劳动保护和劳动条件；

(四)劳动报酬；

(五)劳动纪律；

(六)劳动合同终止的条件；

(七)违反劳动合同的责任。

劳动合同除前款规定的必备条款外，当事人可以协商约定其他内容。

第二十条 劳动合同的期限分为有固定期限、无固定期限和以完成一定的工作为期限。

劳动者在同一用人单位连续工作满十年以上，当事人双方同意续延劳动合同的，如果劳动者提出订立无固定期限的劳动合同，应当订立无固定期限的劳动合同。

第二十一条 劳动合同可以约定试用期。试用期最长不得超过六个月。

第二十二条 劳动合同当事人可以在劳动合同中约定保守用人单位商业秘密的有关事项。

第二十三条　劳动合同期满或者当事人约定的劳动合同终止条件出现，劳动合同即行终止。

第二十四条　经劳动合同当事人协商一致，劳动合同可以解除。

第二十五条　劳动者有下列情形之一的，用人单位可以解除劳动合同：

（一）在试用期间被证明不符合录用条件的；

（二）严重违反劳动纪律或者用人单位规章制度的；

（三）严重失职，营私舞弊，对用人单位利益造成重大损害的；

（四）被依法追究刑事责任的。

第二十六条　有下列情形之一的，用人单位可以解除劳动合同，但是应当提前三十日以书面形式通知劳动者本人：

（一）劳动者患病或者非因工负伤，医疗期满后，不能从事原工作也不能从事由用人单位另行安排的工作的；

（二）劳动者不能胜任工作，经过培训或者调整工作岗位，仍不能胜任工作的；

（三）劳动合同订立时所依据的客观情况发生重大变化，致使原劳动合同无法履行，经当事人协商不能就变更劳动合同达成协议的。

第二十七条　用人单位濒临破产进行法定整顿期间或者生产经营状况发生严重困难，确需裁减人员的，应当提前三十日向工会或者全体职工说明情况，听取工会或者职工的意见，经向劳动行政部门报告后，可以裁减人员。

用人单位依据本条规定裁减人员，在六个月内录用人员的，应当优先录用被裁减的人员。

第二十八条　用人单位依据本法第二十四条、第二十六条、第二十七条的规定解除劳动合同的，应当依照国家有关规定给予经济补偿。

第二十九条　劳动者有下列情形之一的，用人单位不得依据本法第二十六条、第二十七条的规定解除劳动合同：

（一）患职业病或者因工负伤并被确认丧失或者部分丧失劳动能

力的；

(二)患病或者负伤，在规定的医疗期内的；

(三)女职工在孕期、产期、哺乳期内的；

(四)法律、行政法规规定的其他情形。

第三十条　用人单位解除劳动合同，工会认为不适当的，有权提出意见。如果用人单位违反法律、法规或者劳动合同，工会有权要求重新处理；劳动者申请仲裁或者提起诉讼的，工会应当依法给予支持和帮助。

第三十一条　劳动者解除劳动合同，应当提前三十日以书面形式通知用人单位。

第三十二条　有下列情形之一的，劳动者可以随时通知用人单位解除劳动合同：

(一)在试用期内的；

(二)用人单位以暴力、威胁或者非法限制人身自由的手段强迫劳动的；

(三)用人单位未按照劳动合同约定支付劳动报酬或者提供劳动条件的。

第三十三条　企业职工一方与企业可以就劳动报酬、工作时间、休息休假、劳动安全卫生、保险福利等事项，签订集体合同。集体合同草案应当提交职工代表大会或者全体职工讨论通过。

集体合同由工会代表职工与企业签订；没有建立工会的企业，由职工推举的代表与企业签订。

第三十四条　集体合同签订后应当报送劳动行政部门；劳动行政部门自收到集体合同文本之日起十五日内未提出异议的，集体合同即行生效。

第三十五条　依法签订的集体合同对企业和企业全体职工具有约束力。职工个人与企业订立的劳动合同中劳动条件和劳动报酬等标准不得低于集体合同的规定。

第四章　工作时间和休息休假

第三十六条　国家实行劳动者每日工作时间不超过八小时、平均每周工作时间不超过四十四小时的工时制度。

第三十七条　对实行计件工作的劳动者，用人单位应当根据本法第三十六条规定的工时制度合理确定其劳动定额和计件报酬标准。

第三十八条　用人单位应当保证劳动者每周至少休息一日。

第三十九条　企业因生产特点不能实行本法第三十六条、第三十八条规定的，经劳动行政部门批准，可以实行其他工作和休息办法。

第四十条　用人单位在下列节日期间应当依法安排劳动者休假：

(一)元旦；

(二)春节；

(三)国际劳动节；

(四)国庆节；

(五)法律、法规规定的其他休假节日。

第四十一条　用人单位由于生产经营需要，经与工会和劳动者协商后可以延长工作时间，一般每日不得超过一小时；因特殊原因需要延长工作时间的，在保障劳动者身体健康的条件下延长工作时间每日不得超过三小时，但是每月不得超过三十六小时。

第四十二条　有下列情形之一的，延长工作时间不受本法第四十一条规定的限制：

(一)发生自然灾害、事故或者因其他原因，威胁劳动者生命健康和财产安全，需要紧急处理的；

(二)生产设备、交通运输线路、公共设施发生故障，影响生产和公众利益，必须及时抢修的；

(三)法律、行政法规规定的其他情形。

第四十三条　用人单位不得违反本法规定延长劳动者的工作时间。

第四十四条　有下列情形之一的，用人单位应当按照下列标准支付高于劳动者正常工作时间工资的工资报酬：

（一）安排劳动者延长工作时间的，支付不低于工资的百分之一百五十的工资报酬；

（二）休息日安排劳动者工作又不能安排补休的，支付不低于工资的百分之二百的工资报酬；

（三）法定休假日安排劳动者工作的，支付不低于工资的百分之三百的工资报酬。

第四十五条 国家实行带薪年休假制度。

劳动者连续工作一年以上的，享受带薪年休假。具体办法由国务院规定。

第五章 工 资

第四十六条 工资分配应当遵循按劳分配原则，实行同工同酬。

工资水平在经济发展的基础上逐步提高。国家对工资总量实行宏观调控。

第四十七条 用人单位根据本单位的生产经营特点和经济效益，依法自主确定本单位的工资分配方式和工资水平。

第四十八条 国家实行最低工资保障制度。最低工资的具体标准由省、自治区、直辖市人民政府规定，报国务院备案。

用人单位支付劳动者的工资不得低于当地最低工资标准。

第四十九条 确定和调整最低工资标准应当综合参考下列因素：

（一）劳动者本人及平均赡养人口的最低生活费用；

（二）社会平均工资水平；

（三）劳动生产率；

（四）就业状况；

（五）地区之间经济发展水平的差异。

第五十条 工资应当以货币形式按月支付给劳动者本人。不得克扣或者无故拖欠劳动者的工资。

第五十一条 劳动者在法定休假日和婚丧假期间以及依法参加社会活动期间，用人单位应当依法支付工资。

第六章 劳动安全卫生

第五十二条 用人单位必须建立、健全劳动安全卫生制度，严格执行国家劳动安全卫生规程和标准，对劳动者进行劳动安全卫生教育，防止劳动过程中的事故，减少职业危害。

第五十三条 劳动安全卫生设施必须符合国家规定的标准。

新建、改建、扩建工程的劳动安全卫生设施必须与主体工程同时设计、同时施工、同时投入生产和使用。

第五十四条 用人单位必须为劳动者提供符合国家规定的劳动安全卫生条件和必要的劳动防护用品，对从事有职业危害作业的劳动者应当定期进行健康检查。

第五十五条 从事特种作业的劳动者必须经过专门培训并取得特种作业资格。

第五十六条 劳动者在劳动过程中必须严格遵守安全操作规程。

劳动者对用人单位管理人员违章指挥、强令冒险作业，有权拒绝执行；对危害生命安全和身体健康的行为，有权提出批评、检举和控告。

第五十七条 国家建立伤亡事故和职业病统计报告和处理制度。县级以上各级人民政府劳动行政部门、有关部门和用人单位应当依法对劳动者在劳动过程中发生的伤亡事故和劳动者的职业病状况，进行统计、报告和处理。

第七章 女职工和未成年工特殊保护

第五十八条 国家对女职工和未成年工实行特殊劳动保护。

未成年工是指年满十六周岁未满十八周岁的劳动者。

第五十九条 禁止安排女职工从事矿山井下、国家规定的第四级体力劳动强度的劳动和其他禁忌从事的劳动。

第六十条　不得安排女职工在经期从事高处、低温、冷水作业和国家规定的第三级体力劳动强度的劳动。

第六十一条　不得安排女职工在怀孕期间从事国家规定的第三级体力劳动强度的劳动和孕期禁忌从事的劳动。对怀孕七个月以上的女职工，不得安排其延长工作时间和夜班劳动。

第六十二条　女职工生育享受不少于九十天的产假。

第六十三条　不得安排女职工在哺乳未满一周岁的婴儿期间从事国家规定的第三级体力劳动强度的劳动和哺乳期禁忌从事的其他劳动，不得安排其延长工作时间和夜班劳动。

第六十四条　不得安排未成年工从事矿山井下、有毒有害、国家规定的第四级体力劳动强度的劳动和其他禁忌从事的劳动。

第六十五条　用人单位应当对未成年工定期进行健康检查。

第八章　职业培训

第六十六条　国家通过各种途径，采取各种措施，发展职业培训事业，开发劳动者的职业技能，提高劳动者素质，增强劳动者的就业能力和工作能力。

第六十七条　各级人民政府应当把发展职业培训纳入社会经济发展的规划，鼓励和支持有条件的企业、事业组织、社会团体和个人进行各种形式的职业培训。

第六十八条　用人单位应当建立职业培训制度，按照国家规定提取和使用职业培训经费，根据本单位实际，有计划地对劳动者进行职业培训。

从事技术工种的劳动者，上岗前必须经过培训。

第六十九条　国家确定职业分类，对规定的职业制定职业技能标准，实行职业资格证书制度，由经备案的考核鉴定机构负责对劳动者实施职业技能考核鉴定。

第九章　社会保险和福利

第七十条　国家发展社会保险事业，建立社会保险制度，设立社会保险基金，使劳动者在年老、患病、工伤、失业、生育等情况下获得帮助和补偿。

第七十一条　社会保险水平应当与社会经济发展水平和社会承受能力相适应。

第七十二条　社会保险基金按照保险类型确定资金来源，逐步实行社会统筹。用人单位和劳动者必须依法参加社会保险，缴纳社会保险费。

第七十三条　劳动者在下列情形下，依法享受社会保险待遇：

（一）退休；

（二）患病、负伤；

（三）因工伤残或者患职业病；

（四）失业；

（五）生育。

劳动者死亡后，其遗属依法享受遗属津贴。

劳动者享受社会保险待遇的条件和标准由法律、法规规定。

劳动者享受的社会保险金必须按时足额支付。

第七十四条　社会保险基金经办机构依照法律规定收支、管理和运营社会保险基金，并负有使社会保险基金保值增值的责任。

社会保险基金监督机构依照法律规定，对社会保险基金的收支、管理和运营实施监督。

社会保险基金经办机构和社会保险基金监督机构的设立和职能由法律规定。

任何组织和个人不得挪用社会保险基金。

第七十五条　国家鼓励用人单位根据本单位实际情况为劳动者建立补充保险。

国家提倡劳动者个人进行储蓄性保险。

第七十六条 国家发展社会福利事业，兴建公共福利设施，为劳动者休息、休养和疗养提供条件。

用人单位应当创造条件，改善集体福利，提高劳动者的福利待遇。

第十章　劳动争议

第七十七条 用人单位与劳动者发生劳动争议，当事人可以依法申请调解、仲裁、提起诉讼，也可以协商解决。

调解原则适用于仲裁和诉讼程序。

第七十八条 解决劳动争议，应当根据合法、公正、及时处理的原则，依法维护劳动争议当事人的合法权益。

第七十九条 劳动争议发生后，当事人可以向本单位劳动争议调解委员会申请调解；调解不成，当事人一方要求仲裁的，可以向劳动争议仲裁委员会申请仲裁。当事人一方也可以直接向劳动争议仲裁委员会申请仲裁。对仲裁裁决不服的，可以向人民法院提起诉讼。

第八十条 在用人单位内，可以设立劳动争议调解委员会。劳动争议调解委员会由职工代表、用人单位代表和工会代表组成。劳动争议调解委员会主任由工会代表担任。

劳动争议经调解达成协议的，当事人应当履行。

第八十一条 劳动争议仲裁委员会由劳动行政部门代表、同级工会代表、用人单位方面的代表组成。劳动争议仲裁委员会主任由劳动行政部门代表担任。

第八十二条 提出仲裁要求的一方应当自劳动争议发生之日起六十日内向劳动争议仲裁委员会提出书面申请。仲裁裁决一般应在收到仲裁申请的六十日内作出。对仲裁裁决无异议的，当事人必须履行。

第八十三条 劳动争议当事人对仲裁裁决不服的，可以自收到仲裁裁决书之日起十五日内向人民法院提起诉讼。一方当事人在法定期限内不起诉又不履行仲裁裁决的，另一方当事人可以申请人民法院强制执行。

第八十四条 因签订集体合同发生争议，当事人协商解决不成的，当地人民政府劳动行政部门可以组织有关各方协调处理。

因履行集体合同发生争议，当事人协商解决不成的，可以向劳动争议仲裁委员会申请仲裁；对仲裁裁决不服的，可以自收到仲裁裁决书之日起十五日内向人民法院提起诉讼。

第十一章　监督检查

第八十五条 县级以上各级人民政府劳动行政部门依法对用人单位遵守劳动法律、法规的情况进行监督检查，对违反劳动法律、法规的行为有权制止，并责令改正。

第八十六条 县级以上各级人民政府劳动行政部门监督检查人员执行公务，有权进入用人单位了解执行劳动法律、法规的情况，查阅必要的资料，并对劳动场所进行检查。

县级以上各级人民政府劳动行政部门监督检查人员执行公务，必须出示证件，秉公执法并遵守有关规定。

第八十七条 县级以上各级人民政府有关部门在各自职责范围内，对用人单位遵守劳动法律、法规的情况进行监督。

第八十八条 各级工会依法维护劳动者的合法权益，对用人单位遵守劳动法律、法规的情况进行监督。

任何组织和个人对于违反劳动法律、法规的行为有权检举和控告。

第十二章　法律责任

第八十九条 用人单位制定的劳动规章制度违反法律、法规规定的，由劳动行政部门给予警告，责令改正；对劳动者造成损害的，应当承担赔偿责任。

第九十条 用人单位违反本法规定，延长劳动者工作时间的，由劳动行政部门给予警告，责令改正，并可以处以罚款。

第九十一条 用人单位有下列侵害劳动者合法权益情形之一的，由劳动行政部门责令支付劳动者的工资报酬、经济补偿，并可以责令支付赔偿金：

（一）克扣或者无故拖欠劳动者工资的；

（二）拒不支付劳动者延长工作时间工资报酬的；

（三）低于当地最低工资标准支付劳动者工资的；

（四）解除劳动合同后，未依照本法规定给予劳动者经济补偿的。

第九十二条 用人单位的劳动安全设施和劳动卫生条件不符合国家规定或者未向劳动者提供必要的劳动防护用品和劳动保护设施的，由劳动行政部门或者有关部门责令改正，可以处以罚款；情节严重的，提请县级以上人民政府决定责令停产整顿；对事故隐患不采取措施，致使发生重大事故，造成劳动者生命和财产损失的，对责任人员依照刑法有关规定追究刑事责任。

第九十三条 用人单位强令劳动者违章冒险作业，发生重大伤亡事故，造成严重后果的，对责任人员依法追究刑事责任。

第九十四条 用人单位非法招用未满十六周岁的未成年人的，由劳动行政部门责令改正，处以罚款；情节严重的，由市场监督管理部门吊销营业执照。

第九十五条 用人单位违反本法对女职工和未成年工的保护规定，侵害其合法权益的，由劳动行政部门责令改正，处以罚款；对女职工或者未成年工造成损害的，应当承担赔偿责任。

第九十六条 用人单位有下列行为之一，由公安机关对责任人员处以十五日以下拘留、罚款或者警告；构成犯罪的，对责任人员依法追究刑事责任：

（一）以暴力、威胁或者非法限制人身自由的手段强迫劳动的；

（二）侮辱、体罚、殴打、非法搜查和拘禁劳动者的。

第九十七条 由于用人单位的原因订立的无效合同，对劳动者造成损害的，应当承担赔偿责任。

第九十八条 用人单位违反本法规定的条件解除劳动合同或者故意拖延不订立劳动合同的，由劳动行政部门责令改正；对劳动者造成损害的，应当承担赔偿责任。

第九十九条 用人单位招用尚未解除劳动合同的劳动者，对原用人单位造成经济损失的，该用人单位应当依法承担连带赔偿责任。

第一百条 用人单位无故不缴纳社会保险费的，由劳动行政部门责令其限期缴纳；逾期不缴的，可以加收滞纳金。

第一百零一条 用人单位无理阻挠劳动行政部门、有关部门及其工作人员行使监督检查权，打击报复举报人员的，由劳动行政部门或者有关部门处以罚款；构成犯罪的，对责任人员依法追究刑事责任。

第一百零二条 劳动者违反本法规定的条件解除劳动合同或者违反劳动合同中约定的保密事项，对用人单位造成经济损失的，应当依法承担赔偿责任。

第一百零三条 劳动行政部门或者有关部门的工作人员滥用职权、玩忽职守、徇私舞弊，构成犯罪的，依法追究刑事责任；不构成犯罪的，给予行政处分。

第一百零四条 国家工作人员和社会保险基金经办机构的工作人员挪用社会保险基金，构成犯罪的，依法追究刑事责任。

第一百零五条 违反本法规定侵害劳动者合法权益，其他法律、行政法规已规定处罚的，依照该法律、行政法规的规定处罚。

第十三章　附　　则

第一百零六条 省、自治区、直辖市人民政府根据本法和本地区的实际情况，规定劳动合同制度的实施步骤，报国务院备案。

第一百零七条 本法自 1995 年 1 月 1 日起施行。

附录三："健康中国2030"规划纲要

新华社北京10月25日电　近日，中共中央、国务院印发了《"健康中国2030"规划纲要》，并发出通知，要求各地区各部门结合实际认真贯彻落实。

《"健康中国2030"规划纲要》全文如下。

目　　录

序　言

健康是促进人的全面发展的必然要求,是经济社会发展的基础条件。实现国民健康长寿,是国家富强、民族振兴的重要标志,也是全国各族人民的共同愿望。

党和国家历来高度重视人民健康。新中国成立以来特别是改革开放以来,我国健康领域改革发展取得显著成就,城乡环境面貌明显改善,全民健身运动蓬勃发展,医疗卫生服务体系日益健全,人民健康水平和身体素质持续提高。2015 年我国人均预期寿命已达 76.34 岁,婴儿死亡率、5 岁以下儿童死亡率、孕产妇死亡率分别下降到 8.1‰、10.7‰ 和 20.1/10 万,总体上优于中高收入国家平均水平,为全面建成小康社会奠定了重要基础。同时,工业化、城镇化、人口老龄化、疾病谱变化、生态环境及生活方式变化等,也给维护和促进健康带来一系列新的挑战,健康服务供给总体不足与需求不断增长之间的矛盾依然突出,健康领域发展与经济社会发展的协调性有待增强,需要从国家战略层面统筹解决关系健康的重大和长远问题。

推进健康中国建设,是全面建成小康社会、基本实现社会主义现代化的重要基础,是全面提升中华民族健康素质、实现人民健康与经济社会协调发展的国家战略,是积极参与全球健康治理、履行 2030 年可持续发展议程国际承诺的重大举措。未来 15 年,是推进健康中国建设的重要战略机遇期。经济保持中高速增长将为维护人民健康奠定坚实基础,消费结构升级将为发展健康服务创造广阔空间,科技创新将为提高健康水平提供有力支撑,各方面制度更加成熟更加定型将为健康领域可持续发展构建强大保障。

为推进健康中国建设,提高人民健康水平,根据党的十八届五中全会战略部署,制定本规划纲要。本规划纲要是推进健康中国建设的宏伟蓝图和行动纲领。全社会要增强责任感、使命感,全力推进健康中国建设,为实现中华民族伟大复兴和推动人类文明进步作出更大贡献。

第一篇　总体战略

第一章　指导思想

推进健康中国建设,必须高举中国特色社会主义伟大旗帜,全面贯彻党的十八大和十八届三中、四中、五中全会精神，以马克思列宁主义、毛泽东思想、邓小平理论、"三个代表"重要思想、科学发展观为指导，深入学习贯彻习近平总书记系列重要讲话精神，紧紧围绕统筹推进"五位一体"总体布局和协调推进"四个全面"战略布局，认真落实党中央、国务院决策部署，坚持以人民为中心的发展思想，牢固树立和贯彻落实新发展理念，坚持正确的卫生与健康工作方针，以提高人民健康水平为核心，以体制机制改革创新为动力，以普及健康生活、优化健康服务、完善健康保障、建设健康环境、发展健康产业为重点，把健康融入所有政策，加快转变健康领域发展方式，全方位、全周期维护和保障人民健康，大幅提高健康水平，显著改善健康公平，为实现"两个一百年"奋斗目标和中华民族伟大复兴的中国梦提供坚实健康基础。

主要遵循以下原则：

——健康优先。把健康摆在优先发展的战略地位，立足国情，将促进健康的理念融入公共政策制定实施的全过程，加快形成有利于健康的生活方式、生态环境和经济社会发展模式，实现健康与经济社会良性协调发展。

——改革创新。坚持政府主导，发挥市场机制作用，加快关键环节改革步伐，冲破思想观念束缚，破除利益固化藩篱，清除体制机制障碍，发挥科技创新和信息化的引领支撑作用，形成具有中国特色、促进全民健康的制度体系。

——科学发展。把握健康领域发展规律，坚持预防为主、防治结合、中西医并重，转变服务模式，构建整合型医疗卫生服务体系，推动健康服务从规模扩张的粗放型发展转变到质量效益提升的绿色集约式发展，推动中医药和西医药相互补充、协调发展，提升健康服务水平。

——公平公正。以农村和基层为重点，推动健康领域基本公共服务均等化，维护基本医疗卫生服务的公益性，逐步缩小城乡、地区、人群间基本健康服务和健康水平的差异，实现全民健康覆盖，促进社会公平。

第二章　战略主题

"共建共享、全民健康"，是建设健康中国的战略主题。核心是以人民健康为中心，坚持以基层为重点，以改革创新为动力，预防为主，中西医并重，把健康融入所有政策，人民共建共享的卫生与健康工作方针，针对生活行为方式、生产生活环境以及医疗卫生服务等健康影响因素，坚持政府主导与调动社会、个人的积极性相结合，推动人人参与、人人尽力、人人享有，落实预防为主，推行健康生活方式，减少疾病发生，强化早诊断、早治疗、早康复，实现全民健康。

共建共享是建设健康中国的基本路径。从供给侧和需求侧两端发力，统筹社会、行业和个人三个层面，形成维护和促进健康的强大合力。要促进全社会广泛参与，强化跨部门协作，深化军民融合发展，调动社会力量的积极性和创造性，加强环境治理，保障食品药品安全，预防和减少伤害，有效控制影响健康的生态和社会环境危险因素，形成多层次、多元化的社会共治格局。要推动健康服务供给侧结构性改革，卫生计生、体育等行业要主动适应人民健康需求，深化体制机制改革，优化要素配置和服务供给，补齐发展短板，推动健康产业转型升级，满足人民群众不断增长的健康需求。要强化个人健康责任，提高全民健康素养，引导形成自主自律、符合自身特点的健康生活方式，有效控制影响健康的生活行为因素，形成热爱健康、追求健康、促进健康的社会氛围。

全民健康是建设健康中国的根本目的。立足全人群和全生命周期两个着力点，提供公平可及、系统连续的健康服务，实现更高水平的全民健康。要惠及全人群，不断完善制度、扩展服务、提高质量，使全体人民享有所需要的、有质量的、可负担的预防、治疗、康复、健康促进等健康服务，突出解决好妇女儿童、老年人、残疾人、低收入人群等重点人群的健康问题。要覆盖全生命周期，针对生命不同阶段的主要健康问题及主要影响因素，确定若干优先领域，强化干预，实现从胎儿到生命终点的全程健康服务和健康保障，全面维护人民健康。

第三章 战略目标

到 2020 年，建立覆盖城乡居民的中国特色基本医疗卫生制度，健康素养水平持续提高，健康服务体系完善高效，人人享有基本医疗卫生服务和基本体育健身服务，基本形成内涵丰富、结构合理的健康产业体系，主要健康指标居于中高收入国家前列。

到 2030 年，促进全民健康的制度体系更加完善，健康领域发展更加协调，健康生活方式得到普及，健康服务质量和健康保障水平不断提高，健康产业繁荣发展，基本实现健康公平，主要健康指标进入高收入国家行列。到 2050 年，建成与社会主义现代化国家相适应的健康国家。

到 2030 年具体实现以下目标：

——人民健康水平持续提升。人民身体素质明显增强，2030 年人均预期寿命达到 79.0 岁，人均健康预期寿命显著提高。

——主要健康危险因素得到有效控制。全民健康素养大幅提高，健康生活方式得到全面普及，有利于健康的生产生活环境基本形成，食品药品安全得到有效保障，消除一批重大疾病危害。

——健康服务能力大幅提升。优质高效的整合型医疗卫生服务体系和完善的全民健身公共服务体系全面建立，健康保障体系进一步完善，健康科技创新整体实力位居世界前列，健康服务质量和水平明显提高。

——健康产业规模显著扩大。建立起体系完整、结构优化的健康产业体系，形成一批具有较强创新能力和国际竞争力的大型企业，成为国民经济支柱性产业。

——促进健康的制度体系更加完善。有利于健康的政策法律法规体系进一步健全，健康领域治理体系和治理能力基本实现现代化。

健康中国建设主要指标

领域：健康水平 指标：人均预期寿命（岁） 2015 年：76.34 2020 年：77.3 2030 年：79.0

领域：健康水平 指标：婴儿死亡率（‰） 2015 年：8.1 2020 年：7.5 2030 年：5.0

领域：健康水平　　指标：5岁以下儿童死亡率（‰）　　2015年：10.7　2020年：9.5　2030年：6.0

领域：健康水平　　指标：孕产妇死亡率（1/10万）　　2015年：20.1　2020年：18.0　2030年：12.0

领域：健康水平　　指标：城乡居民达到《国民体质测定标准》合格以上的人数比例（%）　2015年：89.6（2014年）　2020年：90.6　2030年：92.2

领域：健康生活　　指标：居民健康素养水平（%）　　2015年：10　2020年：20　2030年：30

领域：健康生活　　指标：经常参加体育锻炼人数（亿人）　　2015年：3.6（2014年）　2020年：4.35　2030年：5.3

领域：健康服务与保障　　指标：重大慢性病过早死亡率（%）　2015年：19.1（2013年）　2020年：比2015年降低10%　2030年：比2015年降低30%

领域：健康服务与保障　　指标：每千常住人口执业（助理）医师数（人）　2015年：2.2　2020年：2.5　2030年：3.0

领域：健康服务与保障　　指标：个人卫生支出占卫生总费用的比重（%）　2015年：29.3　2020年：28左右　2030年：25左右

领域：健康环境　　指标：地级及以上城市空气质量优良天数比率（%）　2015年：76.7　2020年：>80　2030年：持续改善

领域：健康环境　　指标：地表水质量达到或好于Ⅲ类水体比例（%）　2015年：66　2020年：>70　2030年：持续改善

领域：健康产业　　指标：健康服务业总规模（万亿元）　　2015年：—　2020年：>8　2030年：16

第二篇　普及健康生活

第四章　加强健康教育

第一节　提高全民健康素养

推进全民健康生活方式行动，强化家庭和高危个体健康生活方式指导及干预，开展健康体重、健康口腔、健康骨骼等专项行动，到2030年基本实现以县(市、区)为单位全覆盖。开发推广促进健康生活的适宜技术和用品。建立健康知识和技能核心信息发布制度，健全覆盖全国的健康素养和生活方式监测体系。建立健全健康促进与教育体系，提高健康教育服务能力，从小抓起，普及健康科学知识。加强精神文明建设，发展健康文化，移风易俗，培育良好的生活习惯。各级各类媒体加大健康科学知识宣传力度，积极建设和规范各类广播电视等健康栏目，利用新媒体拓展健康教育。

第二节　加大学校健康教育力度

将健康教育纳入国民教育体系，把健康教育作为所有教育阶段素质教育的重要内容。以中小学为重点，建立学校健康教育推进机制。构建相关学科教学与教育活动相结合、课堂教育与课外实践相结合、经常性宣传教育与集中式宣传教育相结合的健康教育模式。培养健康教育师资，将健康教育纳入体育教师职前教育和职后培训内容。

第五章　塑造自主自律的健康行为

第一节　引导合理膳食

制定实施国民营养计划，深入开展食物(农产品、食品)营养功能评价研究，全面普及膳食营养知识，发布适合不同人群特点的膳食指南，引导居民形成科学的膳食习惯，推进健康饮食文化建设。建立健全居民营养监测制度，对重点区域、重点人群实施营养干预，重点解决微量营养素缺乏、部分人群油脂等高热能食物摄入过多等问题，逐步解决居民营养不足与过剩并存问题。实施临床营养干预。加强对学校、幼儿园、养老机构等营养健康工作的指导。开展示范健康食堂和健康餐厅建设。到2030年，居民营养知识素养明显提高，营养缺乏疾病发生率显著下降，全国人均每日食盐摄入量降低20%，超重、肥胖人口增长速度明显放缓。

第二节　开展控烟限酒

全面推进控烟履约，加大控烟力度，运用价格、税收、法律等手段提高控烟成效。深入开展控烟宣传教育。积极推进无烟环境建设,强化公共场所控烟监督执法。推进公共场所禁烟工作,逐步实现室内公共场所全面禁烟。领导干部要带头在公共场所禁烟,把党政机关建成无烟机关。强化戒烟服务。到 2030 年,15 岁以上人群吸烟率降低到 20%。加强限酒健康教育,控制酒精过度使用,减少酗酒。加强有害使用酒精监测。

第三节　促进心理健康

加强心理健康服务体系建设和规范化管理。加大全民心理健康科普宣传力度,提升心理健康素养。加强对抑郁症、焦虑症等常见精神障碍和心理行为问题的干预,加大对重点人群心理问题早期发现和及时干预力度。加强严重精神障碍患者报告登记和救治救助管理。全面推进精神障碍社区康复服务。提高突发事件心理危机的干预能力和水平。到 2030 年,常见精神障碍防治和心理行为问题识别干预水平显著提高。

第四节　减少不安全性行为和毒品危害

强化社会综合治理,以青少年、育龄妇女及流动人群为重点,开展性道德、性健康和性安全宣传教育和干预,加强对性传播高危行为人群的综合干预,减少意外妊娠和性相关疾病传播。大力普及有关毒品危害、应对措施和治疗途径等知识。加强全国戒毒医疗服务体系建设,早发现、早治疗成瘾者。加强戒毒药物维持治疗与社区戒毒、强制隔离戒毒和社区康复的衔接。建立集生理脱毒、心理康复、就业扶持、回归社会于一体的戒毒康复模式,最大限度减少毒品社会危害。

第六章　提高全民身体素质

第一节　完善全民健身公共服务体系

统筹建设全民健身公共设施,加强健身步道、骑行道、全民健身中心、体育公园、社区多功能运动场等场地设施建设。到 2030 年,基本建成县乡村三级公共体育设施网络,人均体育场地面积不低于 2.3 平方米,在城镇社区实现 15 分钟健身圈全覆盖。推行公共体育设施免费或低收费开放，确保公共体育场地设施和符合开放条件的企事业单位体育场地设施全部向社会开放。加强全民健身组织网络建设，扶持和引导基层体育社会组织发展。

第二节　广泛开展全民健身运动

继续制定实施全民健身计划，普及科学健身知识和健身方法，推动全民健身生活化。组织社会体育指导员广泛开展全民健身指导服务。实施国家体育锻炼标准，发展群众健身休闲活动，丰富和完善全民健身体系。大力发展群众喜闻乐见的运动项目，鼓励开发适合不同人群、不同地域特点的特色运动项目，扶持推广太极拳、健身气功等民族民俗民间传统运动项目。

第三节　加强体医融合和非医疗健康干预

发布体育健身活动指南，建立完善针对不同人群、不同环境、不同身体状况的运动处方库，推动形成体医结合的疾病管理与健康服务模式，发挥全民科学健身在健康促进、慢性病预防和康复等方面的积极作用。加强全民健身科技创新平台和科学健身指导服务站点建设。开展国民体质测试，完善体质健康监测体系，开发应用国民体质健康监测大数据，开展运动风险评估。

第四节　促进重点人群体育活动

制定实施青少年、妇女、老年人、职业群体及残疾人等特殊群体的体质健康干预计划。实施青少年体育活动促进计划，培育青少年体育爱好，基本实现青少年熟练掌握 1 项以上体育运动技能，确保学生校内每天体育活动时间不少于 1 小时。到 2030 年，学校体育场地设施与器材配置达标率达到 100%，青少年学生每周参与体育活动达到中等强度 3 次以上，国家学生体质健康标准达标优秀率 25% 以上。加强科学指导，促进妇女、老年人和职业群体积极参与全民健身。实行工间健身制度，鼓励和支持新建工作场所建设适当的健身活动场地。推动残疾人康复体育和健身体育广泛开展。

第三篇　优化健康服务

第七章　强化覆盖全民的公共卫生服务

第一节　防治重大疾病

实施慢性病综合防控战略，加强国家慢性病综合防控示范区建设。强化慢性病筛查和早期发现，针对高发地区重点癌症开展早诊早治工作，推动癌症、脑卒中、冠心病等慢性病的机会性筛查。基本实现高血压、糖尿病患者管理干预全覆盖，逐步将符合条件的癌症、脑卒中等重大慢性病早诊早治适宜技术纳入诊疗常规。加强学生近视、肥胖等常见病防治。到 2030 年，实现全人群、全生命周期的慢性病健康管理，总体癌症 5 年生存率提高 15%。加强口腔卫生，12 岁儿童患龋率控制在 25%以内。

加强重大传染病防控。完善传染病监测预警机制。继续实施扩大国家免疫规划，适龄儿童国家免疫规划疫苗接种率维持在较高水平，建立预防接种异常反应补偿保险机制。加强艾滋病检测、抗病毒治疗和随访管理，全面落实临床用血核酸检测和预防艾滋病母婴传播，疫情保持在低流行水平。建立结核病防治综合服务模式，加强耐多药肺结核筛查和监测，规范肺结核诊疗管理，全国肺结核疫情持续下降。有效应对流感、手足口病、登革热、麻疹等重点传染病疫情。继续坚持以传染源控制为主的血吸虫病综合防治策略，全国所有流行县达到消除血吸虫病标准。继续巩固全国消除疟疾成果。全国所有流行县基本控制包虫病等重点寄生虫病流行。保持控制和消除重点地方病，地方病不再成为危害人民健康的重点问题。加强突发急性传染病防治，积极防范输入性突发急性传染病，加强鼠疫等传统烈性传染病防控。强化重大动物源性传染病的源头治理。

第二节　完善计划生育服务管理

健全人口与发展的综合决策体制机制，完善有利于人口均衡发展的政策体系。改革计划生育服务管理方式，更加注重服务家庭，构建以生育支持、幼儿养育、青少年发展、老人赡养、病残照料为主题的家庭发展政策框架，引导群众负责任、有计划地生育。完善国家计划生育技术服务政策，加大再生育计划生育技术服务保障力度。全面推行知情选择，普及避孕节育和生殖健康知识。完善计划生育家庭奖励扶助制度和特别扶助制度，实行奖励扶助金标准动态调整。坚持和完善计划生育目标管理责任制，完善宣传倡导、依法管理、优质服务、政策推动、综合治理的计划生育长效工作机制。建立健全出生人口监测工作机制。继续开展出生人口性别比治理。到2030年，全国出生人口性别比实现自然平衡。

第三节 推进基本公共卫生服务均等化

继续实施完善国家基本公共卫生服务项目和重大公共卫生服务项目，加强疾病经济负担研究，适时调整项目经费标准，不断丰富和拓展服务内容，提高服务质量，使城乡居民享有均等化的基本公共卫生服务，做好流动人口基本公共卫生计生服务均等化工作。

第八章 提供优质高效的医疗服务

第一节 完善医疗卫生服务体系

全面建成体系完整、分工明确、功能互补、密切协作、运行高效的整合型医疗卫生服务体系。县和市域内基本医疗卫生资源按常住人口和服务半径合理布局，实现人人享有均等化的基本医疗卫生服务；省级及以上分区域统筹配置，整合推进区域医疗资源共享，基本实现优质医疗卫生资源配置均衡化，省域内人人享有均质化的危急重症、疑难病症诊疗和专科医疗服务；依托现有机构，建设一批引领国内、具有全球影响力的国家级医学中心，建设一批区域医学中心和国家临床重点专科群，推进京津冀、长江经济带等区域医疗卫生协同发展，带动医疗服务区域发展和整体水平提升。加强康复、老年病、长期护理、慢性病管理、安宁疗护等接续性医疗机构建设。实施健康扶贫工程，加大对中西部贫困地区医疗卫生机构建设支持力度，提升服务能力，保障贫困人口健康。到2030年，15分钟基本医疗卫生服务圈基本形成，每千常住人口注册护士数达到4.7人。

第二节　创新医疗卫生服务供给模式

建立专业公共卫生机构、综合和专科医院、基层医疗卫生机构"三位一体"的重大疾病防控机制，建立信息共享、互联互通机制，推进慢性病防、治、管整体融合发展，实现医防结合。建立不同层级、不同类别、不同举办主体医疗卫生机构间目标明确、权责清晰的分工协作机制，不断完善服务网络、运行机制和激励机制，基层普遍具备居民健康守门人的能力。完善家庭医生签约服务，全面建立成熟完善的分级诊疗制度，形成基层首诊、双向转诊、上下联动、急慢分治的合理就医秩序，健全治疗-康复-长期护理服务链。引导三级公立医院逐步减少普通门诊，重点发展危急重症、疑难病症诊疗。完善医疗联合体、医院集团等多种分工协作模式，提高服务体系整体绩效。加快医疗卫生领域军民融合，积极发挥军队医疗卫生机构作用，更好为人民服务。

第三节　提升医疗服务水平和质量

建立与国际接轨、体现中国特色的医疗质量管理与控制体系，基本健全覆盖主要专业的国家、省、市三级医疗质量控制组织，推出一批国际化标准规范。建设医疗质量管理与控制信息化平台，实现全行业全方位精准、实时管理与控制，持续改进医疗质量和医疗安全，提升医疗服务同质化程度，再住院率、抗菌药物使用率等主要医疗服务质量指标达到或接近世界先进水平。全面实施临床路径管理，规范诊疗行为，优化诊疗流程，增强患者就医获得感。推进合理用药，保障临床用血安全，基本实现医疗机构检查、检验结果互认。加强医疗服务人文关怀，构建和谐医患关系。依法严厉打击涉医违法犯罪行为特别是伤害医务人员的暴力犯罪行为，保护医务人员安全。

第九章　充分发挥中医药独特优势

第一节　提高中医药服务能力

实施中医临床优势培育工程，强化中医药防治优势病种研究，加强中西医结合，提高重大疑难病、危急重症临床疗效。大力发展中医非药物疗法，使其在常见病、多发病和慢性病防治中发挥独特作用。发展中医特色康复服务。健全覆盖城乡的中医医疗保健服务体系。在乡镇卫生院和社区卫生服务中心建立中医馆、国医堂等中医综合服务区，推广适宜技术，所有基层医疗卫生机构都能够提供中医药服务。促进民族医药发展。到2030年，中医药在治未病中的主导作用、在重大疾病治疗中的协同作用、在疾病康复中的核心作用得到充分发挥。

第二节　发展中医养生保健治未病服务

实施中医治未病健康工程，将中医药优势与健康管理结合，探索融健康文化、健康管理、健康保险为一体的中医健康保障模式。鼓励社会力量举办规范的中医养生保健机构，加快养生保健服务发展。拓展中医医院服务领域，为群众提供中医健康咨询评估、干预调理、随访管理等治未病服务。鼓励中医医疗机构、中医医师为中医养生保健机构提供保健咨询和调理等技术支持。开展中医中药中国行活动，大力传播中医药知识和易于掌握的养生保健技术方法，加强中医药非物质文化遗产的保护和传承运用，实现中医药健康养生文化创造性转化、创新性发展。

第三节　推进中医药继承创新

实施中医药传承创新工程，重视中医药经典医籍研读及挖掘，全面系统继承历代各家学术理论、流派及学说，不断弘扬当代名老中医药专家学术思想和临床诊疗经验，挖掘民间诊疗技术和方药，推进中医药文化传承与发展。建立中医药传统知识保护制度，制定传统知识保护名录。融合现代科技成果，挖掘中药方剂，加强重大疑难疾病、慢性病等中医药防治技术和新药研发，不断推动中医药理论与实践发展。发展中医药健康服务，加快打造全产业链服务的跨国公司和国际知名的中国品牌，推动中医药走向世界。保护重要中药资源和生物多样性，开展中药资源普查及动态监测。建立大宗、道地和濒危药材种苗繁育基地，提供中药材市场动态监测信息，促进中药材种植业绿色发展。

第十章　加强重点人群健康服务

第一节　提高妇幼健康水平

实施母婴安全计划，倡导优生优育，继续实施住院分娩补助制度，向孕产妇免费提供生育全过程的基本医疗保健服务。加强出生缺陷综合防治，构建覆盖城乡居民，涵盖孕前、孕期、新生儿各阶段的出生缺陷防治体系。实施健康儿童计划，加强儿童早期发展，加强儿科建设，加大儿童重点疾病防治力度，扩大新生儿疾病筛查，继续开展重点地区儿童营养改善等项目。提高妇女常见病筛查率和早诊早治率。实施妇幼健康和计划生育服务保障工程，提升孕产妇和新生儿危急重症救治能力。

第二节　促进健康老龄化

推进老年医疗卫生服务体系建设，推动医疗卫生服务延伸至社区、家庭。健全医疗卫生机构与养老机构合作机制，支持养老机构开展医疗服务。推进中医药与养老融合发展，推动医养结合，为老年人提供治疗期住院、康复期护理、稳定期生活照料、安宁疗护一体化的健康和养老服务，促进慢性病全程防治管理服务同居家、社区、机构养老紧密结合。鼓励社会力量兴办医养结合机构。加强老年常见病、慢性病的健康指导和综合干预，强化老年人健康管理。推动开展老年心理健康与关怀服务，加强老年痴呆症等的有效干预。推动居家老人长期照护服务发展，全面建立经济困难的高龄、失能老人补贴制度，建立多层次长期护理保障制度。进一步完善政策，使老年人更便捷获得基本药物。

第三节　维护残疾人健康

制定实施残疾预防和残疾人康复条例。加大符合条件的低收入残疾人医疗救助力度，将符合条件的残疾人医疗康复项目按规定纳入基本医疗保险支付范围。建立残疾儿童康复救助制度，有条件的地方对残疾人基本型辅助器具给予补贴。将残疾人康复纳入基本公共服务，实施精准康复，为城乡贫困残疾人、重度残疾人提供基本康复服务。完善医疗机构无障碍设施，改善残疾人医疗服务。进一步完善康复服务体系，加强残疾人康复和托养设施建设，建立医疗机构与残疾人专业康复机构双向转诊机制，推动基层医疗卫生机构优先为残疾人提供基本医疗、公共卫生和健康管理等签约服务。制定实施国家残疾预防行动计划，增强全社会残疾预防意识，开展全人群、全生命周期残疾预防，有效控制残疾的发生和发展。加强对致残疾病及其他致残因素的防控。推动国家残疾预防综合试验区试点工作。继续开展防盲治盲和防聋治聋工作。

第四篇　完善健康保障

第十一章　健全医疗保障体系

第一节　完善全民医保体系

健全以基本医疗保障为主体、其他多种形式补充保险和商业健康保险为补充的多层次医疗保障体系。整合城乡居民基本医保制度和经办管理。健全基本医疗保险稳定可持续筹资和待遇水平调整机制，实现基金中长期精算平衡。完善医保缴费参保政策，均衡单位和个人缴费负担，合理确定政府与个人分担比例。改进职工医保个人账户，开展门诊统筹。进一步健全重特大疾病医疗保障机制，加强基本医保、城乡居民大病保险、商业健康保险与医疗救助等的有效衔接。到2030年，全民医保体系成熟定型。

第二节　健全医保管理服务体系

严格落实医疗保险基金预算管理。全面推进医保支付方式改革，积极推进按病种付费、按人头付费，积极探索按疾病诊断相关分组付费（DRGs）、按服务绩效付费，形成总额预算管理下的复合式付费方式，健全医保经办机构与医疗机构的谈判协商与风险分担机制。加快推进基本医保异地就医结算，实现跨省异地安置退休人员住院医疗费用直接结算和符合转诊规定的异地就医住院费用直接结算。全面实现医保智能监控，将医保对医疗机构的监管延伸到医务人员。逐步引入社会力量参与医保经办。加强医疗保险基础标准建设和应用。到2030年，全民医保管理服务体系完善高效。

第三节　积极发展商业健康保险

落实税收等优惠政策，鼓励企业、个人参加商业健康保险及多种形式的补充保险。丰富健康保险产品，鼓励开发与健康管理服务相关的健康保险产品。促进商业保险公司与医疗、体检、护理等机构合作，发展健康管理组织等新型组织形式。到 2030 年，现代商业健康保险服务业进一步发展，商业健康保险赔付支出占卫生总费用比重显著提高。

第十二章 完善药品供应保障体系

第一节 深化药品、医疗器械流通体制改革

推进药品、医疗器械流通企业向供应链上下游延伸开展服务，形成现代流通新体系。规范医药电子商务，丰富药品流通渠道和发展模式。推广应用现代物流管理与技术，健全中药材现代流通网络与追溯体系。落实医疗机构药品、耗材采购主体地位，鼓励联合采购。完善国家药品价格谈判机制。建立药品出厂价格信息可追溯机制。强化短缺药品供应保障和预警，完善药品储备制度和应急供应机制。建设遍及城乡的现代医药流通网络，提高基层和边远地区药品供应保障能力。

第二节 完善国家药物政策

巩固完善国家基本药物制度，推进特殊人群基本药物保障。完善现有免费治疗药品政策，增加艾滋病防治等特殊药物免费供给。保障儿童用药。完善罕见病用药保障政策。建立以基本药物为重点的临床综合评价体系。按照政府调控和市场调节相结合的原则，完善药品价格形成机制。强化价格、医保、采购等政策的衔接，坚持分类管理，加强对市场竞争不充分药品和高值医用耗材的价格监管，建立药品价格信息监测和信息公开制度，制定完善医保药品支付标准政策。

第五篇 建设健康环境

第十三章 深入开展爱国卫生运动

第一节 加强城乡环境卫生综合整治

持续推进城乡环境卫生整洁行动，完善城乡环境卫生基础设施和长效机制，统筹治理城乡环境卫生问题。加大农村人居环境治理力度，全面加强农村垃圾治理，实施农村生活污水治理工程，大力推广清洁能源。到 2030 年，努力把我国农村建设成为人居环境干净整洁、适合居民生活养老的美丽家园，实现人与自然和谐发展。实施农村饮水安全巩

固提升工程，推动城镇供水设施向农村延伸，进一步提高农村集中供水率、自来水普及率、水质达标率和供水保证率，全面建立从源头到龙头的农村饮水安全保障体系。加快无害化卫生厕所建设，力争到2030年，全国农村居民基本都能用上无害化卫生厕所。实施以环境治理为主的病媒生物综合预防控制策略。深入推进国家卫生城镇创建，力争到2030年，国家卫生城市数量提高到全国城市总数的50%，有条件的省（自治区、直辖市）实现全覆盖。

第二节 建设健康城市和健康村镇

把健康城市和健康村镇建设作为推进健康中国建设的重要抓手，保障与健康相关的公共设施用地需求，完善相关公共设施体系、布局和标准，把健康融入城乡规划、建设、治理的全过程，促进城市与人民健康协调发展。针对当地居民主要健康问题，编制实施健康城市、健康村镇发展规划。广泛开展健康社区、健康村镇、健康单位、健康家庭等建设，提高社会参与度。重点加强健康学校建设，加强学生健康危害因素监测与评价，完善学校食品安全管理、传染病防控等相关政策。加强健康城市、健康村镇建设监测与评价。到2030年，建成一批健康城市、健康村镇建设的示范市和示范村镇。

第十四章 加强影响健康的环境问题治理

第一节 深入开展大气、水、土壤等污染防治

以提高环境质量为核心，推进联防联控和流域共治，实行环境质量目标考核，实施最严格的环境保护制度，切实解决影响广大人民群众健康的突出环境问题。深入推进产业园区、新城、新区等开发建设规划环评，严格建设项目环评审批，强化源头预防。深化区域大气污染联防联控，建立常态化区域协作机制。完善重度及以上污染天气的区域联合预警机制。全面实施城市空气质量达标管理，促进全国城市环境空气质量明显改善。推进饮用水水源地安全达标建设。强化地下水管理和保护，推进地下水超采区治理与污染综合防治。开展国家土壤环境质量监测网络建设，建立建设用地土壤环境质量调查评估制度，开展土壤污染治理

与修复。以耕地为重点，实施农用地分类管理。全面加强农业面源污染防治，有效保护生态系统和遗传多样性。加强噪声污染防控。

第二节　实施工业污染源全面达标排放计划

全面实施工业污染源排污许可管理，推动企业开展自行监测和信息公开，建立排污台账，实现持证按证排污。加快淘汰高污染、高环境风险的工艺、设备与产品。开展工业集聚区污染专项治理。以钢铁、水泥、石化等行业为重点，推进行业达标排放改造。

第三节　建立健全环境与健康监测、调查和风险评估制度

逐步建立健全环境与健康管理制度。开展重点区域、流域、行业环境与健康调查，建立覆盖污染源监测、环境质量监测、人群暴露监测和健康效应监测的环境与健康综合监测网络及风险评估体系。实施环境与健康风险管理。划定环境健康高风险区域，开展环境污染对人群健康影响的评价，探索建立高风险区域重点项目健康风险评估制度。建立环境健康风险沟通机制。建立统一的环境信息公开平台，全面推进环境信息公开。推进县级及以上城市空气质量监测和信息发布。

第十五章　保障食品药品安全

第一节　加强食品安全监管

完善食品安全标准体系，实现食品安全标准与国际标准基本接轨。加强食品安全风险监测评估，到 2030 年，食品安全风险监测与食源性疾病报告网络实现全覆盖。全面推行标准化、清洁化农业生产，深入开展农产品质量安全风险评估，推进农兽药残留、重金属污染综合治理，实施兽药抗菌药治理行动。加强对食品原产地指导监管，完善农产品市场准入制度。建立食用农产品全程追溯协作机制，完善统一权威的食品安全监管体制，建立职业化检查员队伍，加强检验检测能力建设，强化日常监督检查，扩大产品抽检覆盖面。加强互联网食品经营治理。加强进口食品准入管理，加大对境外源头食品安全体系检查力度，有序开展进口食品指定口岸建设。推动地方政府建设出口食品农产品质量安全示范区。推进食品安全信用体系建设，完善食品安全信息公开制度。健全

从源头到消费全过程的监管格局，严守从农田到餐桌的每一道防线，让人民群众吃得安全、吃得放心。

第二节　强化药品安全监管

深化药品(医疗器械)审评审批制度改革，研究建立以临床疗效为导向的审批制度，提高药品(医疗器械)审批标准。加快创新药(医疗器械)和临床急需新药(医疗器械)的审评审批，推进仿制药质量和疗效一致性评价。完善国家药品标准体系，实施医疗器械标准提高计划，积极推进中药(材)标准国际化进程。全面加强药品监管，形成全品种、全过程的监管链条。加强医疗器械和化妆品监管。

第十六章　完善公共安全体系

第一节　强化安全生产和职业健康

加强安全生产，加快构建风险等级管控、隐患排查治理两条防线，切实降低重特大事故发生频次和危害后果。强化行业自律和监督管理职责，推动企业落实主体责任，推进职业病危害源头治理，强化矿山、危险化学品等重点行业领域安全生产监管。开展职业病危害基本情况普查，健全有针对性的健康干预措施。进一步完善职业安全卫生标准体系，建立完善重点职业病监测与职业病危害因素监测、报告和管理网络，遏制尘肺病和职业中毒高发势头。建立分级分类监管机制，对职业病危害高风险企业实施重点监管。开展重点行业领域职业病危害专项治理。强化职业病报告制度，开展用人单位职业健康促进工作，预防和控制工伤事故及职业病发生。加强全国个人辐射剂量管理和放射诊疗辐射防护。

第二节　促进道路交通安全

加强道路交通安全设施设计、规划和建设，组织实施公路安全生命防护工程，治理公路安全隐患。严格道路运输安全管理，提升企业安全自律意识，落实运输企业安全生产主体责任。强化安全运行监管能力和安全生产基础支撑。进一步加强道路交通安全治理，提高车辆安全技术标准，提高机动车驾驶人和交通参与者综合素质。到 2030 年，力争实现道路交通万车死亡率下降 30%。

第三节　预防和减少伤害

建立伤害综合监测体系，开发重点伤害干预技术指南和标准。加强儿童和老年人伤害预防和干预，减少儿童交通伤害、溺水和老年人意外跌落，提高儿童玩具和用品安全标准。预防和减少自杀、意外中毒。建立消费品质量安全事故强制报告制度，建立产品伤害监测体系，强化重点领域质量安全监管，减少消费品安全伤害。

第四节　提高突发事件应急能力

加强全民安全意识教育。建立健全城乡公共消防设施建设和维护管理责任机制，到 2030 年，城乡公共消防设施基本实现全覆盖。提高防灾减灾和应急能力。完善突发事件卫生应急体系，提高早期预防、及时发现、快速反应和有效处置能力。建立包括军队医疗卫生机构在内的海陆空立体化的紧急医学救援体系，提升突发事件紧急医学救援能力。到 2030 年，建立起覆盖全国、较为完善的紧急医学救援网络，突发事件卫生应急处置能力和紧急医学救援能力达到发达国家水平。进一步健全医疗急救体系，提高救治效率。到 2030 年，力争将道路交通事故死伤比基本降低到中等发达国家水平。

第五节　健全口岸公共卫生体系

建立全球传染病疫情信息智能监测预警、口岸精准检疫的口岸传染病预防控制体系和种类齐全的现代口岸核生化有害因子防控体系，建立基于源头防控、境内外联防联控的口岸突发公共卫生事件应对机制，健全口岸病媒生物及各类重大传染病监测控制机制，主动预防、控制和应对境外突发公共卫生事件。持续巩固和提升口岸核心能力，创建国际卫生机场(港口)。完善国际旅行与健康信息网络，提供及时有效的国际旅行健康指导，建成国际一流的国际旅行健康服务体系，保障出入境人员健康安全。

提高动植物疫情疫病防控能力，加强进境动植物检疫风险评估准入管理，强化外来动植物疫情疫病和有害生物查验截获、检测鉴定、除害处理、监测防控规范化建设,健全对购买和携带人员、单位的问责追究体系,防控国际动植物疫情疫病及有害生物跨境传播。健全国门生物安全查验机制,有效防范物种资源丧失和外来物种入侵。

第六篇　发展健康产业

第十七章　优化多元办医格局

进一步优化政策环境,优先支持社会力量举办非营利性医疗机构,推进和实现非营利性民营医院与公立医院同等待遇。鼓励医师利用业余时间、退休医师到基层医疗卫生机构执业或开设工作室。个体诊所设置不受规划布局限制。破除社会力量进入医疗领域的不合理限制和隐性壁垒。逐步扩大外资兴办医疗机构的范围。加大政府购买服务的力度,支持保险业投资、设立医疗机构,推动非公立医疗机构向高水平、规模化方向发展,鼓励发展专业性医院管理集团。加强政府监管、行业自律与社会监督,促进非公立医疗机构规范发展。

第十八章　发展健康服务新业态

积极促进健康与养老、旅游、互联网、健身休闲、食品融合,催生健康新产业、新业态、新模式。发展基于互联网的健康服务,鼓励发展健康体检、咨询等健康服务,促进个性化健康管理服务发展,培育一批有特色的健康管理服务产业,探索推进可穿戴设备、智能健康电子产品和健康医疗移动应用服务等发展。规范发展母婴照料服务。培育健康文化产业和体育医疗康复产业。制定健康医疗旅游行业标准、规范,打造具有国际竞争力的健康医疗旅游目的地。大力发展中医药健康旅游。打造一批知名品牌和良性循环的健康服务产业集群,扶持一大批中小微企业配套发展。

引导发展专业的医学检验中心、医疗影像中心、病理诊断中心和血液透析中心等。支持发展第三方医疗服务评价、健康管理服务评价,以及健康市场调查和咨询服务。鼓励社会力量提供食品药品检测服务。完善科技中介体系,大力发展专业化、市场化医药科技成果转化服务。

第十九章　积极发展健身休闲运动产业

进一步优化市场环境，培育多元主体，引导社会力量参与健身休闲设施建设运营。推动体育项目协会改革和体育场馆资源所有权、经营权分离改革，加快开放体育资源，创新健身休闲运动项目推广普及方式，进一步健全政府购买体育公共服务的体制机制，打造健身休闲综合服务体。鼓励发展多种形式的体育健身俱乐部，丰富业余体育赛事，积极培育冰雪、山地、水上、汽摩、航空、极限、马术等具有消费引领特征的时尚休闲运动项目，打造具有区域特色的健身休闲示范区、健身休闲产业带。

第二十章　促进医药产业发展

第一节　加强医药技术创新

完善政产学研用协同创新体系，推动医药创新和转型升级。加强专利药、中药新药、新型制剂、高端医疗器械等创新能力建设，推动治疗重大疾病的专利到期药物实现仿制上市。大力发展生物药、化学药新品种、优质中药、高性能医疗器械、新型辅料包材和制药设备，推动重大药物产业化，加快医疗器械转型升级，提高具有自主知识产权的医学诊疗设备、医用材料的国际竞争力。加快发展康复辅助器具产业，增强自主创新能力。健全质量标准体系，提升质量控制技术，实施绿色和智能改造升级，到 2030 年，药品、医疗器械质量标准全面与国际接轨。

第二节　提升产业发展水平

发展专业医药园区，支持组建产业联盟或联合体，构建创新驱动、绿色低碳、智能高效的先进制造体系，提高产业集中度，增强中高端产品供给能力。大力发展医疗健康服务贸易，推动医药企业走出去和国际产业合作，提高国际竞争力。到 2030 年，具有自主知识产权新药和诊疗装备国际市场份额大幅提高，高端医疗设备市场国产化率大幅提高，实现医药工业中高速发展和向中高端迈进，跨入世界制药强国行列。推进医药流通行业转型升级，减少流通环节，提高流通市场集中度，形成一批跨国大型药品流通企业。

第七篇　健全支撑与保障

第二十一章　深化体制机制改革

第一节　把健康融入所有政策

加强各部门各行业的沟通协作，形成促进健康的合力。全面建立健康影响评价评估制度，系统评估各项经济社会发展规划和政策、重大工程项目对健康的影响，健全监督机制。畅通公众参与渠道，加强社会监督。

第二节　全面深化医药卫生体制改革

加快建立更加成熟定型的基本医疗卫生制度，维护公共医疗卫生的公益性，有效控制医药费用不合理增长，不断解决群众看病就医问题。推进政事分开、管办分开，理顺公立医疗卫生机构与政府的关系，建立现代公立医院管理制度。清晰划分中央和地方以及地方各级政府医药卫生管理事权，实施属地化和全行业管理。推进军队医院参加城市公立医院改革、纳入国家分级诊疗体系工作。健全卫生计生全行业综合监管体系。

第三节　完善健康筹资机制

健全政府健康领域相关投入机制，调整优化财政支出结构，加大健康领域投入力度，科学合理界定中央政府和地方政府支出责任，履行政府保障基本健康服务需求的责任。中央财政在安排相关转移支付时对经济欠发达地区予以倾斜，提高资金使用效益。建立结果导向的健康投入机制，开展健康投入绩效监测和评价。充分调动社会组织、企业等的积极性，形成多元筹资格局。鼓励金融等机构创新产品和服务，完善扶持措施。大力发展慈善事业，鼓励社会和个人捐赠与互助。

第四节　加快转变政府职能

进一步推进健康相关领域简政放权、放管结合、优化服务。继续深化药品、医疗机构等审批改革，规范医疗机构设置审批行为。推进健康相关部门依法行政，推进政务公开和信息公开。加强卫生计生、体育、食品药品等健康领域监管创新，加快构建事中和事后监管体系，全面推开"双随机、一公开"机制建设。推进综合监管，加强行业自律和诚信建设，鼓励行业协会商会发展，充分发挥社会力量在监管中的作用，促进公平竞争，推动健康相关行业科学发展，简化健康领域公共服务流程，优化政府服务，提高服务效率。

第二十二章 加强健康人力资源建设

第一节 加强健康人才培养培训

加强医教协同，建立完善医学人才培养供需平衡机制。改革医学教育制度，加快建成适应行业特点的院校教育、毕业后教育、继续教育三阶段有机衔接的医学人才培养培训体系。完善医学教育质量保障机制，建立与国际医学教育实质等效的医学专业认证制度。以全科医生为重点，加强基层人才队伍建设。完善住院医师与专科医师培养培训制度，建立公共卫生与临床医学复合型高层次人才培养机制。强化面向全员的继续医学教育制度。加大基层和偏远地区扶持力度。加强全科、儿科、产科、精神科、病理、护理、助产、康复、心理健康等急需紧缺专业人才培养培训。加强药师和中医药健康服务、卫生应急、卫生信息化复合人才队伍建设。加强高层次人才队伍建设，引进和培养一批具有国际领先水平的学科带头人。推进卫生管理人员专业化、职业化。调整优化适应健康服务产业发展的医学教育专业结构，加大养老护理员、康复治疗师、心理咨询师等健康人才培养培训力度。支持建立以国家健康医疗开放大学为基础、中国健康医疗教育慕课联盟为支撑的健康教育培训云平台，便捷医务人员终身教育。加强社会体育指导员队伍建设，到2030年，实现每千人拥有社会体育指导员 2.3 名。

第二节 创新人才使用评价激励机制

落实医疗卫生机构用人自主权，全面推行聘用制，形成能进能出的灵活用人机制。落实基层医务人员工资政策。创新医务人员使用、流动与服务提供模式，积极探索医师自由执业、医师个体与医疗机构签约服务或组建医生集团。建立符合医疗卫生行业特点的人事薪酬制度。对接国际通行模式，进一步优化和完善护理、助产、医疗辅助服务、医疗卫生技术等方面人员评价标准。创新人才评价机制，不将论文、外语、科研等作为基层卫生人才职称评审的硬性要求，健全符合全科医生岗位特点的人才评价机制。

第二十三章　推动健康科技创新

第一节　构建国家医学科技创新体系

大力加强国家临床医学研究中心和协同创新网络建设，进一步强化实验室、工程中心等科研基地能力建设，依托现有机构推进中医药临床研究基地和科研机构能力建设，完善医学研究科研基地布局。加强资源整合和数据交汇，统筹布局国家生物医学大数据、生物样本资源、实验动物资源等资源平台，建设心脑血管、肿瘤、老年病等临床医学数据示范中心。实施中国医学科学院医学与健康科技创新工程。加快生物医药和大健康产业基地建设，培育健康产业高新技术企业，打造一批医学研究和健康产业创新中心，促进医研企结合，推进医疗机构、科研院所、高等学校和企业等创新主体高效协同。加强医药成果转化推广平台建设，促进医学成果转化推广。建立更好的医学创新激励机制和以应用为导向的成果评价机制，进一步健全科研基地、生物安全、技术评估、医学研究标准与规范、医学伦理与科研诚信、知识产权等保障机制，加强科卫协同、军民融合、省部合作，有效提升基础前沿、关键共性、社会公益和战略高科技的研究水平。

第二节　推进医学科技进步

启动实施脑科学与类脑研究、健康保障等重大科技项目和重大工程，推进国家科技重大专项、国家重点研发计划重点专项等科技计划。发展组学技术、干细胞与再生医学、新型疫苗、生物治疗等医学前沿技术，加强慢病防控、精准医学、智慧医疗等关键技术突破，重点部署创新药物开发、医疗器械国产化、中医药现代化等任务，显著增强重大疾病防治和健康产业发展的科技支撑能力。力争到 2030 年，科技论文影响力和三方专利总量进入国际前列，进一步提高科技创新对医药工业增长贡献率和成果转化率。

第二十四章　建设健康信息化服务体系

第一节　完善人口健康信息服务体系建设

全面建成统一权威、互联互通的人口健康信息平台，规范和推动"互联网+健康医疗"服务，创新互联网健康医疗服务模式，持续推进覆盖全生命周期的预防、治疗、康复和自主健康管理一体化的国民健康信息服务。实施健康中国云服务计划，全面建立远程医疗应用体系，发展智慧健康医疗便民惠民服务。建立人口健康信息化标准体系和安全保护机制。做好公民入伍前与退伍后个人电子健康档案军地之间接续共享。到 2030 年，实现国家省市县四级人口健康信息平台互通共享、规范应用，人人拥有规范化的电子健康档案和功能完备的健康卡，远程医疗覆盖省市县乡四级医疗卫生机构，全面实现人口健康信息规范管理和使用，满足个性化服务和精准化医疗的需求。

第二节　推进健康医疗大数据应用

加强健康医疗大数据应用体系建设，推进基于区域人口健康信息平台的医疗健康大数据开放共享、深度挖掘和广泛应用。消除数据壁垒，建立跨部门跨领域密切配合、统一归口的健康医疗数据共享机制，实现公共卫生、计划生育、医疗服务、医疗保障、药品供应、综合管理等应用信息系统数据采集、集成共享和业务协同。建立和完善全国健康医疗数据资源目录体系，全面深化健康医疗大数据在行业治理、临床和科研、公共卫生、教育培训等领域的应用，培育健康医疗大数据应用新业态。加强健康医疗大数据相关法规和标准体系建设，强化国家、区域人口健康信息工程技术能力，制定分级分类分域的数据应用政策规范，推进网络可信体系建设，注重内容安全、数据安全和技术安全，加强健康医疗数据安全保障和患者隐私保护。加强互联网健康服务监管。

第二十五章　加强健康法治建设

推动颁布并实施基本医疗卫生法、中医药法，修订实施药品管理法，加强重点领域法律法规的立法和修订工作，完善部门规章和地方政府规章，健全健康领域标准规范和指南体系。强化政府在医疗卫生、食品、药品、环境、体育等健康领域的监管职责，建立政府监管、行业自律和社会监督相结合的监督管理体制。加强健康领域监督执法体系和能力建设。

第二十六章 加强国际交流合作

实施中国全球卫生战略，全方位积极推进人口健康领域的国际合作。以双边合作机制为基础，创新合作模式，加强人文交流，促进我国和"一带一路"沿线国家卫生合作。加强南南合作，落实中非公共卫生合作计划，继续向发展中国家派遣医疗队员，重点加强包括妇幼保健在内的医疗援助，重点支持疾病预防控制体系建设。加强中医药国际交流与合作。充分利用国家高层战略对话机制，将卫生纳入大国外交议程。积极参与全球卫生治理，在相关国际标准、规范、指南等的研究、谈判与制定中发挥影响，提升健康领域国际影响力和制度性话语权。

第八篇 强化组织实施

第二十七章 加强组织领导

完善健康中国建设推进协调机制，统筹协调推进健康中国建设全局性工作，审议重大项目、重大政策、重大工程、重大问题和重要工作安排，加强战略谋划，指导部门、地方开展工作。

各地区各部门要将健康中国建设纳入重要议事日程，健全领导体制和工作机制，将健康中国建设列入经济社会发展规划，将主要健康指标纳入各级党委和政府考核指标，完善考核机制和问责制度，做好相关任务的实施落实工作。注重发挥工会、共青团、妇联、残联等群团组织以及其他社会组织的作用，充分发挥民主党派、工商联和无党派人士作用，最大限度凝聚全社会共识和力量。

第二十八章 营造良好社会氛围

大力宣传党和国家关于维护促进人民健康的重大战略思想和方针政策，宣传推进健康中国建设的重大意义、总体战略、目标任务和重大举措。加强正面宣传、舆论监督、科学引导和典型报道，增强社会对健康中国建设的普遍认知，形成全社会关心支持健康中国建设的良好社会氛围。

第二十九章　做好实施监测

制定实施五年规划等政策文件，对本规划纲要各项政策和措施进行细化完善，明确各个阶段所要实施的重大工程、重大项目和重大政策。建立常态化、经常化的督查考核机制，强化激励和问责。建立健全监测评价机制，制定规划纲要任务部门分工方案和监测评估方案，并对实施进度和效果进行年度监测和评估，适时对目标任务进行必要调整。充分尊重人民群众的首创精神，对各地在实施规划纲要中好的做法和有效经验，要及时总结，积极推广。

参 考 文 献

[1]王炼．大学生就业指导[M]．北京：北京理工大学出版社，2018．

[2]谢飞．大学生就业指导与创业教育[M]．北京：北京理工大学出版社，2018．

[3]李晓，陈晓东，成茜．大学生职业发展与就业指导[M]．成都：电子科技大学出版社，2017．

[4]杜卫建．就业指导与创业教育[M]．成都：四川大学出版社，2015．

[5]唐闻捷，王占岳．医学生职业生涯规划与发展[M]．杭州：浙江大学出版社，2013．

[6]吴冰，周艳．医学生职业生涯规划与发展[M]．北京：人民卫生出版社，2009．

[7]李莉．大学生就业指导实训教程[M]．北京：北京理工大学出版社，2015．

[8]赖地长生．医护生求职指导[M]．南昌：江西高校出版社，2010．

[9]曾杰豪．大学生就业创业指南[M]．广州：华南理工大学出版社，2010．

[10]谢守成．大学生就业案例分析[M]．武汉：华中师范大学出版社，2009．

[11]陶书中，徐耀生．大学生就业指导案例教程[M]．成都：电子科技大学出版社，2008．

[12]杜学森．大学生就业指导[M]．北京：北京理工大学出版社，2015．

[13]李世兵，范崇源，成宇骅．新医改视野下的医药院校毕业生就业体系研究——医学生就业与职业管理新论[M].成都：电子科技大学出版社，2015.

[14]李水清，丁德智，吴芮凌．大学生就业与创业[M].北京：中国青年出版社，2010.

[15]应届生求职网．应届生求职笔试总攻略[M].上海：上海交通大学出版社，2013.

[16]雍怡敏．医学生学业规划与就业指导[M].北京：北京高等教育出版社，2014.

[17]生物谷，医药生物人才网．应届生生物医药行业求职全攻略[M].上海：上海交通大学出版社，2012.

[18]徐远飞．医药求职百事通[M].长沙：中南大学出版社，2014.

[19]陈涛涛．世界500强企业面试笔试攻略[M].北京：中国法制出版社，2015.

[20]张晓梅．职场形象设计手册——从面试到入职[M].北京：化学工业出版社，2011.

[21]姚峥嵘．大学生职业生涯与就业创业指导（中医药院校）[M].南京：南京大学出版社，2013.

[22]周蓉，凌云．大学生就业与创业指导[M].南昌：江西高校出版社，2017.

[23]陈刚．大学生就业创业指导[M].北京：北京理工大学出版社，2017.

[24]丁付斗，陈丽．大学生就业指导[M].长春：吉林大学出版社，2019.

[25]印建平．大健康时代——构建大健康产业体系[M].北京：中国城市出版社，2014.

[26]袁建伟．中国大健康产业发展模式研究[M].杭州：浙江工商大学出版社，2014.

后 记

近年来，健康产业的蓬勃发展为中医药领域的大学生提供了发展机遇和平台，也需要大量的中医药专业人才和创新型人才做人力资源保障。中医药院校作为培养中医药人才的主体，肩负着为社会输送合格人才和提供健康服务的重要使命。本书正是基于健康中国战略实施的关键节点和健康产业发展的现实，拟对中医药院校的就业指导教育模式做出一些新的探索，力求紧密结合当前就业形势并加以高度概括，使之具有可行性和实用性。

在本书的编写过程中，参考并吸收了大量的文献资料和研究成果，尽可能在参考文献做了注明。由于笔者水平有限，时间仓促，书中难免存在错误、疏漏和不妥之处，敬请广大同行、读者批评指正。

卢 江

2020 年 6 月